L'ANESTHÉSIE RÉGIONALE

VICTOR-PAUCHET _ P. SOURDAT

G. LABAT _ R. DE BUTLER D'ORMONT

L'ANESTHÉSIE RÉGIONALE

QUATRIÈME ÉDITION

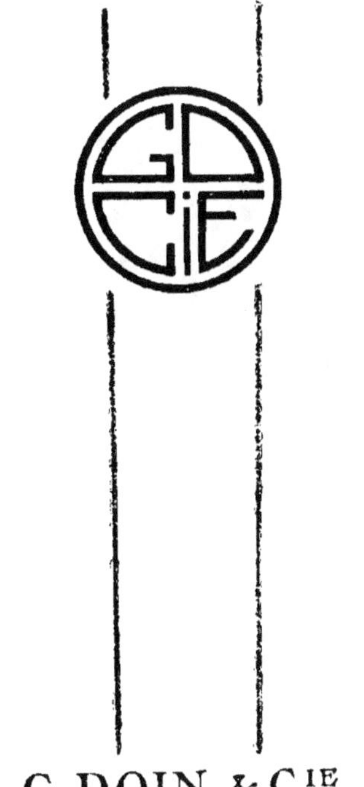

G. DOIN & CIE
Éditeurs a PARIS

L'ANESTHÉSIE RÉGIONALE

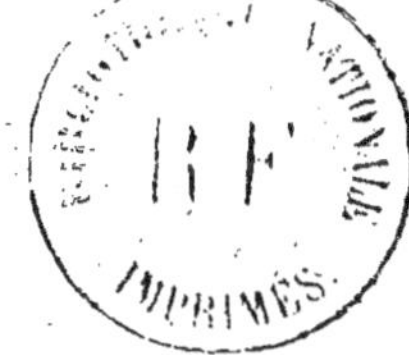

PAR

VICTOR PAUCHET,
Chirurgien de l'Hôpital Saint-Michel
de Paris

PAUL SOURDAT,
Ancien Interne des Hôpitaux de Paris,
Chirurgien des Hôpitaux d'Amiens.

GASTON LABAT,
De la Faculté de Médecine de Paris,
Lauréat de la Faculté des Sciences de Montpellier.

ET

R. DE BUTLER D'ORMONT
Professeur suppléant à l'Ecole de Médecine.
Chirurgien des Hôpitaux d'Amiens.

QUATRIÈME ÉDITION REFONDUE ET AUGMENTÉE

Avec 328 figures dans le texte

PARIS
LIBRAIRIE OCTAVE DOIN
GASTON DOIN ET Cie, ÉDITEURS
8, PLACE DE L'ODÉON, 8

1927

PRÉFACE

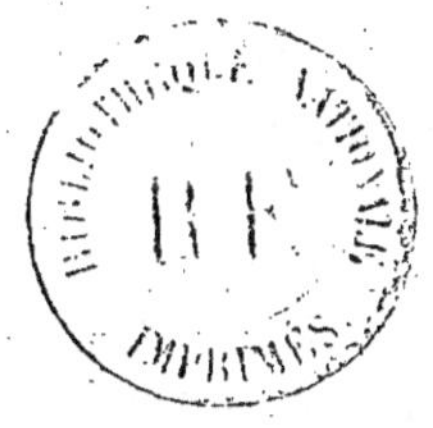

En 1890, je visitai le service de Reclus et j'assistai à de petites opérations sous anesthésie locale, exécutées avec succès.

Je vis cette méthode appliquée en 1895, par mon collègue Lafourcade, (de Bayonne), élève de Reclus et interne de Léon Labbé.

En 1910, au cours d'un voyage en Allemagne, je vis appliquer, chez Bier (Berlin), et chez Kummel (Hambourg), l'anesthésie régionale, d'une façon courante. Ils suivaient la technique de Braun. Je fus émerveillé des succès obtenus. Je rapportais, à Amiens, le livre de Braun. Mon collègue et ami, Sourdat, l'étudia et appliqua cette méthode chez nos opérés.

C'est avec les notions acquises dans le livre de Braun, ainsi que par l'expérience acquise par nous, en suivant ses indications, que nous publiâmes la première édition de l'Anesthésie régionale (1912).

Actuellement, la pratique de l'anesthésie localisée s'est généralisée. Les chirurgiens l'appliquent à nombre d'interventions viscérales et en particulier à la chirurgie de l'estomac. Ils évitent ainsi nombre de complications pulmonaires, bien que celles-ci ne soient pas nécessairement supprimées.

La deuxième édition de ce livre fut faite avec la collaboration de mon regretté beau-frère, Jules Labouré.

La troisième édition fut confiée à mon élève Gaston Labat (New-York). Ce collègue fut mon anesthésiste pendant trois années et acquit une grande habileté. Il ajouta, à cette nouvelle édition, de nombreux perfectionnements techniques. En 1920, Charles Mayo, qui assistait à une de mes séances opératoires, me demanda l'autorisation d'emmener Gaston Labat à Rochester, où ce dernier resta deux ans. A la suite de ce stage à la *Clinique*

Mayo, il s'installa à New-York, où il fonda la *Société d'Anesthésie Régionale*. Gaston Labat fit paraître de nombreux travaux dans les journaux américains et un livre personnel qui est publié aux Etats-Unis.

Depuis 16 ans que Sourdat et moi nous pratiquons l'anesthésie régionale, il nous est facile de donner, sur cette méthode, une opinion d'ensemble.

Que faut-il en penser ? Pourquoi est-elle si bien accueillie dans certains pays et moins populaire dans d'autres ? Cela tient à la fois au tempérament national des opérés et au caractère individuel de chaque chirurgien.

Si un opérateur veut appliquer *lui-même* l'anesthésie régionale, il devra d'abord prendre le soin de *l'étudier* et de *la pratiquer systématiquement* dans presque tous les cas où elle sera possible. Or, presque toute la chirurgie peut être exécutée ainsi ; c'est une affaire de patience. En cas d'échec relatif, il est facile de compléter l'analgésie par le kélène, l'éther, le protoxyde d'azote. La dose d'anesthésique général absorbé est alors très faible.

L'éducation du chirurgien nécessite, de sa part, l'acceptation de *perdre du temps* avant l'opération, puis un certain entraînement. Il ne doit pas « tirer » sur les viscères, ni écarter brutalement les plaies. Pour ne pas faire souffrir le malade, il doit développer ses facultés de patience et de douceur manuelle et morale.

Personnellement, je ne fais pas moi-même l'anesthésie. Elle est confiée à un aide entraîné. C'est facile à obtenir. Depuis le départ de Gaston Labat, mon assistant Laborde pratique les anesthésies à ma clinique et les réussit fort bien. A l'hôpital, mes internes se mettent à cette technique après un mois ou deux. Je conseille aux collègues qui débutent de s'entraîner d'abord au maniement de l'aiguille et de la seringue sur le squelette, notamment pour la chirurgie faciale, sur le blocage des nerfs qui nécessite les repères des saillies des espaces squelettiques, puis sur le cadavre en injectant un liquide coloré (bleu de méthylène) et enfin sur le vivant.

L'échec de l'anesthésie régionale tient :

a) A l'inexpérience de l'opérateur ;

b) Au psychisme anxieux du patient ;

c) A des conditions défectueuses : mauvais produit, déformation de la région, obésité, œdème, etc...

Les malades au psychisme anxieux sont de mauvais sujets. Il nous arrive souvent de compléter l'anesthésie locale en faisant respirer de l'eau de Cologne, et en donnant de bonnes paroles au malade, en lui déclarant qu'il est endormi. Il est bon de le faire souffler sur une compresse couverte d'éther qui lui donne l'illusion du sommeil. Très souvent, ces malades se plaignent constamment pendant l'opération, et déclarent ensuite qu'ils n'ont rien senti. Chez les sujets inquiets, quelques bouffées de protoxyde d'azote, de kélène ou d'éther complètent l'analgésie sans les intoxiquer.

Certaines opérations sont plus favorables que d'autres à l'anesthésie régionale. Les amputations du sein pour cancer, les opérations pour goitre, hernie, la néphrectomie, la prostatectomie, toute la chirurgie urinaire peuvent se faire sous anesthésie régionale. Les appendicites, par contre, sont plus difficiles et échouent partiellement dans vingt pour cent des cas. L'anesthésie d'un phimosis ou la suture d'un voile du palais est plus difficile que l'extirpation d'un rectum par voie périnéale ou l'amputation de la langue. Les opérations sur la face et le cou se font facilement avec l'anesthésie régionale. Pour la trépanation, l'anesthésie est facile, mais le malade trouve désagréable d'entendre la pénétration de la fraise dans l'os. L'anesthésie épidurale donne de très bons résultats pour les opérations du bassin, les prolapsus utérins, les fistules périnéales, les hémorroïdes, les prostatectomies, les hystérectomies vaginales. Encore faut-il que l'opération soit bien exécutée.

Pour réussir cette technique, il faut que le chirurgien veuille bien l'employer d'une façon courante et qu'il se donne la peine de l'apprendre, ou de choisir l'assistant susceptible de l'exécuter couramment. S'il ne veut l'employer qu'occasionnellement, pour les hernies étranglées, les goitres, etc..., il est mieux alors pour lui de recourir simplement à l'infiltration locale à la RECLUS. Pour les opérations sur l'estomac, ou les voies biliaires, ce chirurgien se contentera d'infiltrer la ligne médiane du ventre, d'infiltrer ensuite les mésos et les espaces sous-péritonéaux avant leur section. L'opération sera plus longue, mais l'analgésie souvent très bonne. Ceux qui préféreront l'anesthésie régionale, par blocage des nerfs à distance, devront l'employer couramment et systématiquement pendant un an, par exemple,.de façon à s'entraîner.

Nous avons essayé d'employer l'association de CRILE : anesthésie superficielle au protoxyde d'azote, infiltration péri-nerveuse à la novocaïne, administration de protoxyde d'azote dès que le malade prend conscience. Nous n'avons pas constaté d'excellents résultats, probablement par défaut d'habitude. De deux choses, l'une : ou le malade ne dort pas du tout, alors il se contracte et « pousse », ou bien il dort à fond et l'anesthésie locale joue un rôle secondaire, quasi inutile.

LA MÉTHODE D'ANESTHÉSIE IDÉALE N'EXISTE PAS. Chaque méthode a ses indications, ses contre-indications, ses défauts. ses avantages. Ceux qui ne veulent pas étudier l'anesthésie régionale, se privent d'un moyen efficace pour améliorer leur statistique.

Quand j'ai commencé mes études médicales, les chirurgiens ne connaissaient que le chloroforme donné à la compresse. Actuellement, ils ont à leur disposition l'éther, le kélène, le protoxyde d'azote, l'anesthésie locale, la rachi-anesthésie. Chacun de ces procédés a ses indications. C'est une lacune professionnelle de ne pas les connaître pour s'en servir à l'occasion. Tous les chirurgiens doivent connaître le maniement de ces trois procédés : éther, rachi-anesthésie, anesthésie régionale. Le protoxyde d'azote est d'application plus délicate et nécessite un aide et un appareil spécial.

En résumé : tout chirurgien doit pratiquer l'anesthésie localisée par infiltration locale ou par blocage des nerfs ; le plus souvent, en combinant ces deux méthodes à la fois.

VICTOR PAUCHET.

PREMIÈRE PARTIE

ANESTHÉSIE RÉGIONALE

ANESTHÉSIE RÉGIONALE

CHAPITRE PREMIER

GÉNÉRALITÉS

LA MÉTHODE

L'anesthésie locale, de Reclus, abolit la sensibilité en infiltrant tous les tissus composant le champ opératoire avec une solution analgésiante qui agit sur les *terminaisons nerveuses* ramifiées dans ces tissus. La solution doit baigner la totalité des tissus soumis à l'action du chirurgien ; celui-ci ne doit toucher que des tissus imprégnés de solution anesthésique.

L'anesthésie régionale agit à distance du champ opératoire, sur les *troncs nerveux* qui l'innervent ou sur leurs *branches*, avant leur ultime ramification ; l'infiltration de ces troncs ou de ces branches, par la solution analgésiante, abolit, comme le ferait leur section, la sensibilité du territoire correspondant : elle « bloque » ce territoire ; elle produit la « section physiologique » des nerfs.

Certains nerfs sont accessibles de façon telle qu'une injection unique anesthésie un champ étendu : ainsi d'une seule piqûre, pénétrant par le trou ovale, on peut infiltrer le ganglion de Gasser et rendre insensible le territoire entier du trijumeau : *anesthésie tronculaire.* Plus souvent, il faut atteindre plusieurs nerfs pour obtenir une anesthésie utile ; leur infiltration sera combinée de façons différentes selon que l'anesthésie doit s'étendre *en surface* ou *en profondeur.* Exemple : laparotomie. La sensibilité superficielle et profonde des parois abdominales est fournie par les branches antérieures des nerfs intercostaux et lombaires ; chacun d'eux peut être atteint, isolément, à sa sortie du trou de conjugaison, par un nombre, proportionné à la longueur de l'incision, de piqûres pratiquées du côté correspondant, s'il s'agit d'une laparotomie latérale ; s'agit-il d'une laparotomie médiane, l'infiltration d'une tranche de tissus le long du bord externe de chacun des grands droits de l'abdomen, là où les branches terminales des intercostaux abordent ces muscles, réalise le blocage de la ligne d'incision, sans qu'il soit nécessaire d'infiltrer la ligne blanche elle-même.

Ces deux procédés anesthésient la paroi abdominale, innervée par des nerfs rachidiens ; mais s'il faut intervenir sur les viscères, dont la sensibilité dépend du système sympathique, il faut ajouter au blocage précédent, celui de ce système. L'infiltration des splanchniques, au niveau du plexus cœliaque, ou l'infiltration des rami communicantes, obtenue par injection paravertébrale, au niveau des trous de conjugaison, réalise l'anesthésie des viscères.

Pratiquement, ces procédés sont associés de façons appropriées à l'anesthésie qu'on veut obtenir. L'infiltration en bague à la racine du doigt, de RECLUS, était déjà une anesthésie régionale. Nous utilisons encore couramment l'infiltration locale de RECLUS pour compléter les infiltrations, *régionales*, des branches, des rameaux, des troncs nerveux, grâce auxquelles des champs opératoires très vastes peuvent être, aujourd'hui, insensibilisés.

LES ANESTHÉSIQUES ET L'ADRÉNALINE

COCAINE. NOVOCAINE-ADRÉNALINE. STOVAINE. UROCAINE

COCAINE

La cocaïne est le plus puissant, mais le plus toxique des anesthésiques ; suivant son degré de concentration et la durée de l'application, elle excite ou paralyse les cellules ; elle augmente la tension artérielle, par vaso-constriction périphérique ; elle ischémie le champ opératoire ; elle agit sur les centres nerveux et alors détermine d'abord une période d'excitation, de la loquacité, puis une période de dépression, d'hébétude, avec torpeur, fatigue générale, angoisse, dyspnée, état syncopal. Sa toxicité est due à sa grande diffusibilité ; elle passe vite et en masse dans l'organisme. L'adrénaline ne modifie pas ces inconvénients, au contraire ; son association l'exagère encore. De plus, les actions ischémiques de ces deux substances se combinant, peuvent produire du sphacèle. Il ne faut donc pas associer la cocaïne et l'adrénaline. Toutefois, la cocaïne peut être employée pour l'anesthésie locale, mais à doses très faibles : 1 p. 200, 1 p. 400. Il faut pousser l'injection très lentement, ne pas dépasser plus de 15 à 20 cgr. ; dès que l'injection sera faite, le sujet aura la tête basse et conservera cette position pendant plus d'une heure, afin d'éviter l'ischémie cérébrale.

La cocaïne peut être combinée à la novocaïne, pour renforcer son action, dans la proportion de 1 p. 100 ; ainsi, elle ne présente aucun inconvénient. Pratiquement, la cocaïne n'est plus employée en chirurgie générale que très exceptionnellement. Mais en oto-rhino-laryngologie, en ophtalmologie, elle sert encore aux anesthésies par badigeonnages, frictions ou instillations, en solutions fortes de 1 à 5 et même 10 pour 100.

NOVOCAÏNE-ADRÉNALINE

La novocaïne, produit allemand, présenté en France avant la guerre par les usines de Creil, est maintenant fabriquée chez nous sous les noms de Néocaïne, Syncaïne, Scurocaïne, Allocaïne, etc... Qu'il soit entendu une fois pour toutes qu'en continuant à employer ce mot : Novocaïne, (qui reste le nom du produit de marque allemande) nous ne faisons que conserver une appellation uniforme pour une substance sensiblement identique sous des étiquettes différentes. Les Américains l'appellent Procaïne. Nous avons employé les diverses marques Françaises, qui se valent et valent les produits étrangers.

Six fois moins toxique que la Cocaïne, la Novocaïne est aussi moins active.

La novocaïne pure ne doit pas produire de mydriase ni aucun changement exagéré dans la pression artérielle, ou le système respiratoire, même si une quantité d'adrénaline a été ajoutée. La durée de l'anesthésie est plus courte, mais *par l'adjonction de quelques gouttes d'une solution d'adrénaline au millième, son action est rendue plus intense, à tel point qu'elle devient aussi active que la cocaïne*, sans que son degré de toxicité en soit modifié ; l'anesthésie débute un peu plus tard, mais dure plus longtemps.

La novocaïne pure subit la stérilisation à 120°. L'ébullition répétée n'exerce aucun changement sur sa composition chimique.

Elle passe, avec lenteur, dans la circulation générale et son action locale, favorisée par l'adrénaline, n'est ni irritante pour les zones infiltrées, ni compromettante pour la vitalité des tissus anémiés. L'action vaso-constrictrice de l'adrénaline est de courte durée et prend fin avec le retour de la sensibilité. La toxicité d'une substance est fonction de la masse absorbée en l'unité de temps ; cette vitesse d'absorption étant réduite pour la novocaïne, son emploi permet l'usage des quantités de solution analgésiante qui ont révolutionné la méthode de Reclus. Elle reste aujourd'hui l'anesthésique de choix tant pour l'anesthésie locale que pour la régionale.

STOVAÏNE

La stovaïne, découverte par Fourneau, est deux fois seulement moins toxique que la cocaïne. Piquand et Dreyfus conseillent de ne pas dépasser la dose de 30 cgr, en solution à 1 p. 200. Les troubles immédiats si fréquents avec la cocaïne sont exceptionnels avec la stovaïne, mais ses injections sont douloureuses et son pouvoir anesthésique de moindre durée.

Nous ne voyons guère son indication dans l'anesthésie régionale. Par contre, *c'est un merveilleux médicament pour l'anesthésie spinale :* Jonnesco, Leplat (de Cahors) et bon nombre d'autres opérateurs, n'emploient pas d'autre substance pour ce mode d'analgésie.

UROCAÏNE

L'urocaïne (chlorhydrate double de quinine et d'urée) préconisée par Crile dans le but de diminuer ou d'abolir les douleurs post-opératoires, ne remplit pas toujours les conditions d'un bon anesthésique immédiat. Elle a le défaut de déterminer des noyaux d'induration au siège même de l'injection. L'urocaïne est très peu toxique, mais la quinine qu'elle contient est vasodilatatrice et provoque une diapédèse intense avec exsudations profuses. L'induration qui se résorbe lentement, persiste souvent pendant plusieurs jours et peut aboutir à un abcès (rare), surtout si l'anesthésie est faite au voisinage d'une zone infectée. L'urocaïne est surtout employée pour atténuer les douleurs post-opératoires et dans ce but, il faut l'injecter dans les tissus mêmes sur lesquels porte l'acte chirurgical.

On serait tout d'abord porté à croire que l'addition d'adrénaline à la solution d'urocaïne corrigerait les inconvénients de celle-ci, en modifiant ses propriétés vaso-dilatatrices. Il n'en est rien ; l'action constrictrice de l'adrénaline est compromise par la quinine et l'addition de quelques gouttes d'une solution d'adrénaline, en raccourcissant la durée de l'anesthésie urocaïnique, détruit en partie le but pour lequel CRILE l'a préconisée : les douleurs post-opératoires apparaissent plus tôt. Les risques de la formation d'un noyau induré sont toutefois ainsi diminués.

Des tentatives ont été faites pour obtenir une substance anesthésique dont l'action se prolonge pendant 48 heures ou plus et rendre indolore non seulement l'opération mais ses suites ; ainsi l'Anacaïne. La mise au point n'en est pas encore parfaite et la novocaïne reste l'analgésique de choix, adopté par la grande majorité des chirurgiens.

ADRÉNALINE

Cette merveilleuse substance, dont l'action ischémique favorise l'anémie du champ opératoire, a été appelée par LERMOYEZ « l'alcaloïde de la bande d'ESMARCK ». Les travaux de BRAUN (1905) montrent qu'en pratique la novocaïne doit toujours être associée à l'adrénaline, sauf peut-être pour les opérations de courte durée et pour celles où l'infiltration doit se faire dans des tissus mal irrigués et risquant de se sphacéler. Ce sphacèle toutefois doit être bien rare, puisque sur plusieurs milliers d'opérations, nous l'avons vu deux ou trois fois à peine et encore n'a-t-il atteint dans ces cas que le derme et seulement que sur une étendue de 2 ou 3 centimètres. Nous pensons d'ailleurs qu'une technique défectueuse pouvait être accusée. En tout cas, quand l'infiltration se fait à distance, ce sphacèle ne nous paraît pas possible. L'action ischémique vaso-constrictrice de l'adrénaline renforce et prolonge l'action de la novocaïne ; elle produit une hémostase relative, ce qui est très appréciable dans certaines opérations (crâne, face, hémorroïdes, etc...). Par contre, certains hématômes dus au saignement retardé de petits vaisseaux, qui ne donnaient pas tant que s'exerçait cette action constrictive, lui ont été imputés ; aussi bien des chirurgiens préfèrent-ils la novocaïne pure en dehors des indications spéciales de l'adrénaline. L'adrénaline, toutefois, est toxique et peut provoquer des phénomènes respiratoires et circulatoires, aussi faudra-t-il *l'employer toujours fraîche, ne pas dépasser XXV gouttes chez l'adulte normal et X gouttes chez les vieillards et les hypertendus.*

CHOIX DE LA SUBSTANCE ET TITRAGE DES SOLUTIONS

Nous avons donc choisi la novocaïne-adrénaline (1), qui, par son innocuité, en doses massives ou en solutions concentrées, reste jusqu'à nouvel ordre l'anesthésique local idéal, l'agent médicamenteux de la méthode.

La solution doit remplir plusieurs buts :

1° Produire rapidement l'insensibilisation du champ opératoire.

2° Ne pas déformer le champ en modifiant les rapports anatomiques des plans profonds, ni déterminer de tension douloureuse pour le malade.

3° Produire une anesthésie assez durable pour que l'opération soit exécutée complètement et sans précipitation.

4° N'être pas irritante pour les tissus que la solution infiltre et n'y laisser aucun reliquat susceptible d'être considéré par l'organisme comme corps étranger.

5° N'exercer aucune influence fâcheuse sur l'état général du sujet (2).

(1) Sous la désignation de Novocaïne-Adrénaline, nous comprenons les diverses spécialités que nous avons employées : Néocaïne-Surrénine, Syncaïne-Adrénaline, Allocaïne-Adrénaline, Scurocaïne, etc...

(2) Si l'eau pure, en injection sous-cutanée suffit à anesthésier complètement la peau quelle que soit l'étendue du champ (HALSTED), il faudra garder un juste milieu en considérant la durée de l'anesthésie que l'on veut obtenir. On ne comprend pas comment cette analgésie est produite, mais suivant l'opinion de certains auteurs, elle serait probablement due à l'imbibition des cellules des tissus qui, en se gonflant, modifient et empêchent la transmission des impressions douloureuses. Est-ce la raison de ces phénomènes osmotiques qui fait qu'ALLEN emploie la novocaïne en solution de Na Cl (demi-normale, o gr. 45 p. 100) ? Pour BRAUN, la novocaïne forme avec la substance nerveuse une véritable combinaison.

Trois solutions suffisent pour toutes les opérations :

SOLUTION I (1/2 p. 100)

Novocaïne	o gr. 5o
Sérum physiologique	100 cc.
Adrénaline (solution au millième)	XXV gouttes

C'est la solution préconisée par RECLUS pour l'anesthésie locale et précisément celle qui servira partout où l'on n'agira pas au voisinage immédiat d'un tronc nerveux. Elle est d'un usage très courant et s'emploie en quantités considérables, sans accident (jusqu'à 200 ou 250 cc. pour l'ablation totale du sein). Une grande partie de la solution s'échappe d'ailleurs pendant l'opération (1).

SOLUTION II (1 p. 100)

Novocaïne	1 gr.
Sérum physiologique	100 cc.
Adrénaline (solution au millième)	XXV gouttes

Il faudra *ajouter l'adrénaline au moment de s'en servir ;* on estimera à peu près la quantité de la solution nécessaire à la technique projetée et l'on y versera de la solution d'adrénaline cristallisée au millième, à raison de *une goutte par 5 cc.* de solution, mais on ne dépassera pas la dose de *XXV gouttes chez l'adulte,* même si l'on emploie 200 cc. ou 300 cc. de la solution à 1/2 p. 100. *Il n'est pas prudent de dépasser la dose de 125 cc. de solution à 1 p. 100.*

Diminuer la dose d'adrénaline chez les vieillards et les hypertendus.

Ces solutions ne causent pas de douleurs ; elles ne créent aucune irritation des tissus infiltrés. Les douleurs post-opératoires sont atténuées et nous n'avons constaté aucune induration aux lieux d'injection.

La solution II est plus spécialement indiquée dans la « paravertébrale », dans les anesthésies du cuir chevelu, dans les anesthésies superficielles de la face, dans les anesthésies des régions

(1) KRŒNIG et SIEGEL l'emploient jusqu'à 33o cc. (1 gr. 65 de novocaïne) en toute sécurité, pour la paravertébrale.

inguinale, crurale, scrotale, à la main, au pied. Elle pourrait servir pour l'anesthésie tronculaire des nerfs cubital, médian, radial, sciatique, crural, obturateur, pour le « blocage » du plexus brachial, mais l'analgésie étant parfois insuffisante ou de trop courte durée, nous nous servons plutôt de la solution III (2 p. 100).

Les deux premières solutions sont ordinairement suffisantes dans la pratique journalière ; nous employons la troisième, pour l'anesthésie des gros troncs nerveux.

SOLUTION III (2 p. 100)

Novocaïne	2 gr.
Sérum physiologique	100 cc.
Adrénaline (solution au millième)	XXV gouttes

Cette solution sera employée :

1° En petites quantités, dans les régions les plus sensibles : nez, gorge, bouche, dents, doigts.

2° Pour les injections endo-nerveuses ou péri-nerveuses des gros troncs et des plexus : trijumeau, plexus brachial (souvent on n'obtient aucun résultat avec une solution plus faible), crural, sciatique, obturateur.

3° Partout où le volume d'une solution plus faible, nécessaire pour produire une anesthésie parfaite, pourrait créer de la distension douloureuse pour le patient et une déformation de la région, gênante pour l'opérateur : œil, oreille, doigt, lèvre.

Les solutions de novocaïne pure, nous l'avons dit, supportent la stérilisation à 120° et peuvent être portées plusieurs fois à l'ébullition, sans subir de modifications, mais *la solution adrénalinée est, au contraire, très altérable.* Le chirurgien qui prépare lui-même, extemporanément, ses solutions avec des comprimés ou des cristaux de Novocaïne n'y ajoutera l'Adrénaline qu'après leur ébullition et au moment de s'en servir. Une solution adrénalinée, vieille de 24 ou 48 heures et qui a rougi ou jauni a perdu son activité ; ses résultats seraient médiocres ou nuls.

Il faut noter que certains malaises, palpitations cardiaques, dyspnée, observés au cours d'une opération et qui sont attribués à l'anesthésique, relèvent très souvent de l'adrénaline (ALLEN). Ils disparaissent en quelques instants et n'ont rien d'alarmant ; ils se produisent surtout quand la solution est vieille ; aussi faut-il rejeter toute solution d'adrénaline d'aspect rosé, toute solution laissant un dépôt granuleux ou floconneux.

L'anesthésie à la novocaïne-adrénaline est le plus souvent parfaite ; sa durée varie de 1 heure à 2 heures. Une recommandation s'impose : *il faut attendre que l'anesthésie soit complète avant de commencer l'opération.* Si on opère de suite, avant l'analgésie, la douleur éveille chez le sujet une telle réaction psychique, que la marche de l'anesthésie est compromise ou arrêtée ; très souvent il faut alors recourir à la narcose ; l'impression reste fâcheuse pour le malade et l'opérateur.

Les solutions de titres divers sont livrées par le commerce en ampoules scellées. La novocaïne, en poudre, en cristaux, des comprimés de Novocaïne-adrénaline, sont également fournis en tubes ou en ampoules. Ils sont jetés au moment de l'emploi dans un ballon de sérum physiologique bouillant et il suffit de prolonger l'ébullition de 20 à 30 secondes pour que la stérilisation soit assurée. Le ballon sera de préférence en verre de laboratoire inaltérable.

CONCLUSIONS

La *cocaïne est, en principe, bannie de l'anesthésie régionale* proprement dite ; elle peut néanmoins servir encore en solutions très diluées (1 p. 300, 1 p. 400), *sans adrénaline,* pour l'anesthésie locale, suivant la méthode de RECLUS.

La *novocaïne-adrénaline* est la substance idéale, remplissant toutes les conditions requises pour obtenir une anesthésie régionale parfaite et d'assez longue durée pour n'importe quelle opération. Il faut faire un emploi judicieux des solutions recommandées. *Il faut savoir attendre* 10 minutes ou 1/4 d'heure avant de porter le bistouri sur le sujet, et pratiquer l'acte opératoire lui-même avec une *extrême douceur.*

La *stovaïne,* moins toxique que la cocaïne, mais plus toxique que la novocaïne, pourra sans doute être employée, à doses plus faibles, mais son indication principale est l'anesthésie spinale.

L'*adrénaline* forme, avec la novocaïne, le couple inséparable qui garantit le succès de l'anesthésie régionale.

L'*urocaïne pure,* qui produit une analgésie imparfaite, mais de très longue durée, servira pour les mésos, pour l'infiltration de la ligne d'incision, dans certaines régions très sensibles, où la douleur post-opératoire est très intense (anus, amygdale...). Le chirurgien acceptera les inconvénients de l'urocaïne ; il sacrifiera les avantages d'une anesthésie à distance à celle d'une infiltration directe des tissus voués à la section ou à la suture, l'urocaïne n'agissant pas à distance.

ROLE DES STUPÉFIANTS

SCOPOLAMINE, MORPHINE.

Quelle que soit la méthode anesthésique employée (narcose, anesthésie régionale, anesthésie spinale), il est bon d'employer un stupéfiant une heure avant l'opération. Chacun accorde à tel produit ou à tel autre ses faveurs, pour des raisons personnelles ; mais, à part quelques contre-indications provenant de l'âge, du mauvais état du foie, des reins, etc., tous les chirurgiens sont d'accord sur l'effet produits et les résultats obtenus.

La *morphine* est à la base de presque toutes les préparations, à cause de l'influence hypno-analgésique qu'elle exerce sur les centres sensitifs.

La *scopolamine* associée à la morphine ajoute ses puissantes propriétés hypnotiques.

La solution généralement employée est la suivante (1) :

Chlorhydrate de morphine	10 cgr.
Scopolamine	2 mgr.
Eau distillée de laurier-cerise	10 cc.

1 cc. contient 2/10 mgr. de scopolamine et 1 cgr. de morphine. Injecter 1 *cc. de cette solution* une heure avant de commencer l'anesthésie. Cependant, chez les grands nerveux, cette dose est insuffisante ; il est préférable d'injecter 1 cc. de la solution 2 heures avant l'anesthésie et, si le psychisme est encore excité, on pourra, sans inconvénient, répéter l'injection une demi-heure avant l'anesthésie ; la dose de 1/4 de mgr. de scopolamine et de 1 cgr. de morphine est journellement employée.

Souvent la morphine seule, ou l'atropo-morphine, une heure avant l'anesthésie, donne de bons résultats. Les effets analgésiques de la morphine sur les centres psychiques, contribuent à préparer le moral du patient.

Sans injection préalable, le meilleur sujet, bien que confiant dans la parole donnée du chirurgien qu'il ne souffrira pas pen-

______

(1) Le pantopon, le sidérol, le sédol, etc., donnent aussi de bons résultats.

dant l'opération, ne subit pas moins les stimulations subjectives ou extérieures, particulières à chaque individu et surtout celles de son entourage. L'idée du jour fixé pour l'opération suffit à évoquer chez lui une association d'idées pénibles qui créent un état anxieux des plus fâcheux. Cette angoisse se renouvelle au moment où il se rend à la salle d'opérations. Certains malades refusent, au dernier moment, l'anesthésie régionale après l'avoir demandée ; ils « ne se sentent pas le courage d'être opérés sans être endormis ».

Avec une injection préalable de scopolamine-morphine, le malade est somnolent, confiant, euphorique ; il parle avec douceur, accueille favorablement l'anesthésiste qui opère alors dans les conditions requises. Il s'approche ensuite de la salle d'opérations sans appréhension.

L'injection du stupéfiant présente encore quelques petits avantages.

a) La scopolamine et la morphine congestionnent le cerveau, effet favorable à certains névropathes, trop disposés à la syncope émotive.

b) Elle produit des effets qui durent environ 6 heures et écarte la nécessité d'une injection de morphine immédiatement après l'élimination de l'anesthésique.

c) Elle augmente et prolonge l'action de l'anesthésique.

CONTRE-INDICATIONS

On n'emploiera pas la scopolamine-morphine chez les ictériques ou les urinaires au reins déficients. Elle est inutile chez les cachectiques très amaigris. En effet, ces malades par leur état de dénutrition et d'auto-intoxication sont moins excitables, plus sensibles à l'action de l'anesthésique. Elle est inutile chez les enfants. Toutefois, chez les petits nerveux, une dose légère de morphine est à conseiller.

Au contraire, lorsqu'on doit employer de fortes doses de novocaïne, en infiltrations étendues ou en injections tronculaires (paravertébrale) ou encore en infiltration du cou ou de la tête, l'injection, deux ou trois heures avant l'opération, de *Caféine* est recommandable, comme avant les anesthésies rachidiennes.

L'ANÉSTHÉSISTE

Pour bien réussir une anesthésie régionale, il faut :

1° *Connaître l'anatomie descriptive du système nerveux périphérique*, surtout au point de vue de la sensibilité superficielle et profonde, mais aussi au point de vue moteur, car l'anesthésie des nerfs, des muscles, abolissant en même temps leur sensibilité et leur tonus, permettra de les écarter à volonté et de les sectionner au besoin.

2° *Connaître la topographie des points où les nerfs* (branches. troncs, ou plexus) *sont le plus accessibles à l'aiguille*. Les saillies osseuses, les battements artériels serviront de repères.

3° *Connaître les rapports anatomiques* que certains troncs nerveux présentent avec les gros vaisseaux. Exemple : le plexus brachial avec l'artère sous-clavière, le plexus cervical avec l'artère vertébrale, la carotide et la veine jugulaire interne ; le nerf crural avec l'artère fémorale, etc.

4° *Connaître toute l'anatomie topographique du sujet humain*, afin de pouvoir, à chaque instant, contrôler par la pensée, la marche de la pointe de l'aiguille. La pratique aidera toujours par les sensations tactiles des divers plans que l'aiguille traverse.

5° *Faire de l'entraînement méthodique sur le squelette et le cadavre*, des exercices suivis de dissections, afin de se rendre compte des résultats obtenus. Pratiquer des injections d'encre de Chine au voisinage immédiat des nerfs bons à « bloquer ». Faire dans leur direction des ponctions répétées avec une aiguille, afin de repérer le squelette sous-jacent aux points considérés sur la surface du corps. C'est surtout à la tête et au cou que ce genre d'exercice est le plus utile.

Il découle de ce qui précède que l'étudiant ne pourra commencer l'anesthésie régionale *avec profit* qu'à sa troisième année d'étude, en s'exerçant d'abord sur le cadavre ; mais aussi il devra y penser pendant les deux années d'études anatomiques. Les professeurs d'anatomie, les prosecteurs devront signaler à leurs élèves cette orientation pratique de leurs travaux. Les chirurgiens feront bien de retourner pendant quelques heures à l'amphithéâtre avant d'appliquer la méthode sur le vivant.

INSTRUMENTATION

Seringues. — Pour bien faire l'anesthésie régionale, il faut
avoir à sa disposition une seringue qui soit stérilisable et parfaitement étanche, dont le corps soit muni d'ailettes solides, permettant une bonne prise et dont l'embout s'ajuste d'une façon parfaite au pavillon de l'aiguille. La seringue ordinaire, en verre,
n'est sûrement pas celle qui conviendra. La seringue de 10 cc.,

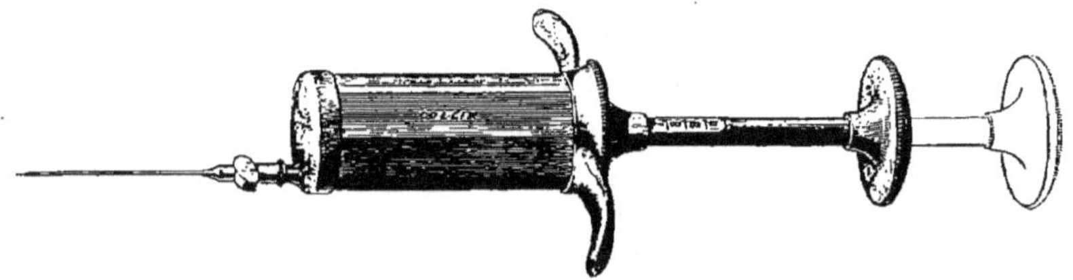

Fig. 1. — Seringue de COLLIN de 10 cc.

Tout en métal, puissante, courte, maniable, incassable, avec graduation sur la tige
du piston. L'embout latéral permet d'injecter parallèlement à la surface de la peau, avec
une aiguille droite.

de COLLIN, tout en métal, puissante, courte, maniable, incassable,
avec graduation sur la tige du piston est une de celles que nous

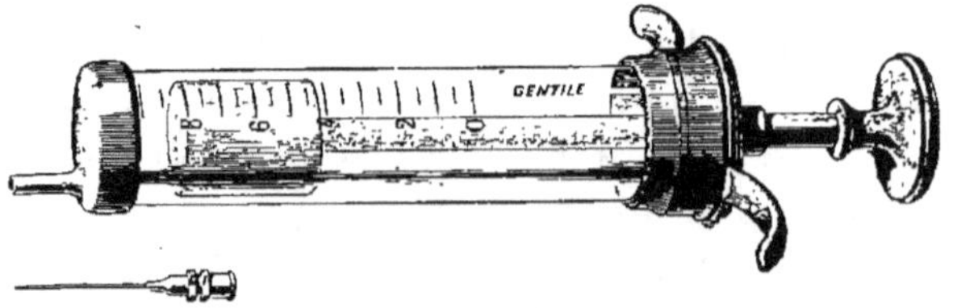

Fig. 2. — Seringue de GENTILE de 10 cc.

En verre, à embout excentrique et piston métallique. La graduation est sur le corps de la seringue dont la transparence permet à chaque instant de contrôler la quantité de liquide ou d'air
qu'elle contient, et de voir, en aspirant, s'il y vient du sang. A
côté, l'aiguille à « boutons dermiques ».

employons. La seringue de 10 cc. de GENTILE, en verre, avec ar-
mature et piston métallique, à friction douce, exactement ajustée au corps de pompe a l'avantage de permettre le contrôle de

la quantité de liquide qu'elle contient. Ces deux seringues ont leur embout excentrique, ce qui facilite les manœuvres parallèles à la surface du corps.

Aiguilles. — Elles doivent être très fines et à biseau court ; plus une aiguille est fine, moins elle est douloureuse ; c'est la raison pour laquelle il faut que les petites aiguilles qui servent à infiltrer les « boutons » soient excessivement fines et bien pointues.

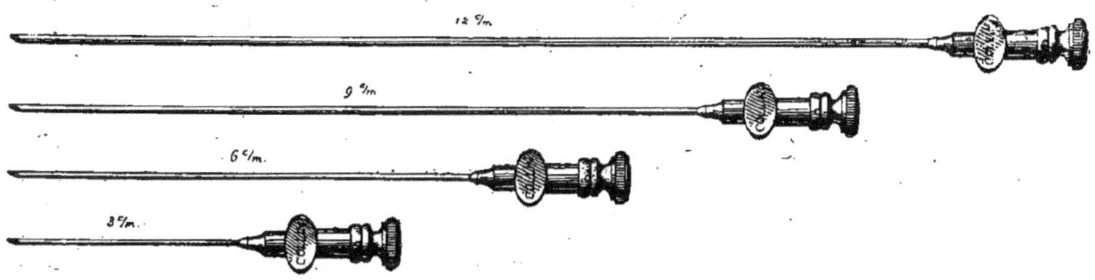

Fig. 3. — Aiguilles de COLLIN avec leurs mandrins.
Ces aiguilles sont en acier ; elles sont flexibles, plus fines que celles de GENTILE et doivent être maniées avec beaucoup de douceur.

Les aiguilles de platine sont chères et s'émoussent vite ; celles d'acier sont plus piquantes, mais d'un entretien délicat ; elles rouillent, peuvent se briser. Les aiguilles de COLLIN, très fines

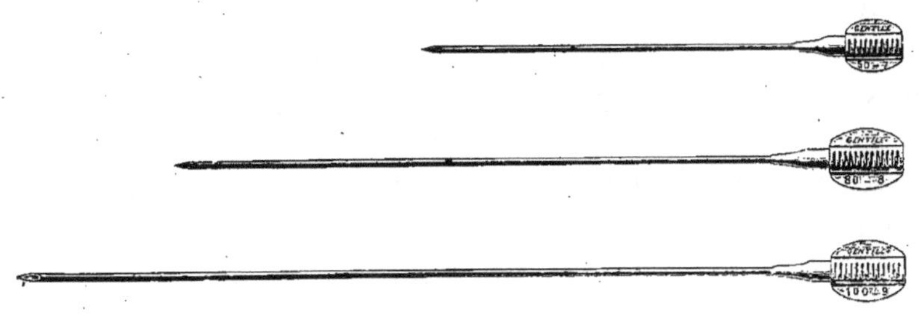

Fig. 4. — Aiguilles de GENTILE (acier nickelé).
Long. .... 60 80 100 mm.
Diam. .... 7 8 9 mm.

en acier sont recommandables. Celles de GENTILE, nickelées, sont très bonnes, cassent relativement peu, mais doivent être rejetées toutes les fois que la pointe aura noirci. La couche de nickel n'existant plus à ce niveau l'aiguille pénètre difficilement, glisse très mal et provoque de vives douleurs.

Il est indispensable que le pavillon de l'aiguille et l'embout de la seringue, réalisent une adaptation absolument étanche, pour éviter les fuites.

Les aiguilles droites sont suffisantes ; elles peuvent servir dans tous les cas. Elles seront de cinq longueurs : 2, 6, 8, 10 et 12. Celle de 2 cm. sert à faire les boutons : elle pourra avoir un biseau assez long, afin de pouvoir piquer très bien. Celle de 12 cm. sert pour l'anesthésie pré-sacrée et celle des splanchniques. Les aiguilles de 6, 8 et 10 cm. servent dans presque tous les cas.

S'il est utile de repérer d'avance la longueur à faire pénétrer dans les tissus, l'index le plus simple est un petit morceau de liège bouilli ou de caoutchouc enfilé sur l'aiguille.

Capsules. — Deux capsules en porcelaine, ou en verre, d'une contenance de 30 cc. environ, pour y verser les solutions.

Crayons dermographiques. — Un tube contenant deux ou trois crayons dermographiques, et une pastille de trioxyméthylène, pour la stérilisation des crayons. Un tube semblable à celui de DESNOS, à fermeture caoutchouc, contenant un réservoir à trioxyméthylène, servirait à merveille pour la stérilisation des crayons.

On pourrait remplacer le crayon par un petit tampon d'ouate monté sur un stylet et trempé dans de la teinture d'iode.

Un centimètre en métal. — C'est une petite règle graduée de 10 centimètres de long.

Deux plateaux stérilisés. Une boîte de champs et une boîte de compresses. De l'alcool et de la teinture d'iode. — La seringue, les capsules, les aiguilles et le centimètre seront stérilisés à l'eau bouillie ordinaire, non bicarbonatée, pour ne pas modifier la composition chimique des solutions.

Solutions. — Il faudra avoir à sa disposition :

1° Solution de novocaïne, à 2 p. 100
2° — — à 1 p. 100
3° — — à 1/2 p. 100
4° Solution d'adrénaline, au 1000°.
5° Une solution à 1 p. 100 de chlorhydrate de quinine et d'urée (urocaïne de Corbière), pour l'anesthésie des viscères.

L'adrénaline sera employée à la dose de I goutte par 5 cc. de solution. (Voir *Les anesthésiques et l'adrénaline*, page 2).

CHAPITRE II

TECHNIQUE GÉNÉRALE

SALLE D'ANESTHÉSIE

Cette salle sera voisine de la salle d'opérations. Préparer : deux tables ; sur l'une sera disposé le plateau contenant le matériel instrumental stérile et sur l'autre, la teinture d'iode, l'alcool, les flacons de solutions et les boîtes de compresses.

Le patient est couché sur un charriot, les oreilles bouchées avec du coton et un bandeau sur les yeux. C'est sur ce chariot que se fera l'anesthésie ; sur ce chariot que le sujet sera amené, anesthésié et emmené. L'opérateur et les aides observeront le silence.

POSITION DU PATIENT

Elle sera horizontale dans tous les cas, même pour la « paravertébrale » ; la position assise favorise la syncope. Placer un coussin sous le flanc, afin de corriger la déformation du rachis due au décubitus latéral ; donner au patient l'attitude en chien de fusil, car la flexion des membres inférieurs et l'incurvation du tronc aident à conserver au squelette la forme qu'il possède dans la position assise. Disposer des coussins sous le patient afin qu'il soit à son aise, et, dans tous les cas, chercher à obtenir une résolution musculaire complète, ce qui facilite l'exécution d'une bonne technique. Si l'on doit pratiquer la paravertébrale bilatérale, le patient est couché successivement sur l'un et l'autre côté.

NÉCESSITÉ D'ASEPSIE PARFAITE

L'opérateur agira les mains nues et désinfectées à la teinture d'iode ou à l'alcool, toutefois il se souviendra que la *désinfection absolue* des mains étant *irréalisable*, il devra s'abstenir de toute manœuvre qui pourrait amener l'infection des tissus qu'il infiltrera :

Exemple :

1° Le matériel et les solutions étant stériles, il ne devra pas plonger la seringue dans la solution, si cette seringue a eu un contact avec ses doigts ou la peau du patient.

2° Il devra tenir l'aiguille par le pavillon ; si elle est trop longue et nécessite un point d'appui plus rapproché de la pointe, la protéger d'une compresse, au lieu de la prendre à pleine main.

3° La pointe, une fois placée sur la peau, sera poussée franchement, sans être traînée sur la peau.

PRÉPARATION DU CHAMP OPÉRATOIRE

Avant de commencer les injections, prévenir le patient du mode d'anesthésie qu'il va subir, le rassurer en lui disant qu'il ne sentira que de légères piqûres faites dans le but d'insensibiliser la région, qu'il ne dormira pas, mais qu'il n'éprouvera pas la moindre douleur pendant l'opération. Puis, la peau du champ opératoire sera désinfectée à la teinture d'iode à 5 % et lavée à l'alcool, pour enlever l'excès d'iode, des champs stériles seront disposés sur le patient, circonscrivant ainsi le champ opératoire anesthésique, comme pour un acte chirurgical. On prendra ensuite des points de repère squelettiques que l'on projettera sur la peau par un point fait au crayon dermographique stérile. On pourra aussi se servir d'un crayon de nitrate d'argent qui marque en gris sur la teinture d'iode, ou d'un petit tampon monté sur un stylet et trempé dans de la teinture d'iode. On commencera par faire autant de « boutons dermiques » qu'il devra y avoir de points de pénétration de l'aiguille. Après l'injection, il est bon de *masser la région infiltrée*, afin de hâter la diffusion de la solution et faciliter l'imprégnation des nerfs. L'anesthésie terminée, la région sera couverte d'un champ et pendant que le chirurgien se préparera, l'anesthésie aura atteint son maximum d'activité.

BOUTON DERMIQUE (1).

Le « bouton dermique » est un petit placard d'infiltration intradermique « à la RECLUS » ; l'aiguille courte et fine montée sur la seringue, chargée de solution à 1/2 p. 100, est piquée

(1) Dans la suite « bouton » voudra dire « bouton dermique ».

presque parallèlement à la surface de la peau, l'ouverture biseautée tournée vers le haut, et enfoncée dans le derme. Dès que le biseau de l'aiguille a disparu dans le derme, on pousse le piston pour chasser un peu de solution ; une boursoufflure pâle se forme aussitôt dans la peau, dont l'épiderme prend l'aspect capitonné de « peau d'orange ». Le chirurgien soucieux à la fois de ménager au maximum la sensibilité du patient et d'agir dans

tous les détails avec la plus grande perfection se servira, pour les « boutons », de la seringue des dentistes, à aiguilles ultra - fines. Ainsi la douleur causée par la piqûre sera presque nulle et l'infiltration des dermes très denses (doigts, cuir chevelu) facilitée grandement.

Marquer ainsi, suivant les cas, un ou plusieurs « boutons » par lesquels devront passer ensuite toutes les piqûres. Dans les régions où la peau est mince ou mobile, soulever un pli entre le pouce et l'index gauche et c'est au sommet du pli ainsi bien fixé qu'on enfonce l'aiguille.

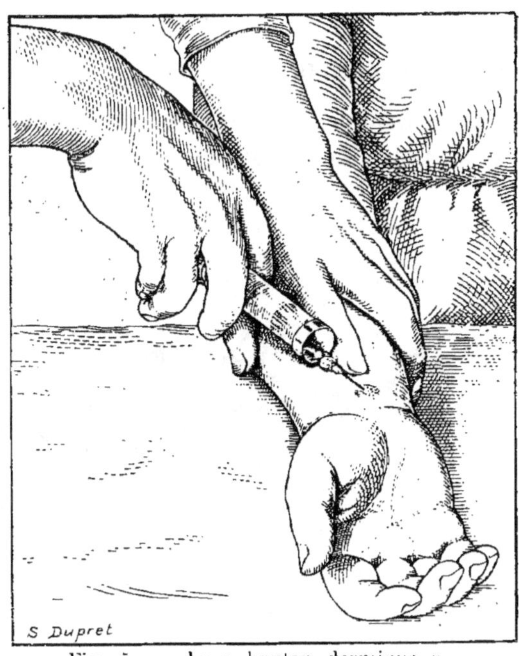

Fig. 5. — Le « bouton dermique ».
(Fait ici au point d'injection du médian.)

Remarquer la position de l'aiguille parallèlement à la surface de la peau ; l'index gauche, placé au ras de l'aiguille, tend la peau et l'empêche de se plisser sous la pression de la pointe qui pénètre alors facilement dans le derme.

La douleur très légère est, du reste, passagère, puisqu'elle disparaît dès que la solution arrive dans le derme : certains sujets la comparent à une « *piqûre de puce* ».

Le « bouton » remplit un triple but :

1° Il concourt à gagner la confiance du malade. Celui-ci n'éprouvant rien au début de l'anesthésie, se laisse faire pen-

dant toute sa durée ; il supprime aussi l'énervement qui ré--
sulte des petites douleurs provoquées par des piqûres répétées.

2° Il marque d'avance la place des piqûres, et, dans certains
cas, les limites du champ anesthésié.

3° Il permet l'introduction à plusieurs reprises de l'aiguille
qui, parfois dans le mouvement de recul nécessaire au changement
de direction, dépasse le but et quitte la peau. D'autres fois il faut,
comme dans l'anesthésie pré-sacrée, changer d'aiguille et en prendre une plus longue pour atteindre un plan plus profond.

BANDE DE PEAU D'ORANGE

La « bande de peau d'orange » est une suite ininterrompue
de « boutons » empiétant les uns sur les autres.

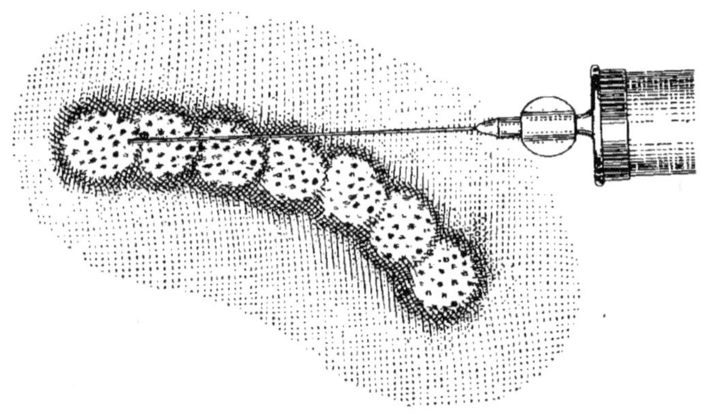

Fig. 6. — La « bande de peau d'orange », qui peut être rectiligne ou courbe.
Elle se fait toujours en avançant ; l'aiguille pique sur la circonférence
du dernier bouton infiltré et les boutons s'imbriquent au fur et à mesure.

Après avoir tracé une ligne droite, suivant laquelle sera infiltrée la bande de peau d'orange, faire un premier « bouton » à
l'une des extrémités de cette ligne, puis repiquer l'aiguille dans ce
« bouton » au ras de sa circonférence, là où celle-ci croise la ligne
tracée ; infiltrer dans le derme un second « bouton » et continuer
ainsi en avançant jusqu'à l'autre extrémité. Les cercles se juxta-
posent, s'imbriquent et finissent par couvrir une zone de 1 cm.
de large, suffisante pour l'introduction de plus fortes aiguilles

sans douleur. Les « boutons » se feront donc successivement *en avançant.*

PONCTION ET INJECTION

Avant de se servir d'une aiguille qui aura été stérilisée sans mandrin, s'assurer que la lumière est libre. L'aiguille qui traverse pour la première fois le « bouton », ne devra pas être montée sur la seringue. Elle devra être tenue solidement par le pavillon, entre le pouce et l'index. Si l'aiguille est longue, si sa flexibilité n'en permet pas l'introduction rectiligne, elle sera tenue dans le pli d'une compresse.

La seringue sera tenue de la main droite, entre l'index et le médius. Le pouce reposant sur l'extrémité de la tige du piston.

Le poignet restera souple, et le piston sera poussé pendant la progression ou le retrait de l'aiguille. Les deux actes seront simultanés (injection traçante et continue de RECLUS). Un léger

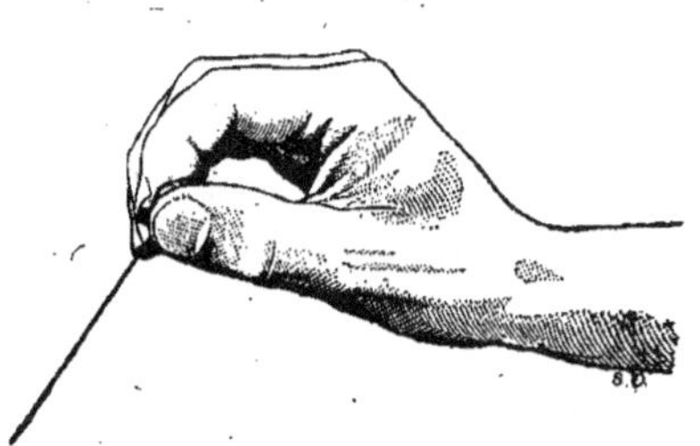

Fig. 7. — Manière de tenir l'aiguille.
Tenir solidement l'aiguille par son pavillon, entre le pouce et l'index.

œdème soulève la peau après l'injection sous-cutanée, et le territoire injecté, ischémié par l'adrénaline, garde une teinte blafarde. Pour n'être pas gêné par cet œdème des plans superficiels, *on commencera par infiltrer les couches profondes.*

Précautions.

a) Ne pas exercer de pression en dehors de l'axe de l'aiguille : elle se briserait.

b) Ne pas enfoncer l'aiguille jusqu'à la garde : *le pavillon se détache parfois en laissant l'aiguille sous la peau.* Si pareil accident survenait, ne pas manquer d'en *faire l'ablation de suite.*

c) Ne pas appuyer trop fort la pointe de l'aiguille sur le squelette qu'on repère, car *la pointe s'émousse et « forme hameçon »* ; cela arrive souvent aux débutants, dans « la trans-sacrée » surtout. En se retirant, *l'aiguille accroche* les tissus et provoque une *vive douleur.*

d) L'aiguille, une fois plantée dans les tissus, n'aura *qu'un mouvement*, celui de va-et-vient, *suivant l'axe* d'implantation

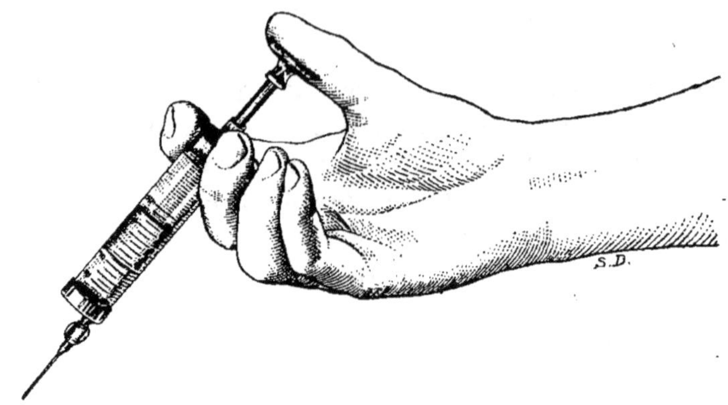

Fig. 8. — Manière de tenir la seringue.

La seringue est tenue entre l'index et le médius accrochés aux ailettes, le pouce appuyé sur l'extrémité de la tige du piston. Malgré la prise solide, le poignet doit rester souple.

et quand on voudra en *changer la direction*, il faudra s'assurer que, dans le temps de retrait, la pointe est bien revenue *dans le tissu cellulaire sous-cutané*, avant de faire de nouveau pression sur l'aiguille.

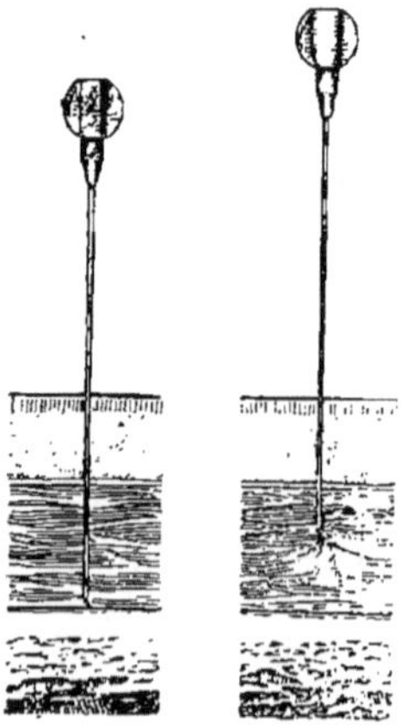

Avec les aiguilles longues et fines, la situation de la pointe est souvent peu nette, même quand la pointe est sous la peau ; alors l'aiguille, encore engagée dans les couches sous-aponévrotiques résistantes, repoussée dans une autre direction, se recourbe ou se rompt.

e) *L'aiguille qui pénètre au voisinage des gros vaisseaux ne doit pas être montée sur la seringue.* S'il venait du sang par la lumière de l'aiguille, il faudrait retirer un peu celle-ci et changer légèrement sa direction. L'issue du sang est à éviter, mais cet incident n'aura pas d'inconvénient avec des aiguilles fines (voir *Ponctions vasculaires*, in *Accidents*, page 350).

Fig. 9. — Prise de contact osseux.

Prendre le contact osseux avec la plus grande douceur, sinon, quand la pointe de l'aiguille ne se brise pas, elle se recourbe en hameçon et accroche en se retirant.

INJECTION RECTILIGNE

Pour faire une incision rectiligne de la peau et de la graisse

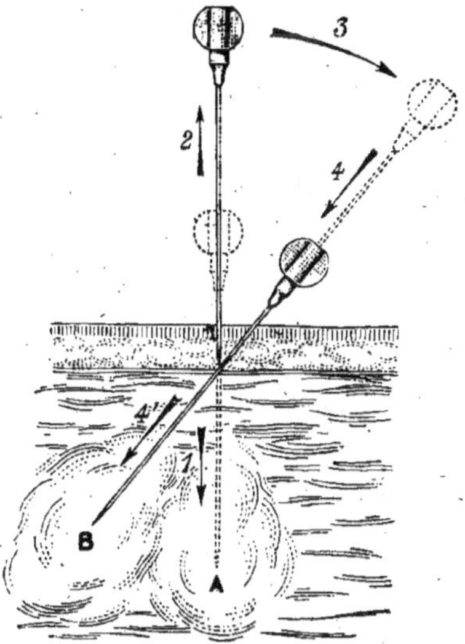

Fig. 10. — Manière de changer
de direction.

Ramener toujours la pointe de l'aiguille dans le tissu cellulaire sous-cutané avant de changer de direction. **A.** Première injection profonde. Les flèches indiquent les divers temps qui permettent de faire la deuxième injection au point **B.**

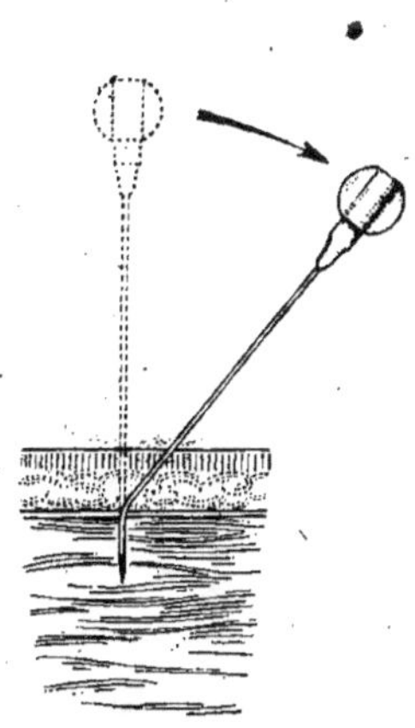

Fig. 11.
Manière de changer de
direction.

Quand, pour changer de direction, on n'a pas ramené la pointe de l'aiguille dans le tissu cellulaire sous-cutané, la partie engagée dans les couches musculo - aponévrotiques conserve sa direction première et l'aiguille se coude ou se rompt.

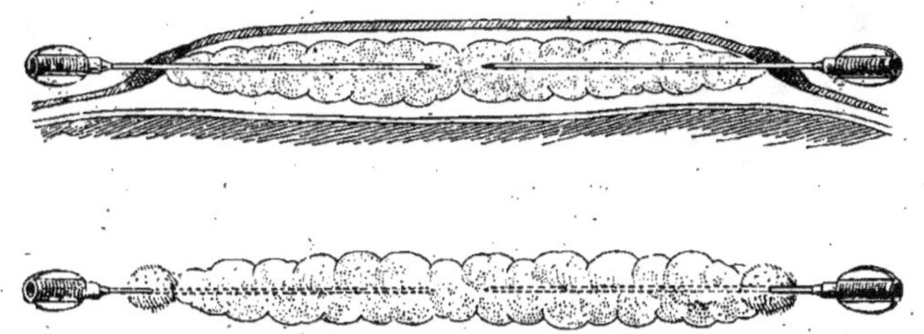

Fig. 12. — Injection rectiligne.

L'aiguille pénètre sans douleur à travers les « boutons ». L'injection est alors poussée sous la peau, lentement, à raison de 1 cc. de solution par cm. de tissu parcouru par l'aiguille.
La même manœuvre est montrée de face et en coupe.

sous-cutanée, l'injection traçante intra-dermique de Reclus est superflue, car l'injection sous-cutanée suffit à anesthésier la peau sus-jacente. Faire un « bouton » à l'un des bouts de l'incision, puis, la seringue armée d'une longue aiguille, enfoncer celle-ci au point précédent, sous la peau, et pousser parallèlement à la surface, dans le tissu sous-cutané, aussi loin que de-

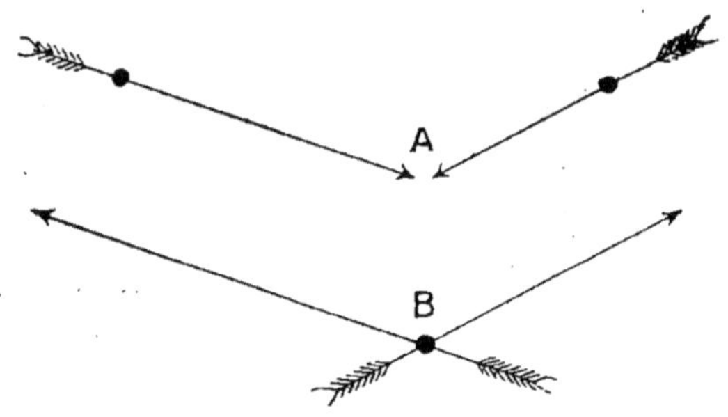

Fig. 13. — Injection angulaire.

Par le « bouton » unique B, l'opérateur pousse les deux injections dans le sens des flèches. Plus haut, il fait deux « boutons », les deux injections sous-cutanées se rencontrent en A.

vra s'étendre l'incision ou que la longueur de l'aiguille le permettra. Si le pannicule adipeux est épais, la pointe de l'aiguille se perdra dans la profondeur : on y fera un pli, tandis que l'index de la main gauche repérera la pointe ; il faudra éviter l'issue involontaire de la pointe de l'aiguille de dedans en dehors (douloureux). Au bout de quelques minutes, la bande recouvrant le tissu injecté deviendra insensible, car la solution aura non seulement anesthésié le tissu sous-cutané, mais

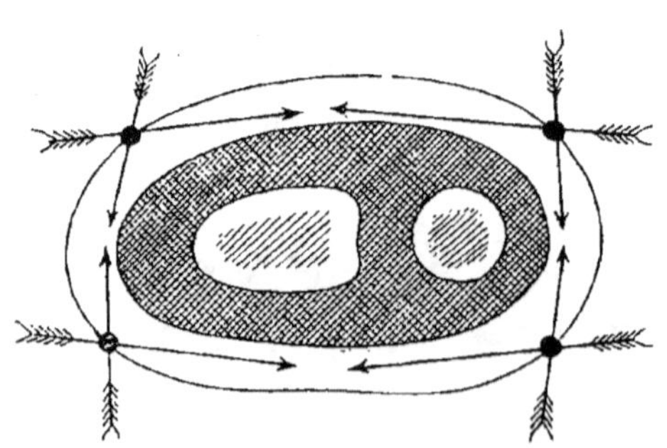

Fig. 14. — Injection circulaire.

Infiltration d'une surface courbe (téguments de l'avant-bras) par quatre paires d'injections divergentes, partant de quatre « boutons », dont chacun est situé au sommet de la courbe.

aussi les filets nerveux qui vont à la peau sus-jacente : *c'est la forme la plus simple de l'anesthésie régionale.*

Si la longueur de l'aiguille ne suffit pas à relier les points extrêmes de l'incision, il faudra marquer « deux boutons » aux extrémités du champ opératoire ou au milieu de celui-ci et infiltrer par les deux côtés.

Les incisions courbes ou angulaires nécessiteront une piqûre au sommet de l'angle ou de la courbe, ou deux piqûres. De même, la courbure de la surface du corps empêchera la pénétration d'une aiguille rectiligne sous la peau, par une piqûre unique.

Par exemple, pour infiltrer circulairement le tissu sous-cutané autour de l'avant-bras, il faudra quatre piqûres par chacune desquelles l'aiguille sera enfoncée des deux côtés.

L'infiltration d'une bande sous-cutanée perpendiculaire à l'axe du membre anesthésiera non seulement la peau qui recouvre immédiatement le tissu infiltré, mais encore tout le territoire cutané situé en aval du trait infiltré (anesthésie circulaire).

Il est parfois préférable d'enfoncer d'abord l'aiguille à fond, et d'injecter la solution en retirant l'aiguille, au lieu d'injecter en la poussant. Ainsi, 1°) le contrôle de la situation de l'aiguille est plus aisé, puisque les tissus dans lesquels l'opérateur l'enfonce ne sont pas encore œdématiés ; 2°) si l'aiguille traverse un vaisseau, la quantité de solution qui y pourra pénétrer restera forcément insignifiante puisque la pression sur le piston s'accompagne du retrait, régulier et ininterrompu, de l'aiguille qui entraîne immédiatement la pointe hors du vaisseau.

Contrairement à ce qu'on pourrait croire, le cheminement de l'aiguille sous les téguments et tangentiellement à ceux-ci n'est guère douloureux, pourvu que l'aiguille soit piquée à travers un « bouton », et soit pressée et tirée d'une mouvement vif, franc, sans à-coups.

INJECTION EN SURFACE

L'infiltration par un, deux « boutons » ou davantage, d'une couche de tissu sous-cutané, en poussant par chacun des points une longue aiguille dans toutes les directions, anesthésiera une surface cutanée de même étendue, ce qui permettra de scarifier une étendue large de la peau, prélever des greffes de THIERSCH, etc.

Pour l'ablation des tumeurs cutanées pédiculées, l'infiltration sous-cutanée du point d'implantation du néoplasme suffira, sans infiltrer la tumeur elle-même.

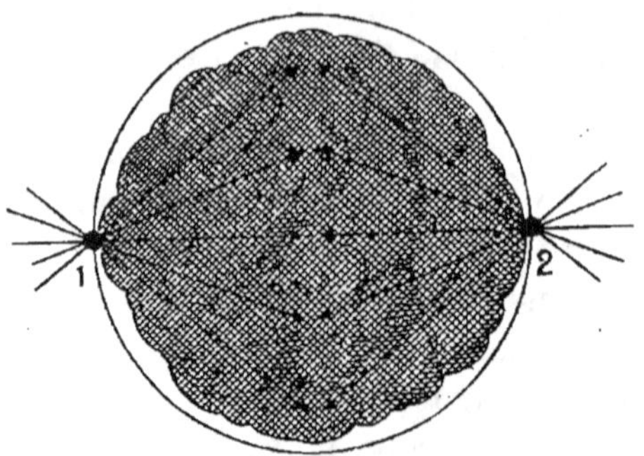

Fig. 15. — Infiltration en nappe.

Infiltration d'une nappe sous-cutanée par injections rayonnantes parties des « boutons » 1 et
2.
   (Prélèvement de copeaux épidermiques pour
greffes, ablation d'un cancroïde, etc.).

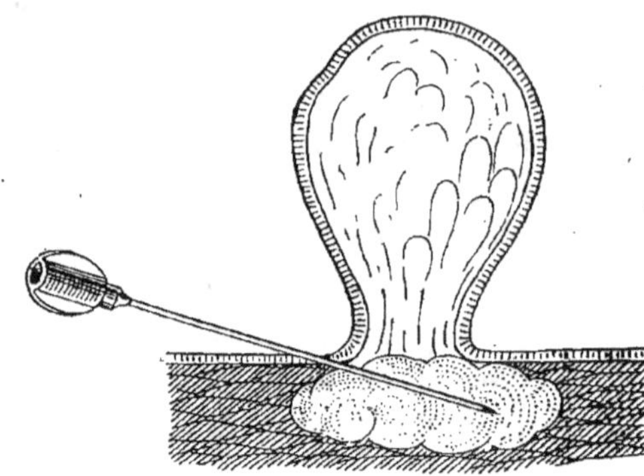

Fig. 16. — Infiltration du pédicule
d'une tumeur cutanée (molluscum).

ANESTHÉSIE DES MUQUEUSES

Les mêmes règles président à l'anesthésie des muqueuses,
mais les « *boutons* » *sont inutiles.* Se contenter de l'injection
sous-muqueuse qui analgésiera la muqueuse sus-jacente

INJECTION CIRCONFÉRENTIELLE

Les nerfs sensitifs de la peau et de l'aponévrose suivent en
certains points du corps (cuir chevelu) un long trajet sous-
cutané. De grandes parties des téguments ne reçoivent pas de
nerfs des plans sous-aponévrotiques ; c'est pourquoi il n'est pas
toujours nécessaire, pour anesthésier la peau et le tissu sous-
cutané, d'infiltrer le tissu cellulaire propre de ce champ opératoire, mais très souvent l'injection sous-cutanée circonscrivant
ce dernier suffit. C'est l'injection circonférentielle. (Fig. 17 et
18).

Par 1 et 2, deux piqûres seront faites ; le tissu sous-cutané
sera infiltré de 1 à 3, 1 à 4, 2 à 3, et 2 à 4, de sorte que le champ
opératoire sera finalement entouré par un rempart d'infiltration sous-cutanée en forme de losange allongé. Le plus grand diamètre du losange devra correspondre à la direction de la future
incision. Les piqûres pourront être faites en 3 et 4, tout aussi
bien, si c'est plus commode. Au rempart circonscrivant le champ
opératoire, on pourra donner à volonté la forme d'un carré,

d'un cercle, etc. Le nombre et la place des piqûres dépendront de la forme et des dimensions du champ opératoire.

En quelques parties du corps, les nerfs sensitifs, non seulement ont un long trajet sous-cutané, mais aussi proviennent pour les parties profondes, exclusivement du tissu sous-cutané. A la voûte du crâne, les nerfs sensitifs de la peau, du péricrâne, du périoste et de l'os, passent *tous* à proximité de la base du

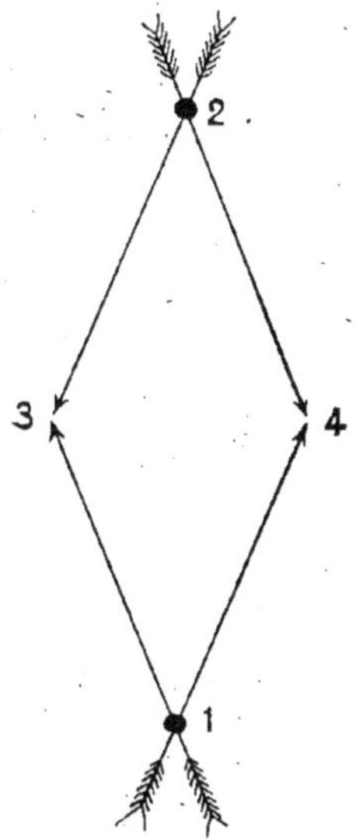

Fig. 17.
Injection
circonférentielle.

Par les « boutons » 1 et 2, l'aiguille décrit quatre mouvements dans le sens des flèches et infiltre un losange.

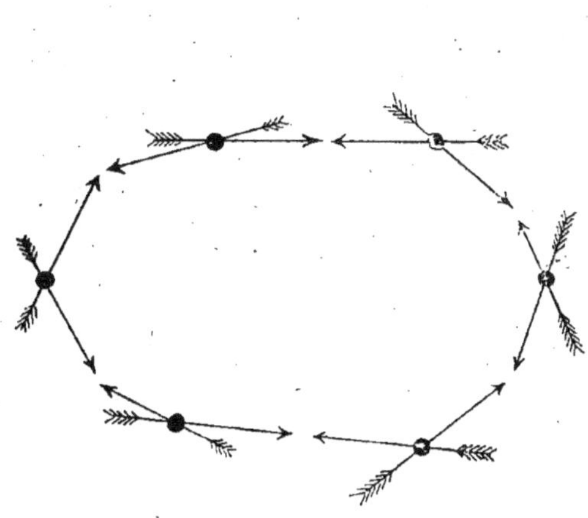

Fig. 18. — Injection circonférentielle.

Champ opératoire ovalaire dont la surface sous-cutanée est circonscrite par six « boutons », réunis par des bandes d'infiltration. Les flèches indiquent le sens dans lequel l'aiguille sera enfoncée.

crâne ou du front, dans le tissu sous-cutané. Une simple injection circulaire sous-cutanée insensibilisera donc des champs opératoires étendus, y compris les os. L'anesthésie d'un doigt repose sur le même principe : le tissu sous-cutané de la première phalange contient tous les filets nerveux du doigt ; si l'on infiltre d'une bague la base du doigt, tout le doigt sera insensibilisé.

INFILTRATION PROFONDE

L'injection circonférentielle sous-cutanée seule n'est utilisable que dans les parties du corps innervées d'après le type précédent ; elle ne suffit pas quand l'innervation vient de la profondeur. Par exemple, au menton, l'injection circonférentielle d'un champ opératoire au milieu duquel se trouve l'émergence du nerf mentonnier donnera une anesthésie incomplète. Dans ces cas, il faut infiltrer systématiquement une couche épaisse de tissu composée de plans différents. La forme la plus simple est l'anesthésie du trajet de ponction pour ascite ou pleurésie séro-fibrineuse.

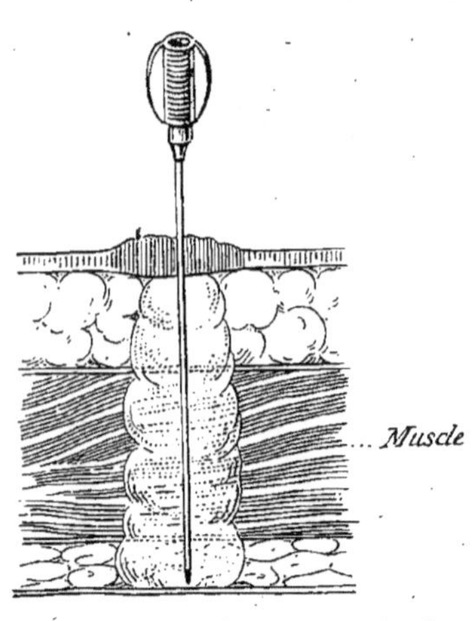

Fig. 19. — Infiltration profonde.

Anesthésie pour une ponction (Ascite, pleurésie, introduction d'un tube de radium dans une tumeur).

Marquer un « bouton », piquer, pousser une aiguille, en *injectant sans discontinuer* jusqu'au tissu sous-pleural ou souspéritonéal, La plèvre et le péritoine n'ont pas besoin d'une infiltration directe parce qu'ils reçoivent leurs nerfs du tissu sous-pleural ou sous-péritonéal.

Pour ces injections profondes, où l'œdème peut faire perdre la notion de la situation exacte des plans, le procédé « à reculons », injection poussée en retirant l'aiguille, préalablement enfoncée à fond, et non montée, est particulièrement indiqué.

INFILTRATION PAR TRANCHES

L'infiltration d'une tranche de tissu agit sur les nerfs qui traversent cette tranche. Commencer par injecter les couches les plus profondes et terminer par l'injection sous-cutanée. L'aiguille, par un « bouton », sera enfoncée perpendiculairement jusqu'au point le plus profond, le péritoine par exemple, puis elle sera ramenée dans le tissu sous-cutané, enfoncée de nouveau, mais obliquement dans la profondeur, jusqu'au péritoine. Successivement, la pointe s'arrêtera dans les divers plans à infiltrer, en marquant ainsi les limites extrêmes latérales de la tranche à anesthésier.

La dernière injection sera faite parallèlement à la peau, dans le tissu cellulaire sous-cutané. Pendant les manœuvres de pénétration et de retrait de l'aiguille, il faudra *injecter progressive-*

ment et *uniformément*. Si la longueur de l'aiguille le permet, un seul « bouton » à l'une des extrémités ou au milieu suffira.

Cette infiltration par tranches de couches épaisses demande une certaine pratique. Il faudra apprendre à « tâter » de la pointe

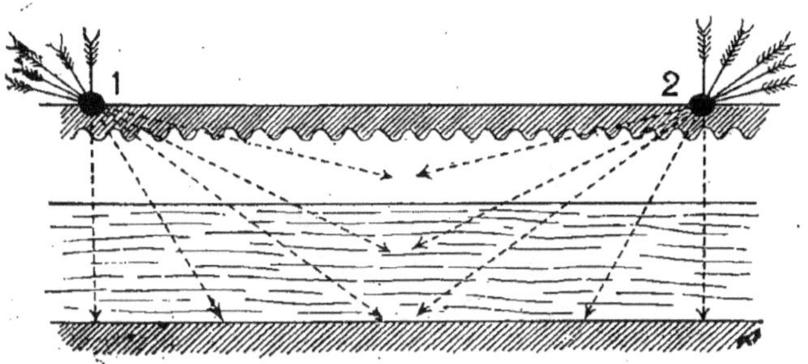

Fig. 20. — Infiltration par tranches.

L'aiguille pénètre par les « boutons » 1 et 2, et pique jusqu'à l'os ou jusqu'au péritoine, puis pique obliquement pour se rapprocher de plus en plus de l'horizontale ; elle finit par l'injection du tissu cellulaire sous-cutané.

de l'aiguille : savoir à chaque instant, au fur et à mesure que l'aiguille s'avance, quel est le plan anatomique que cette pointe traverse ; et si elle traverse un plan musculaire, ou une couche de tissu cellulaire. Les sensations tactiles sont fournies par les résistances variées qu'offrent les tissus. En aucun point du corps, des injections sous-périostées ne seront nécessaires : le périoste reçoit ses nerfs de l'extérieur, et se trouve insensibilisé par l'infiltration, du tissu qui le recouvre.

INFILTRATION EN PYRAMIDE

Parfois, l'infiltration d'une tranche unique permettra de bloquer la plupart des nerfs qui gagnent le champ opératoire ; c'est ce qui se fait pour opérer dans la région antérieure du cou, ou pour une cure de hernie. Parfois, il faudra infiltrer en même temps plusieurs tranches encerclant le champ opératoire.

La technique de ce procédé est facile à comprendre avec quelques schémas ; la figure 21 représente une pyramide ; son sommet 5 est situé profondément sous le milieu du champ opératoire ; la base 1, 2, 3, 4 est à la surface cutanée.

Ces faces limitent latéralement le champ opératoire ; ce sont ces faces qu'il s'agit d'infiltrer. On marquera 1, 2, 3, 4 « boutons ». Par chaque « bouton », on enfoncera une longue aiguille en injectant d'abord vers le point 5, puis vers divers points situés sur les faces, par exemple, de 1 à 7, 4 à 7, 4 à 6, 3 à 6, 3 à 9,

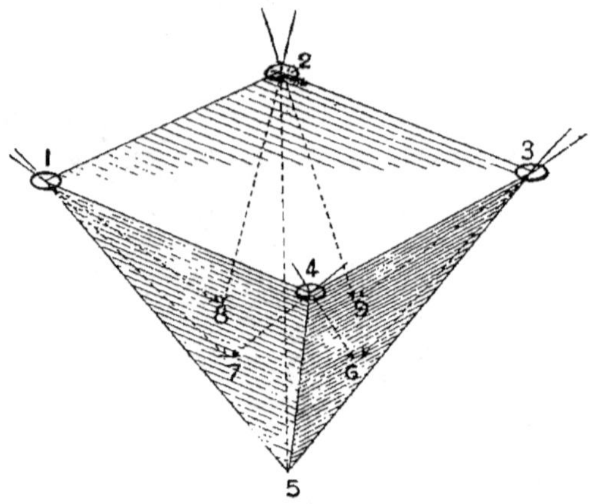

Fig. 21. — Injection en pyramide.

Infiltrer quatre « boutons » : 1, 2, 3, 4. Par ces « boutons », infiltrer quatre tranches triangulaires dont la réunion isole une pyramide de tissus analgésiés.

2 à 9, etc... Le champ opératoire deviendra ainsi insensible sans avoir été touché directement par l'anesthésique.

Souvent deux piqûres d'entrée suffiront pour exécuter un parfait encerclement ; dans d'autres cas, il en faudra plus de qua-

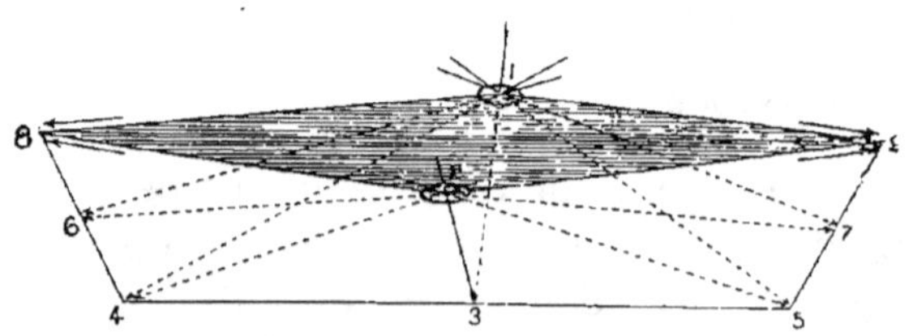

Fig. 22. — Injection en forme de barque.

Ici deux « boutons » suffisent. Par ces deux « boutons », l'aiguille infiltre quatre surfaces quadrilatères qui forment une sorte de bateau. Si, dans ce bateau, on imagine une tumeur, entre le pont et la quille, celle-ci sera enlevée sans douleur.

tre et les plans injectés prendront, selon l'étendue du champ opératoire, les formes les plus variées : cône, tronc de cône, barque, etc.

La figure **23** montre comment, dans le champ opératoire circonscrit en gouttière, un os peut être insensibilisé.

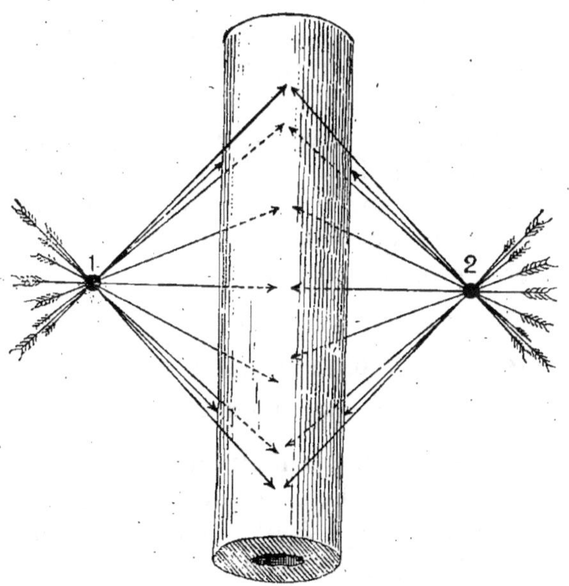

Fig. 23. — Injection en gouttière.

Anesthésie de la diaphyse d'un os long. Par les « boutons »
1 et 2, diriger l'aiguille dans le sens des flèches, de façon à
envelopper le périoste d'une nappe de liquide. On infiltre ainsi
une sorte de gouttière de chaque côté, dont les bords se rejoignent sur la ligne médiane. Anesthésie absolue, permettant
de sectionner le segment osseux inclus dans les gouttières.

INJECTION PÉRINERVEUSE OU ENDONERVEUSE
PAR VOIE SOUS-CUTANÉE

L'anesthésie, à travers la peau, de gros troncs nerveux, souvent combinée à l'infiltration périphérique, est facile partout où
la situation des nerfs est marquée par des repères osseux (nerf
cubital) ; elle est plus difficile quand ces repères manquent et
quand le nerf gît au milieu des parties molles épaisses.

Il n'est pas indispensable d'amener la pointe de l'aiguille au
contact du nerf : infiltrer *son voisinage immédiat* suffit dans la
plupart des cas ; l'anesthésie est alors plus lente à se produire
et de plus courte durée que si l'on touchait le nerf, mais elle se
produit quand même.

Pour reconnaître si l'aiguille touche le nerf à insensibiliser, un très bon indice est fourni par les *paresthésies rayonnant vers la périphérie ;* cet éclair douloureux annonce le contact du nerf avec l'aiguille. Le patient devra être prévenu avant que l'aiguille soit enfoncée et devra accuser par un mot la paresthésie. *Celle-ci est une preuve certaine que l'aiguille est en bonne place.*

Le temps qu'il faudra attendre après l'injection dépendra de la façon dont aura été atteint le nerf ; si l'aiguille a été fichée dans le tronc, ce qui arrive pour le trijumeau, l'interruption sera instantanée. Si l'anesthésique n'a été injecté qu'autour du nerf, 5 à 20 minutes s'écouleront avant l'interruption selon le titrage de la solution.

INJECTION ENDONERVEUSE, A CIEL OUVERT

(PLAIES DES NERFS)

Des troncs, mis à nu, peuvent être interrompus en y injectant un peu de solution à 2 p. 100, avec la courte aiguille de 3 cm. Ce procédé est excellent pour les opérations sur les nerfs blessés ; l'opérateur commence par inciser le tissu qui recouvre le nerf, grâce à l'infiltration de la solution faible à 1/2 p. 100, il découvre le nerf au-dessus de la lésion et dans l'épaisseur du tronc, il injecte 2 cc. de la solution à 2 p. 100.

CHAPITRE III

TECHNIQUES DE L'ANESTHÉSIE TRONCULAIRE

L'infiltration endo- ou péri-nerveuse, *à distance* du champ opératoire, étant le principal objet de l'anesthésie régionale, on ne peut mieux la réaliser qu'en la pratiquant à la naissance même des troncs nerveux.

C'est là ce que nous appelons « anesthésie tronculaire » et que les auteurs anglais et américains appellent « nerve blocking », ou « conduction anesthésia ».

Ces troncs peuvent, dans la plupart des cas, être atteints par la solution anesthésique dès leur émergence du squelette. C'est ainsi que certains nerfs crâniens sont accessibles à la base du crâne et que tous les nerfs rachidiens s'offrent à l'aiguille dès qu'ils quittent le rachis. Dans certains cas, la solution baignera les tissus au voisinage même du tronc nerveux ; dans d'autres, la pointe de l'aiguille touchera le nerf avant que l'injection ne soit poussée.

ANESTHÉSIE TRONCULAIRE DES NERFS CRANIENS

LE TRIJUMEAU

ANESTHÉSIE DU GANGLION DE GASSER

ANATOMIE

Le ganglion du trijumeau est intra-crânien ; il repose sur le sommet du rocher dans un dédoublement de la dure-mère, immédiatement au-dessus et en arrière du trou ovale, dans le voisinage immédiat du sinus caverneux et des nerfs moteurs de l'œil (IV et VI). Il émet trois branches : *l'ophtalmique*, le *maxillaire supérieur* et le *maxillaire inférieur*.

Le ganglion est accessible par le trou ovale, orifice de 1/2 centimètre de longueur et de 2 ou 3 millimètres de largeur ; ce trou occupe la base du crâne, immédiatement derrière la base de l'apophyse ptérygoïde ; il est à 45 millimètres du zygoma en profondeur. Il est dans un plan presque sagittal, passant par le flanc externe des deux molaires supérieures, sur le prolongement d'une ligne droite passant par l'une des deux molaires et le milieu de l'arcade zygomati-

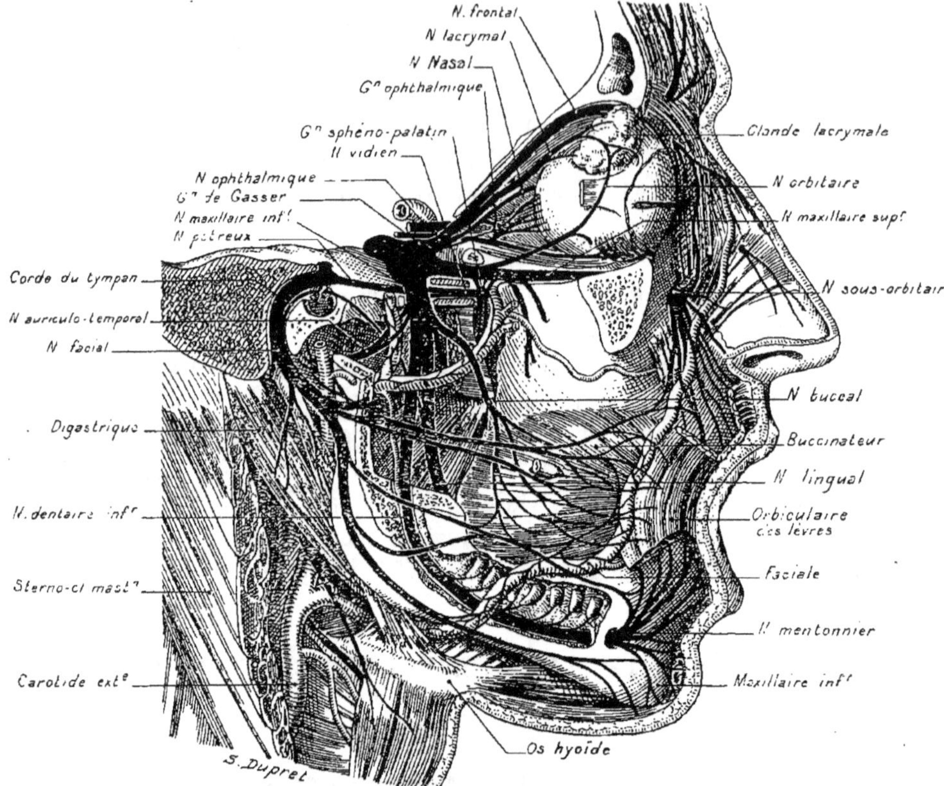

Fig. 24. — Le ganglion de Gasser. Le trijumeau et ses branches.
(D'après HIRSCHFELD.)

que ; c'est dire qu'il faudra, pour atteindre le trou ovale, que l'aiguille suive une direction oblique en haut, en partant de la deuxième molaire supérieure.

TECHNIQUE

POSITION DU PATIENT

Le patient peut être couché ou assis ; la ponction est plus facile sur le sujet assis, l'opérateur étant debout ou assis lui-même, les deux se font face et se regardent dans les yeux.

POINTS DE REPÈRE

Les uns sont accessibles à la vue ou à la palpation, ce sont les repères externes ; les autres seront « perçus » par la pointe de l'aiguille en cours de route, ce sont les repères internes.

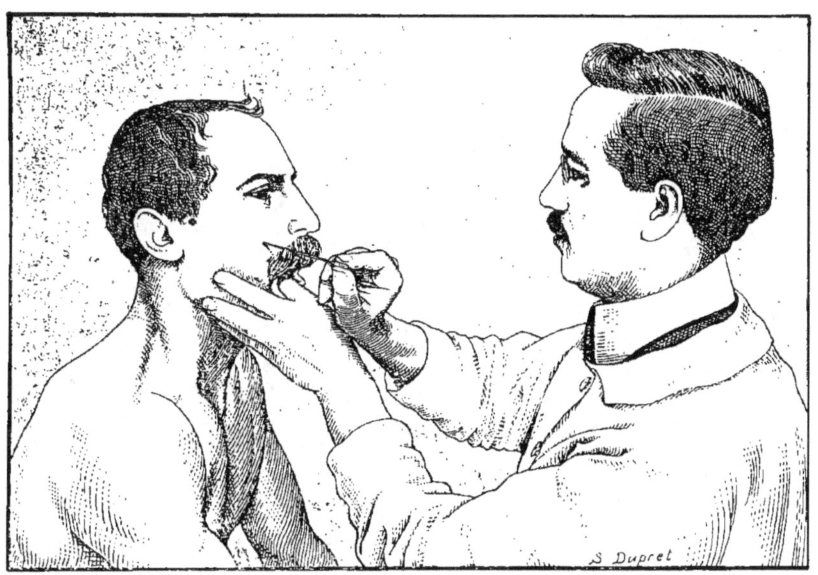

Fig. 25. — Anesthésie du ganglion de Gasser.

Le patient et l'opérateur sont assis face à face et se regardent dans les yeux ; l'index gauche introduit dans la bouche repère la deuxième molaire supérieure droite et la branche montante du maxillaire inférieur. L'aiguille pénètre à 3 cm. en dehors et au-dessus de la commissure labiale droite ; aussitôt que sa pointe arrive au niveau de la deuxième molaire, elle prend la direction de la + qui marque le milieu de l'arcade zygomatique, tout en se mettant dans le plan de la pupille droite du patient.
Remarquer le point d'appui de la main gauche de l'opérateur contre le maxillaire inférieur du patient, celui de sa main droite qui tient l'aiguille, sur sa main gauche.

Repères externes : 1° *La pupille :* quand le sujet, tête dans la rectitude, regarde droit devant lui, elle donne la direction du plan sagittal dans lequel il faut passer l'aiguille.

2° La *commissure labiale* qui indique le voisinage du point d'introduction de l'aiguille.

3° Le *milieu de l'arcade zygomatique* et le *tubercule zygomatique*, facilement palpables en dehors. Le tubercule indique le point qu'il faut viser pour mettre l'aiguille dans le trou ; le milieu de l'arcade indique le plan osseux, antérieur au trou, contre lequel il faut buter, avant de pénétrer dans le trou. L'un et l'autre sont marqués d'un point à l'encre ou au crayon dermographique.

4° La *deuxième molaire supérieure*, la *tubérosité du maxillaire supérieur* et la *branche montante du maxillaire inférieur*, accessibles par la bouche au doigt qui palpe.

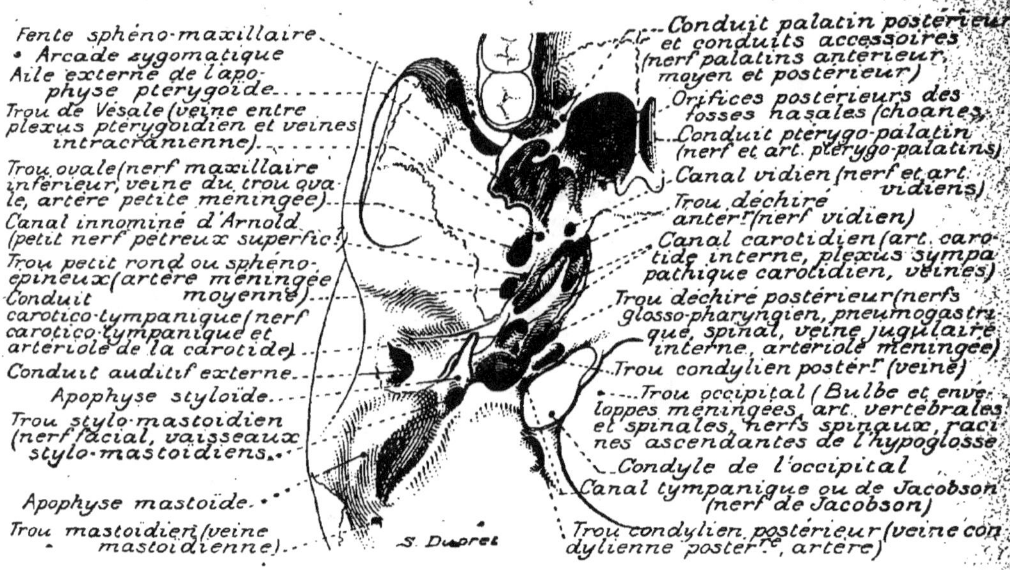

Fig. 26. — Orifices de la base du crâne.
(d'après PAUCHET et DUPRET. Anatomie en poche).

Repère interne : C'est le plan osseux, sphéno-temporal, contre lequel l'aiguille viendra buter avant d'entrer dans le trou ovale.

PONCTION ET INJECTION

Prendre l'aiguille de 9 ou 10 cm., la piquer à 3 cm. en dehors et un peu au-dessus de la commissure labiale ; enfoncer l'aiguille d'une main, glisser l'index de l'autre main dans la bouche, pour reconnaître la deuxième molaire supérieure et la tubérosité du maxillaire supérieur en dedans, la branche montante du maxillaire inférieur en dehors ; c'est dans l'intervalle délimité par ces os que doit passer l'aiguille ; le doigt dans la bouche, la suit sous la muqueuse et l'empêche de perforer celle-ci. Aussitôt que la pointe de l'aiguille aura atteint le niveau de la deuxième molaire supérieure, il faudra lui donner une direction qu'elle gardera jusqu'à ce que, dans sa progression d'avant en arrière, elle ait buté contre le plan osseux. Cette direction s'obtient de la façon suivante : considérer d'abord le plan antéro-postérieur passant par le point d'introduction de l'aiguille et la pupille du patient, puis un second plan transversal passant par ce même point d'introduction et le trait marquant le milieu du zygoma ; l'intersection des deux plans sera la ligne que suivra l'aiguille. Elle se dirigera ainsi un peu en haut et en dedans. En faisant face au patient, elle sera dans le plan de la pupille et en le regardant de profil, elle passera par le milieu du zygoma. Ainsi bien dirigée, la pointe de l'aiguille butera sur le plan sous-temporal et cet arrêt marquera la fin du premier temps de la ponction. Faire cette manœuvre très doucement, afin de ne pas émousser la pointe de l'aiguille au contact de l'os. Alors dégager la pointe de l'aiguille, relever un peu son pavillon,

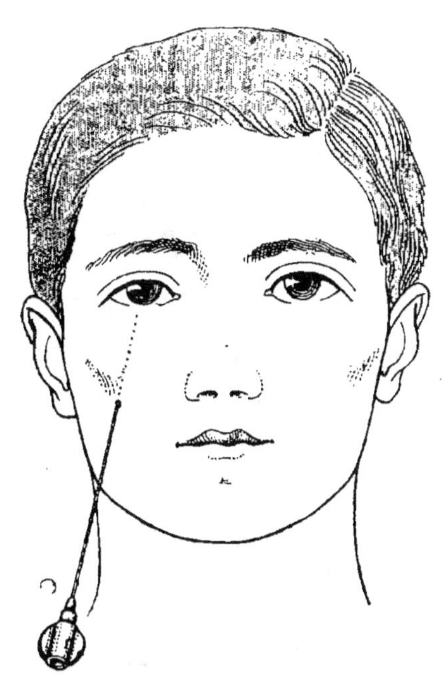

Fig. 27. – Anesthésie du ganglion de Gasser.

L'aiguille, piquée à 3 cm. en dehors et au-dessus de la commissure labiale droite, se met dans le plan de la pupille droite du patient qui fixe les yeux de l'opérateur.

tout en restant dans le plan de la pupille, viser cette fois le tubercule du zygoma repéré, et avancer d'un centimètre environ, en glissant en arrière sur le plan sphéno-temporal. La résistance cesse : c'est le trou ovale. On éprouve la sensation de traverser une membrane tendue ; on est alors dans le ganglion de Gasser, à 7 cm. environ de la peau.

Chemin faisant, le patient a accusé des irradiations douloureuses, d'abord dans le nerf maxillaire supérieur, puis dans le
nerf maxillaire inférieur ; c'est qu'on est dans la bonne direction.

Dès qu'on est dans le ganglion, injecter 1 cc. de solution à
2 p. 100, *très lentement et en faisant, doucement, progresser
l'aiguille d'un demi-centimètre.*

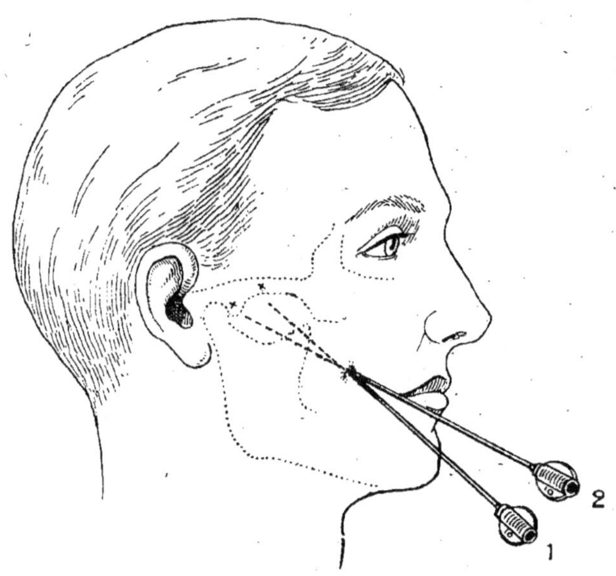

Fig. 28. — Anesthésie du ganglion de Gasser.

L'aiguille 1, tout en restant dans le plan de la pupille, vise la +
qui marque le milieu de l'arcade zygomatique. Elle passe entre
le maxillaire supérieur et la branche montante du maxillaire inférieur, touche le plan osseux sous-temporal, prend la position 2
et vise le tubercule zygomatique afin de pénétrer dans le trou
ovale. Elle pique à travers la « baudruche » (du trou ovale) et
provoque un éclair douloureux dans les branches du trijumeau.

Par la même voie, mais en s'abstenant de cette dernière progression dans le trou ovale, on peut atteindre le nerf maxillaire
inférieur isolément à sa sortie de ce trou.

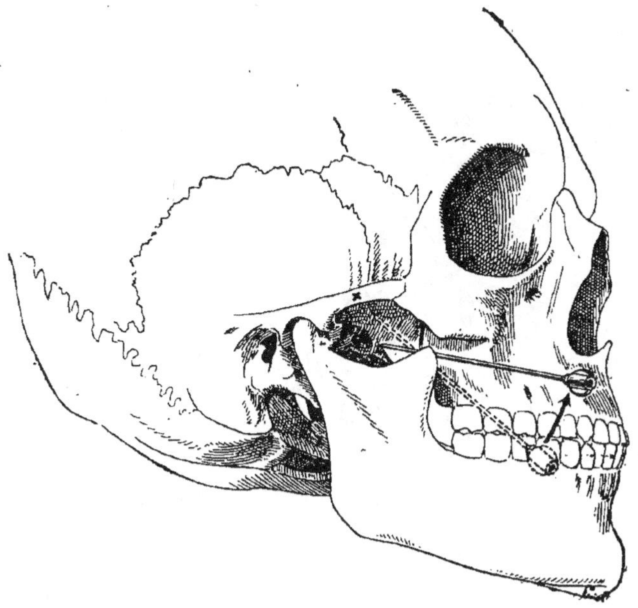

Fig. 29. — Anesthésie du ganglion de Gasser.

Exercice sur le squelette. Remarquer la première position de l'aiguille en pointillé, passant par la deuxième molaire supérieure et le milieu du zygoma, temps principal.

ZONES D'ANESTHÉSIE

La figure ci-contre indique, mieux que toute description, les zones d'anesthésie du trijumeau.

INDICATIONS

A. Opérations chirurgicales sur la face.

B. Alcoolisation nerveuse pour combattre les névralgies rebelles (Sicard).

Il semblerait que dans tous les cas d'opérations sur la face, il suffise d'anesthésier le ganglion de Gasser pour opérer. Dans la pratique, il n'en est pas ainsi : d'abord parce que c'est un acte opératoire assez important qui n'est justifié que par des interventions sérieuses, puis il existe avec d'autres nerfs crâniens ou avec d'autres branches du plexus cervical, des anastomoses qui font que l'anesthésie serait incomplète si l'on n'attaquait qu'un seul tronc nerveux ; il est donc préférable d'anesthésier simplement les troncs périphériques.

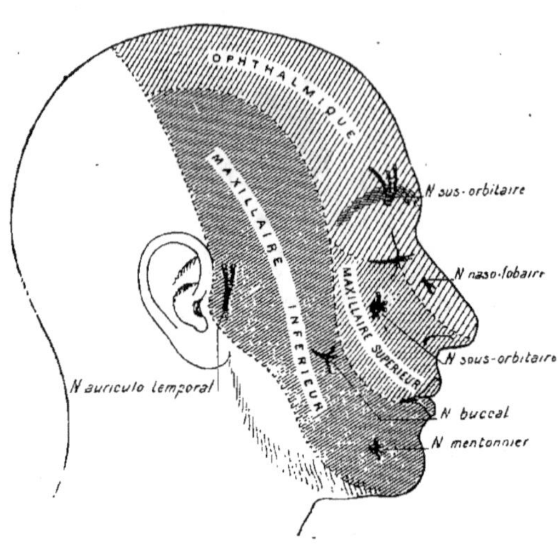

Fig. 3o. — Territoires sensitifs du trijumeau.

Les indications sont donc fréquentes pour l'infiltration sous - cutanée périphérique ou pour la pulvérisation ou l'attouchement de cocaïne sur les muqueuses. Ces différents procédés : infiltration locale, anesthésie tronculaire et badigeonnage, se prêtent donc un mutuel appui et c'est leur combinaison qui permet des anesthésies à peu près complètes.

REMARQUES

L'anesthésiste se souviendra des principes suivants :

1° Employer une aiguille fine, piquante, flexible et solide.

2° Pousser lentement l'injection.

3° Employer les liquides concentrés et très peu abondants, 1 à 2 cc. d'une solution à 2 ou 4 p. 100.

Malgré ces précautions, on a observé des vertiges, des vomissements et même du méningisme. Ces troubles post-anesthésiques n'enlèvent rien à la valeur du procédé, parce que ce mode d'anesthésie est employé pour les opérations graves de la face ou les névralgies rebelles du trijumeau.

ANESTHÉSIE DU NERF OPHTALMIQUE

ANATOMIE

Les nerfs *frontal, nasal externe, nasal interne* et *lacrymal*, se séparent du tronc de l'ophtalmique immédiatement *avant de pénétrer dans l'orbite.*

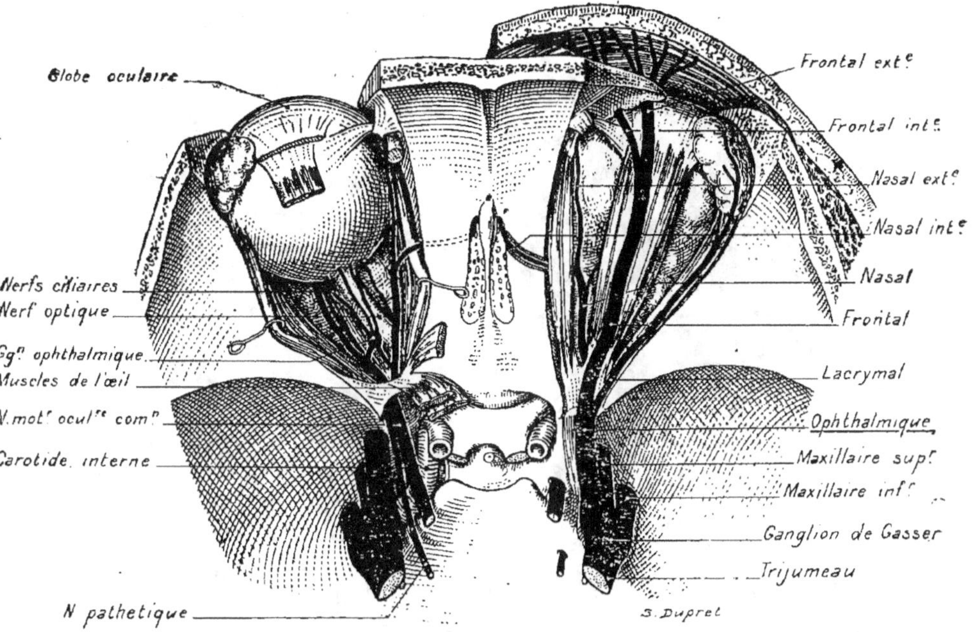

Fig. 31. — Le nerf ophtalmique et ses branches.

A *droite*, la voûte orbitaire a été enlevée.

A *gauche*, les muscles supérieurs ont été sectionnés ainsi que le nerf frontal et le nerf lacrymal, afin de montrer le nerf moteur oculaire commun, le ganglion et les nerfs ciliaires à l'intérieur du cône musculaire.

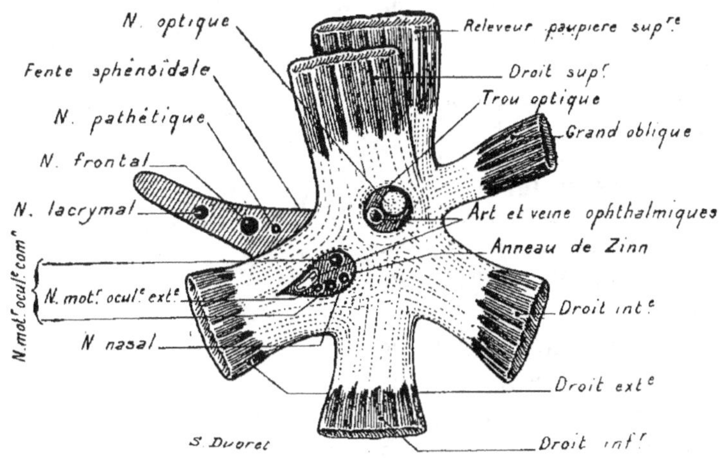

Fig. 32. — Les nerfs de l'œil à leur entrée dans l'orbite.

L'injection, poussée au niveau de la fente sphénoïdale, anesthésie les nerfs frontal, lacrymal et pathétique ; pour atteindre les autres nerfs, il faut diriger l'aiguille vers l'anneau de Zinn, au sommet du cône musculaire.

Cet éventail nerveux est placé *entre la paroi osseuse et le cône musculaire du globe.* C'est donc entre les deux qu'il faudra infiltrer. Le *frontal* et le *lacrymal* sont en dehors et pénètrent dans la *partie externe de la fente sphénoïdale* ; c'est du côté de la paroi externe de l'orbite qu'on les atteindra. Les *nerfs nasaux* occupant l'angle supéro-interne de l'orbite, c'est là qu'il faudra les injecter. Les *nerfs frontaux* innervent une zone de téguments triangulaire dont la base correspond à tou-

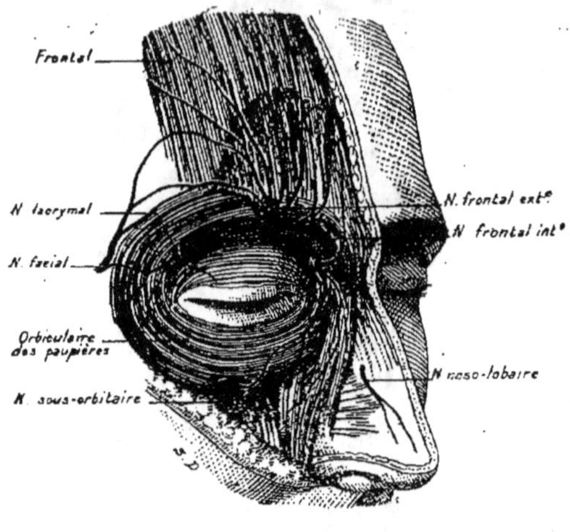

Fig. 33. — Filets sus-orbitaires du nerf ophtalmique.
Pour interrompre ces filets nerveux, l'injection devra être faite parallèlement au rebord orbitaire supérieur.

te l'étendue de la région frontale, au-dessus de la racine du nez et dont le sommet est dans les cheveux ; ils innervent également les *sinus frontaux* et les *paupières supérieures.* Les nerfs nasaux innervent les sinus *frontaux, ethmoïdaux* et *sphénoïdaux,* la *cloison nasale* et le *lobule du nez.*

TECHNIQUE

Le nerf ophtalmique est mal placé pour être anesthésié isolément ; il peut être atteint par la technique de l'anesthésie du ganglion de Gasser, mais puisque toutes ses branches sont accessibles dans l'orbite ou à leur émergence de cette cavité, c'est sur elles que devra porter l'anesthésie.

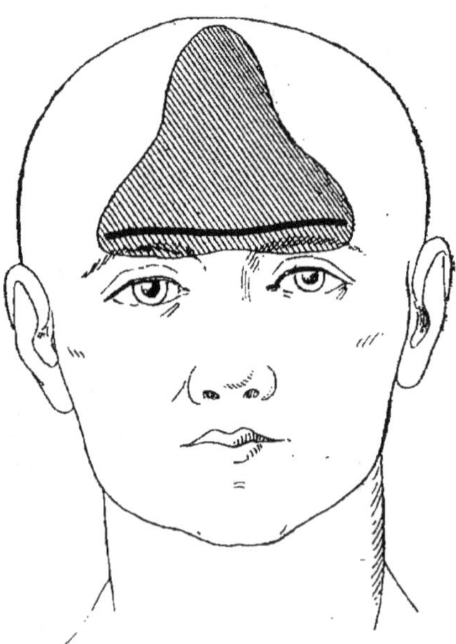

Fig. 34. — Infiltration frontale.
L'infiltration sous-cutanée d'une bande transversale, suivant le trait plein, donne une anesthésie triangulaire indiquée par les hachures.

Trois sortes d'infiltration peuvent être faites suivant l'opération requise :

a) INFILTRATION FRONTALE. Injecter sous la peau 10 c. c. de solution à 1 p. 100, en commençant au-dessus de l'apophyse orbitaire externe et en terminant au niveau de l'apophyse homonyme du côté opposé. La bande d'infiltration suit exactement le rebord supérieur des orbites.

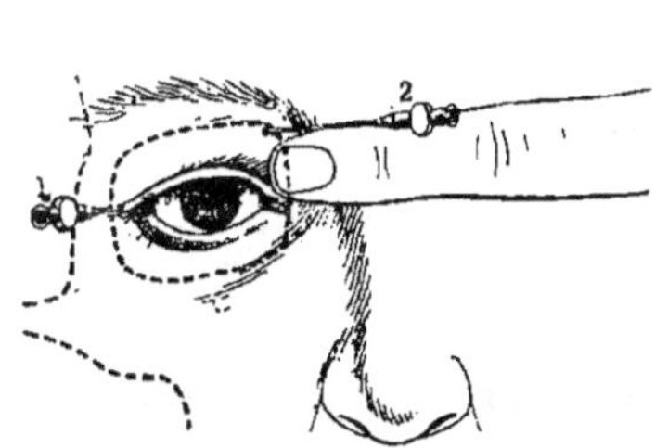

Fig. 35.

Anesthésie des branches de l'ophtalmique par voie orbitaire externe (1), interne (2).

L'orbite est dessinée en pointillé ; l'aiguille 1 (*voie orbitaire externe*) pénètre en dehors de la commissure externe des paupières, elle suit l'os et s'arrête seulement quand elle a buté contre la voûte orbitaire. Elle chevauche alors la fente sphénoïdale (voir fig. 36). L'aiguille 2 (*voie orbitaire interne*) pique la paupière au ras du rebord orbitaire à un travers de doigt au-dessus de la caroncule, garde le contact osseux de l'angle supéro-interne, et baigne les nerfs ethmoïdaux.

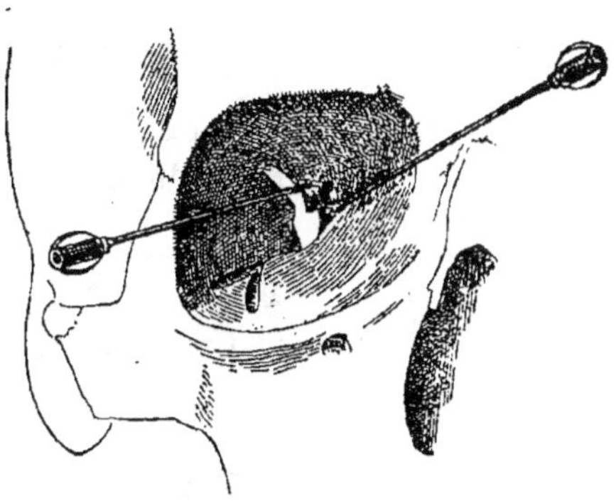

Fig. 36.

Injection intra-orbitaire pour infiltrer les branches de l'ophtalmique.

A *gauche*, infiltration orbitaire externe ; l'aiguille, par tâtonnements, garde le contact de la paroi externe de l'orbite. A 4 cm. de profondeur, elle s'arrête contre un mur osseux ; c'est la voûte orbitaire ; au point où elle s'arrête, elle chevauche l'extrémité de la fente sphénoïdale où passent les nerfs lacrymal et nasal ; pousser l'injection à 2 p. 100.

A *droite*, infiltration orbitaire interne ; l'aiguille suit l'angle supéro-interne de l'orbite. Elle garde constamment le contact du squelette, rase les trous ethmoïdaux ; arrivée à 4 cm. de profondeur, elle bute contre la voûte du crâne ; elle injecte chemin faisant la solution à 2 p. 100 sur les rameaux ethmoïdaux du nerf nasal.

b) INFILTRATION ORBITAIRE EXTERNE. Celle-ci vise les nerfs *frontal* et *lacrymal* ; piquer dans la commissure externe, toucher avec la pointe la paroi orbitaire externe et pousser profondément, toujours en gardant le contact osseux au-dessus ; à 4 cm. 1/2 environ, on bute contre la voûte orbitaire au niveau de la partie externe de la fente sphénoïdale. Injecter 2 cc. de solution à 2 p. 100.

c) INFILTRATION ORBITAIRE INTERNE. A égale distance du sourcil et de la caroncule, c'est-à-dire à un centimètre au-dessus de la commissure interne des paupières, enfoncer l'aiguille dans l'angle supéro-interne de l'orbite contre la paroi osseuse que l'on doit sentir constamment ; chemin faisant, injecter la solution à 2 p. 100. Arrivé à 4 centimètres de profondeur, 4 cm. 1/2 au maximum, s'arrêter. On aura ainsi injecté 2 ou 3 cc. de la solution forte à 2 p. 100.

L'injection donne de l'œdème de la paupière supérieure ; elle provoque la *saillie* du globe, parfois une amaurose bénigne de quelques minutes. Le *nerf optique*, les *nerfs ciliaires*, le *ganglion ciliaire* ne sont point anesthésiés.

ZONES D'ANESTHÉSIE

Les sinus ethmoïdaux, sphénoïdaux et frontaux, la cloison nasale et le lobule du nez.

INDICATIONS

Opérations sur les sinus. Tumeurs de l'hypophyse.

ANESTHÉSIE DU NERF MAXILLAIRE SUPÉRIEUR

ANATOMIE

Le *nerf maxillaire supérieur* sort du *trou grand rond*, au fond de la *fosse ptérygo-maxillaire*, exactement *entre la tubérosité du maxillaire supérieur et la base de l'apophyse ptérygoïde*. Il est accessible par deux voies : latérale ou zygomatique et antérieure ou orbitaire.

a) Voie latérale ou zygomatique

On pourra, pour cette voie, se servir de deux procédés :

TECHNIQUE DU PREMIER PROCÉDÉ

POSITION DU PATIENT

Assis de côté, la tête dans la rectitude, l'opérateur faisant face à la joue du patient.

POINTS DE REPÈRE

Palper et repérer les points de rencontre du bord antérieur de l'apophyse coronoïde de la branche montante du maxillaire inférieur avec l'arcade zygomatique.

PONCTION ET INJECTION

Prendre l'aiguille de 9 cm. et l'introduire à ce point, juste au-dessous de l'arcade, en la dirigeant de bas en haut dans la direction du sommet du cône orbitaire. La pousser doucement,

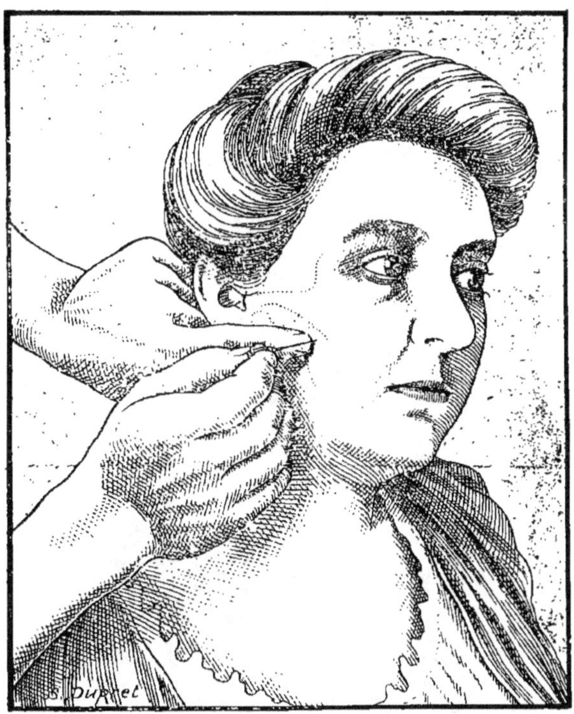

Fig. 37. — Anesthésie du nerf maxillaire supérieur au trou grand rond par voie latérale ou zygomatique.

1er procédé. — L'aiguille pique en avant de l'apophyse coronoïde au ras du bord inférieur de l'os malaire. Ce point est sur la verticale, passant pas l'apophyse orbitaire externe. Après avoir pris contact avec le maxillaire supérieur, elle se dirige en haut et en arrière vers la fosse ptérygo-maxillaire.

jusqu'à ce qu'elle rencontre le maxillaire supérieur. Bien des fois, on atteint le nerf d'emblée, mais il est préférable de prendre contact avec le plan osseux, de suivre ce plan jusqu'à ce que l'aiguille, tombant dans le vide, détermine des douleurs fulgurantes, des éclairs chez le malade ; ces éclairs apparaissent dans la figure et dans les dents supérieures. L'aiguille doit être diri-

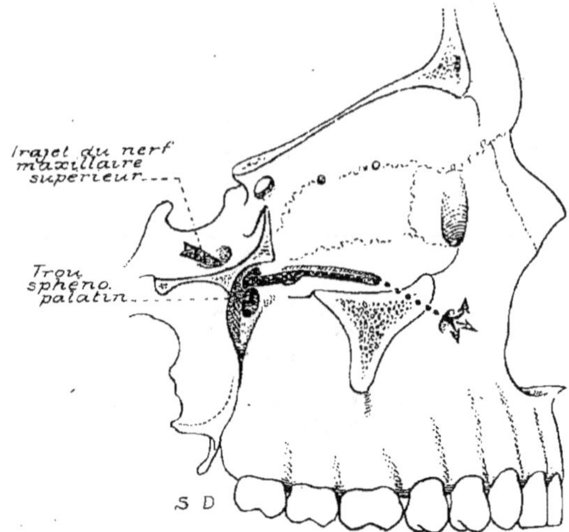

Fig. 38. — Le fond de la fosse Ptérygo-maxillaire est exposé avec le trajet du nerf Maxillaire Supérieur et le trou Sphéno-palatin. On voit que si l'aiguille perd contact avec la paroi supérieure de la fosse, elle peut pénétrer dans le trou sphéno-palatin et les fosses nasales.

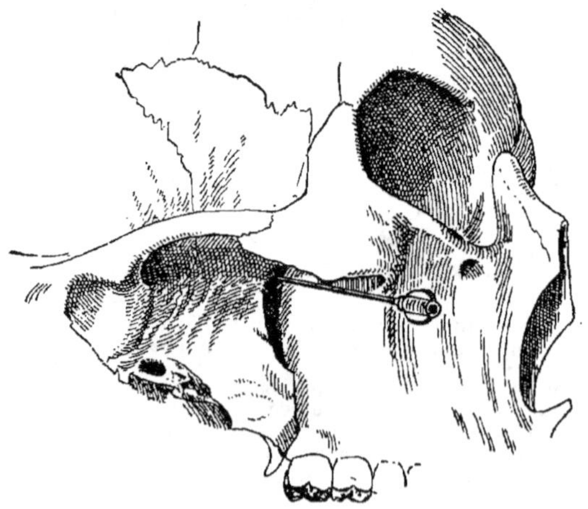

Fig. 39. — Injection du nerf maxillaire supérieur au trou grand rond par voie latérale externe.

L'aiguille pique la joue au bord inférieur de l'os malaire, suivant une ligne verticale descendant du bord externe de l'orbite. L'aiguille se dirige d'abord vers la tubérosité du maxillaire ; elle suit ce contact osseux, puis pénètre de 4 cm. environ et tombe dans le vide : c'est la fosse ptérygo-maxillaire. Le malade perçoit un éclair douloureux dans les dents. Injecter 3 ou 4 cc. de solution à 2 p. 100.

gée légèrement *en haut* et le contact osseux doit être gardé avec les parties *hautes* de la fosse ptérygo-maxillaire, car si l'aiguille est franchement horizontale, elle peut s'enfoncer dans le trou sphéno-palatin et pénétrer dans la fosse nasale, en passant au-dessous du nerf maxillaire supérieur. On évitera par ailleurs ce contre-temps en n'enfonçant pas plus de cinq centimètres d'aiguille, mesurés à partir de l'arcade zygomatique.

Ces remarques s'appliquent également au second procédé. Adapter la seringue et pousser 2 cc. de solution à 2 p. 100. En retirant l'aiguille, injecter encore 2 cc. de solution à 1/2 p. 100. pour faire contracter les branches de l'artère maxillaire interne.

TECHNIQUE DU DEUXIÈME PROCÉDÉ

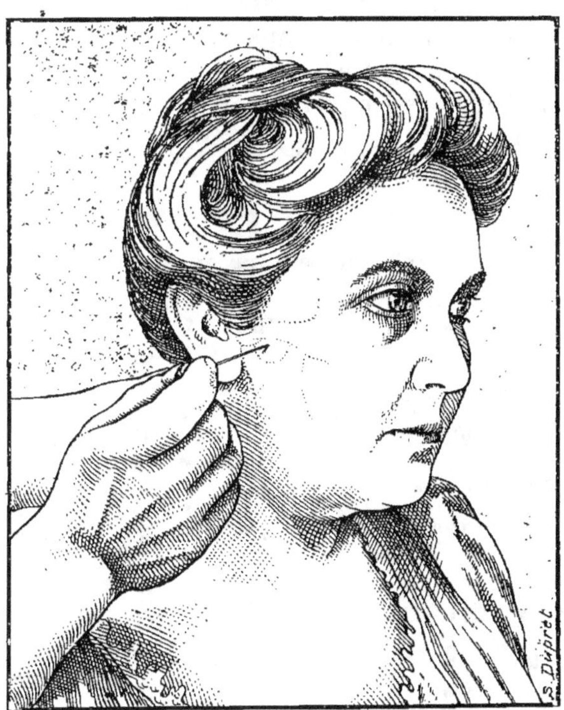

Fig. 4o. — Anesthésie du nerf maxillaire supérieur au trou grand rond, par voie latérale au zygomatique.

2e *procédé*. — L'aiguille est enfoncée au-dessous, au ras et au milieu de l'arcade zygomatique, passe par l'échancrure sigmoïde et se dirige en haut et en avant vers la fosse ptérygo-maxillaire.

POSITION DU PATIENT

La même que dans le premier procédé.

POINTS DE REPÈRE

Le milieu du bord inférieur de l'arcade zygomatique.

PONCTION ET INJECTION

Prendre l'aiguille de 8 cm. *non montée*. La piquer au ras du bord inférieur de l'arcade zygomatique, juste en son point médian ; passer dans l'échancrure sigmoïde du maxillaire inférieur, prendre contact avec la base de l'apophyse ptérygoïde, contourner l'os en avant et atteindre ainsi la fosse ptérygo-maxillaire. Adapter la seringue et pousser 2 cc. de solution à 2 p. 100, lorsque les paresthésies auront apparu. Injecter en retirant l'aiguille 2 cc. de solution à 1/2 p. 100, pour faire contracter les branches de l'artère maxillaire interne.

Remarque. — Par cette voie, on anesthésie aussi le nerf maxillaire inférieur à sa sortie du trou ovale ; il s'agit de passer en arrière de la base de l'apophyse ptérygoïde au lieu de passer en avant (voir p.   ).

b) **Voie antérieure ou orbitaire**

TECHNIQUE

POSITION DU PATIENT

Assis, la tête dans la rectitude, face à l'opérateur.

POINTS DE REPÈRE

Palper et reconnaître l'angle inféro-externe du rebord orbitaire.

PONCTION ET INJECTION

Au niveau de cet angle, c'est-à-dire à l'union du bord externe et du bord inférieur de l'orbite, faire un « bouton », puis prendre l'aiguille de 6 cm. et l'introduire presque verticalement en bas, pour sentir le plancher de l'orbite ; la pousser doucement et la diriger un peu en arrière, en inclinant légèrement le pavillon. A un centimètre environ plus loin, on traversera un plan fibreux, ce sera la fissure du plancher orbitaire. *Dès que l'aiguille arrivera dans le vide*, abaisser le pavillon, de façon à maintenir l'aiguille dans un plan presque horizontal, la tête étant bien droite, sinon l'aiguille filerait dans la fosse sous-temporale ; néanmoins, ne pas pousser l'aiguille trop haut, sinon elle filerait dans le globe. C'est dans le plan même de la fissure,

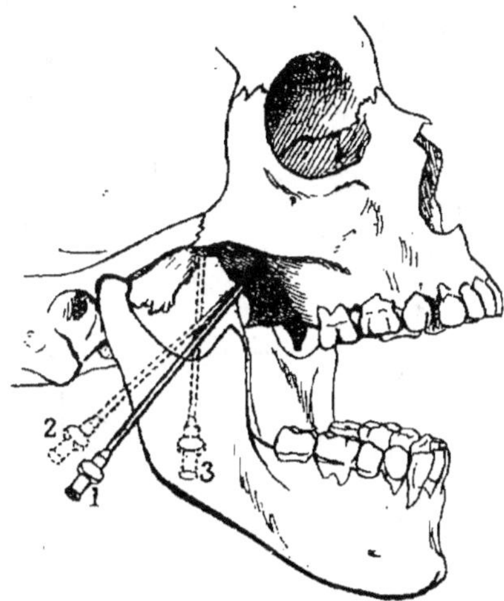

Fig. 41.

Anesthésie des nerfs maxillaires supérieur et inférieur par le même orifice.

La mandibule est abaissée ; l'aiguille est introduite au-dessous de la partie moyenne de l'arcade zygomatique ; elle est enfoncée dans la profondeur, jusqu'à ce qu'elle bute contre l'apophyse ptérygoïde. On la retire incomplètement et on la pousse en avant ; elle atteint la fosse ptérygo-maxillaire où elle rencontre le nerf maxillaire supérieur au trou grand rond ; on la retire de nouveau et on la pousse à un centimètre en arrière ; là (3), elle atteint le trou ovale derrière la racine de l'apophyse ptérygoïde. Les trous ovale ou grand rond sont environ à 4 ou 5 cm. de la joue, en profondeur.

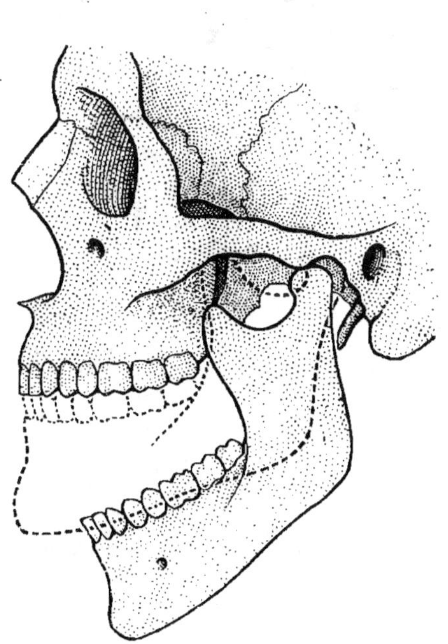

Fig. 42.

L'abaissement de la mandibule découvre la fosse ptérygo-maxillaire et facilite le passage de l'aiguille, surtout si l'apophyse coronoïde est volumineuse.

c'est-à-dire juste dans la direction de l'angle dièdre inféro-externe que devra marcher l'aiguille. Il faudra toujours sentir une certaine résistance à la pointe ; celle-ci avancera, puis s'arrêtera ; elle sera alors à 5 cm. de profondeur, au niveau du trou grand rond, où la pointe butera contre la base du crâne. Monter la seringue et injecter 2 cc. de solution à 2 p. 100. On observera quelquefois des paralysies momentanées des muscles de l'œil,

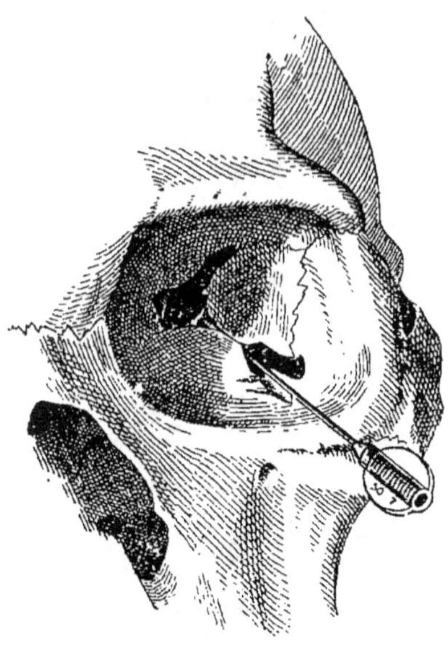

Fig. 43.

Anesthésie du nerf maxillaire supérieur au trou grand rond, par voie antérieure ou orbitaire.

L'aiguille, qui a d'abord été tenue verticalement (fig. 44) prend contact avec le plancher de l'orbite, au niveau de l'angle inféro-externe de l'orbite, puis, elle s'enfonce et tombe dans le vide au niveau de la fissure orbitaire. A ce moment, elle se couche presque horizontalement et se dirige en arrière, suivant la direction de la fissure. A 5 cm. environ, elle s'arrête à la base du crâne ; là se trouve le trou grand rond. Injecter un ou deux cc. de la solution à 2 p. 100.

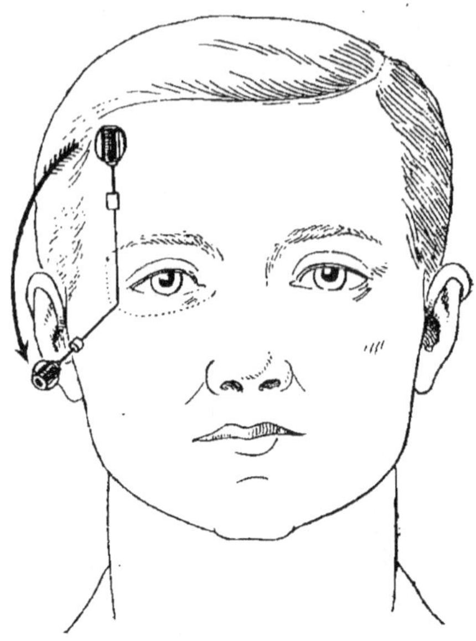

Fig. 44.

Injection du nerf maxillaire supérieur au trou grand rond, par voie antérieure ou orbitaire.

Cette figure montre le « truc » à employer pour conserver le contact du plancher de l'orbite. L'opérateur enfile d'abord un petit fragment de caoutchouc sur l'aiguille ; cet index servira de repère mobile ; l'aiguille d'abord tenue verticalement pique la joue au contact du rebord inférieur de l'orbite, près de la paroi externe, puis se porte un peu en arrière, jusqu'à ce qu'elle rencontre la fissure ; là, elle se couche comme l'indique la fig. 43.

des hématomes dans la fosse ptérygo-maxillaire, incidents sans gravité.

ZONES D'ANESTHÉSIE

Outre la zone indiquée par la figure 30, l'anesthésie du nerf maxillaire supérieur insensibilise l'os maxillaire supérieur, les dents supérieures et la voûte palatine.

INDICATIONS

Interventions sur le maxillaire supérieur. Névralgies faciales.

ANESTHÉSIE DES NERFS DENTAIRES SUPÉRIEURS ET POSTÉRIEURS

ANATOMIE

Les nerfs dentaires supérieurs et postérieurs quittent le nerf maxillaire supérieur au moment où celui-ci va pénétrer dans le canal sous-orbitaire, ils passent dans les canaux dentaires postérieurs ména-

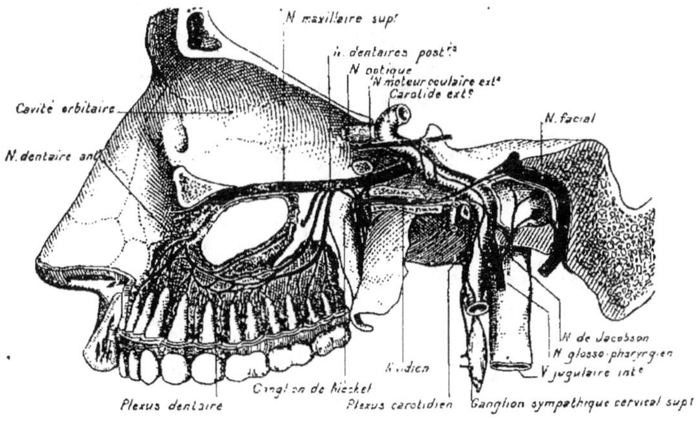

Fig. 45. — Les nerfs dentaires supérieurs, antérieurs et postérieurs.

gés dans la tubérosité du maxillaire supérieur ; c'est avant leur entrée dans ces canaux qu'il faudra les atteindre.

Deux voies sont ouvertes à cette anesthésie :

La *voie interne ou buccale* et *la voie latérale externe ou jugale.*

a) La voie interne ou buccale

TECHNIQUE

Chercher par la bouche l'arcade zygomatique et là où elle rejoint le maxillaire supérieur, piquer la muqueuse et enfoncer l'aiguille de 1 ou 2 centimètres. Le malade, généralement,

éprouve une douleur dans les dents. Injecter alors deux centimètres cubes de solution à 2 p. 100.

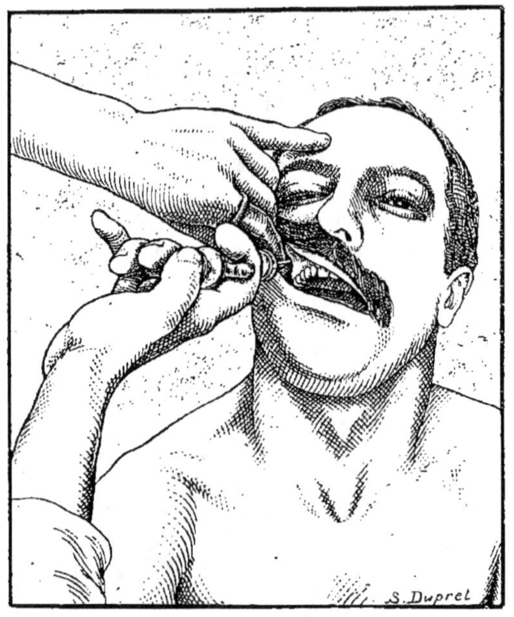

Fig. 46. — Anesthésie des nerfs dentaires supérieurs
et postérieurs, par voie interne ou buccale.

L'aiguille pique la muqueuse au point de jonction de
l'arcade zygomatique avec le maxillaire supérieur, qu'elle
côtoie jusqu'au niveau des nerfs dentaires supérieurs et
postérieurs, situés à un ou deux cm. de profondeur.

b) Voie latérale externe ou jugale.

TECHNIQUE

Reconnaître l'arcade zygomatique et le bord antérieur de
l'apophyse coronoïde du maxillaire inférieur ; là où ces deux
parties osseuses se rencontrent, faire un « bouton ». A travers
ce « bouton », enfoncer l'aiguille de 6 centimètres, normalement
à la surface cutanée jusqu'à ce qu'elle bute contre l'os. Injecter
3 centimètres cubes de solution à 2 p. 100, sans qu'il soit nécessaire d'aller plus loin.

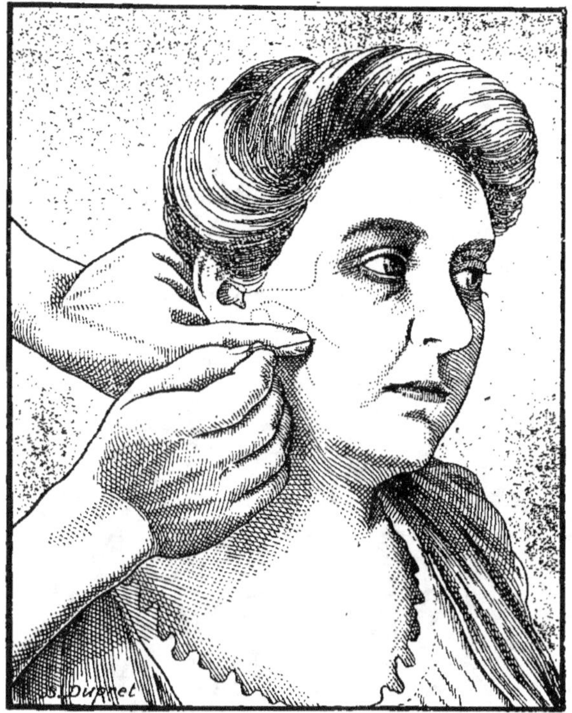

Fig. 47. — Anesthésie des nerfs dentaires
postérieurs et supérieurs, par voie externe ou jugale.

L'aiguille pique la joue en avant de la branche montante, à l'intersection de l'apophyse coronoïde avec l'arcade zygomatique et s'enfonce jusqu'au maxillaire supérieur. Injecter 3 cc. de solution à 2 p. 100.

ZONES D'ANESTHÉSIE

Cette injection n'anesthésie que les grosses molaires supérieures, ainsi que la muqueuse du sinus maxillaire ; pour avoir l'anesthésie de la gencive, il faudra injecter les nerfs palatins suivant la technique page   .

INDICATIONS

Abcès, kystes. ostéites, résections alvéolaires, etc.

ANESTHÉSIE DES NERFS PALATINS
à la voûte palatine

ANATOMIE

Les nerfs palatins issus du ganglion de Meckel arrivent tous, jusqu'à la voûte palatine, par des conduits différents verticalement creusés dans la paroi postérieure du maxillaire supérieur.

Le *nerf palatin antérieur* innerve la voûte palatine, tandis que les nerfs *palatins moyens et postérieurs* vont au voile du palais.

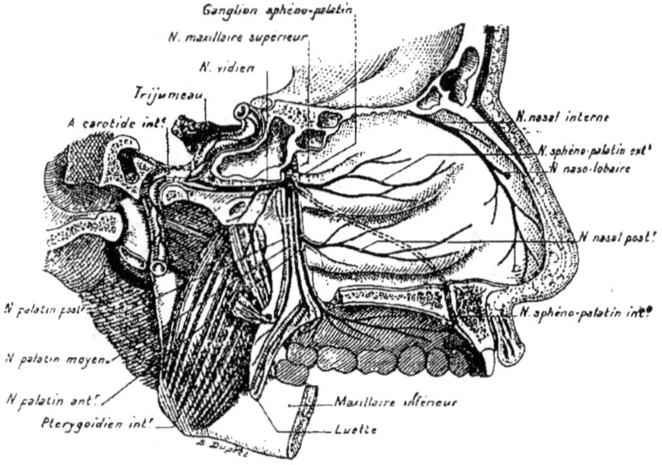

Fig. 48. — Les nerfs palatins.

Le *nerf sphéno-palatin*, issu du ganglion de Meckel, après avoir donné un rameau externe, croise en diagonale la cloison nasale, passe par le trou palatin antérieur, vient se distribuer à la voûte palatine en contribuant à l'innervation sensitive de toute la voûte (muqueuse et os). Le nerf palatin antérieur s'anastomose avec le nerf sphéno-palatin interne à la voûte palatine.

TECHNIQUE

POSITION DU PATIENT

Assis, face à l'opérateur, tête renversée en arrière, bouche ouverte.

POINTS DE REPÈRE

Le trou palatin antérieur est sur la ligne médiane, juste en arrière des deux incisives médianes ; les trous palatins postérieurs se trouvent chacun au niveau de la deuxième grosse molaire à un centimètre environ en dedans de la face interne de la dent.

PONCTION ET INJECTION

Piquer l'aiguille en avant, sous la muqueuse du palais, immédiatement en arrière des dents et sur la ligne médiane. Injec-

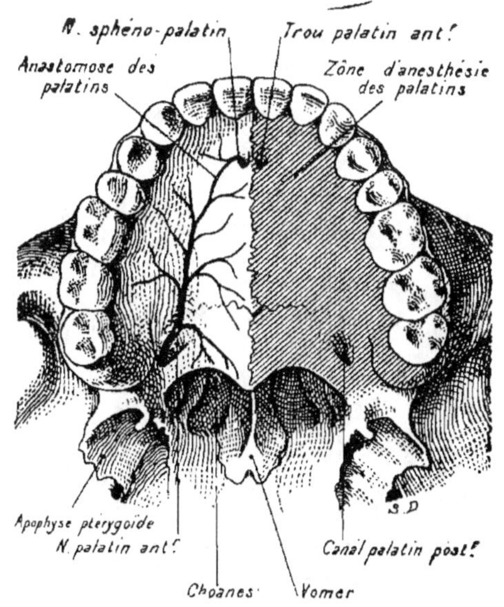

Fig. 49.
Anesthésie des nerfs palatins à la voûte palatine.

A gauche, la zone d'anesthésie ; à droite, l'anastomose entre le nerf palatin antérieur et le nerf sphénopalatin interne (naso-palatin).
En avant, le nerf naso-palatin à un demi-centimètre des incisives médianes ; l'opérateur injecte directement sous la muqueuse 1 cc. de la solution à 2. p. 100.
En arrière, dans les trous postérieurs, à droite et à gauche, il injecte sous la muqueuse 1 cc. de la même solution, à 1 cm. en dedans et en haut de la dernière molaire.

ter un centimètre cube de la solution à 2 p. 100. Retirer l'aiguille et la piquer en regard de la dernière molaire, quel que soit l'âge du sujet, à un centimètre en dedans de celle-ci et diriger l'aiguille légèrement en arrière. Elle bute contre l'os, sinon s'assurer qu'on n'est pas dans le voile du palais ; injecter deux centimètres cubes de la solution à 2 p. 100.

ZONES D'ANESTHÉSIE

Cette dernière injection, répétée du côté opposé, donne l'insensibilité à la muqueuse de la voûte palatine et au périoste ; elle n'insensibilise pas les dents et très imparfaitement le voile

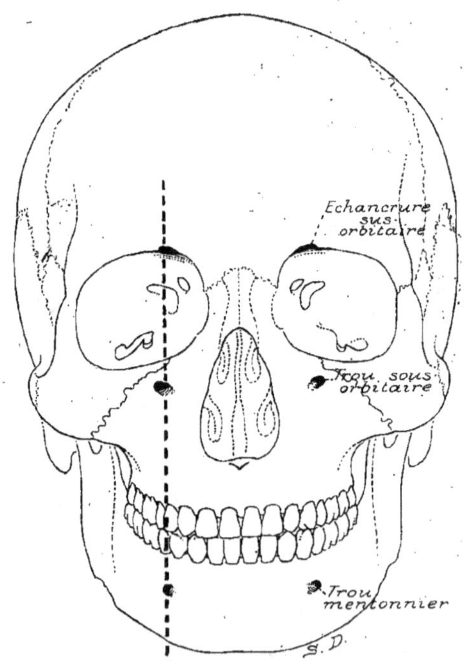

Fig. 5o. — L'échancrure sus-orbitaire, le trou sous-orbitaire,
le trou mentonnier, sont sur une même ligne verticale.

du palais. Pour avoir l'anesthésie complète des trois dernières molaires, il faudra faire l'anesthésie des nerfs dentaires postérieurs et supérieurs.

INDICATIONS

Interventions sur la voûte palatine.

ANESTHÉSIE DU NERF SOUS-ORBITAIRE

ANATOMIE

Le nerf sous-orbitaire, branche terminale du nerf maxillaire supérieur, est accessible par la joue où il vient s'épanouir en bouquet, en quittant le trou sous-orbitaire. Il porte la sensibilité à la partie interne de la joue, à la lèvre supérieure, à l'aile du nez, au vestibule nasal et contribue à l'innervation de la paupière inférieure.

TECHNIQUE

POSITION DU MALADE

Assis, face à l'opérateur.

POINTS DE REPÈRE

Palper le bord inférieur de l'orbite, déterminer le milieu de ce bord et y faire un trait ; à demi-centimètre au-dessous se trouve le trou sous-orbitaire. Ce point est sur la même ligne verticale que le nerf sus-orbitaire en haut et le nerf mentonnier en bas, à deux centimètres et demi de la ligne médiane.

PONCTION ET INJECTION

Faire un « bouton » par lequel infiltrer le tissu cellulaire sous-cutané, pour que les tâtonnements ne soient point douloureux, puis avec l'aiguille de 6 centimètres, trouver le trou sous-orbitaire, arriver au contact de l'os, diriger l'aiguille un peu en haut et en dehors ; à un moment donné, on rencontre une petite dépression et l'on *pénètre* dans le canal. Le malade éprouve un éclair douloureux. Injecter là un centimètre cube de la solution à 2 p. 100 et pousser l'injection fortement pour qu'elle atteigne le nerf dentaire antérieur.

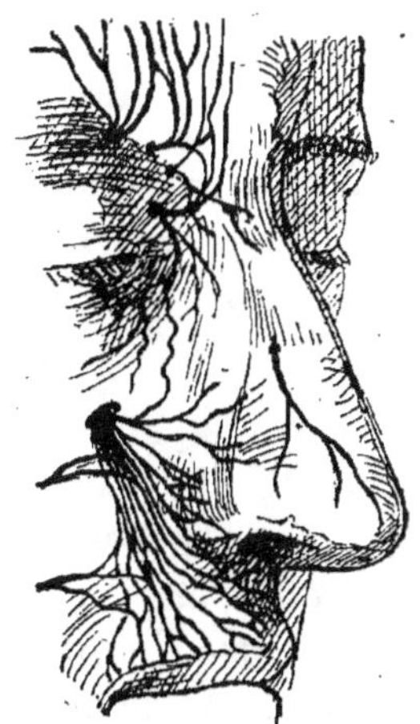

Fig. 51.
Emergence du nerf sous-orbitaire.

Sur la même ligne verticale que le nerf sus-orbitaire, le nerf sous-orbitaire siège à un demi-centimètre au-dessous du milieu du rebord orbitaire inférieur.

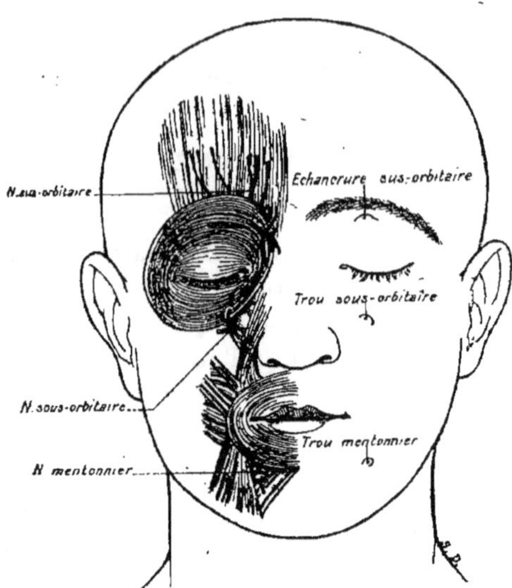

Fig. 52.
Les nerfs sus-orbitaires, sous-orbitaires
et mentonniers.

Ces trois nerfs émergent sur une ligne parallèle
à la ligne médiane et à 2 cm. 5 de celle-ci.

ZONES D'ANESTHÉSIE

Cette anesthésie atteint en partie la paupière inférieure, la lèvre supérieure, l'aile du nez, une partie de la peau et de la muqueuse des joues, de la muqueuse des lèvres et de celle du rebord alvéolaire supérieur, ainsi que la paroi intérieure du maxillaire supérieur, les dents incisives et canines.

INDICATIONS

Grosses opérations sur le maxillaire supérieur, avec anesthésie complémentaire des nerfs palatins. Névralgies faciales.

ANESTHÉSIE DU NERF MAXILLAIRE INFÉRIEUR

ANATOMIE

Le tronc du nerf maxillaire inférieur, troisième branche du trijumeau, nerf mixte, est généralement très court, puisqu'il se divise de suite après sa sortie du trou ovale en ses branches terminales : *N. temporal profond. N. temporal moyen ; N. massétérin ; N. buccal ; N. ptérygoïdien interne ; N. temporal superficiel ou auriculo-temporal ; N. dentaire inférieur ; N. lingual.* Il n'est donc accessible qu'au niveau du trou ovale, juste à sa sortie. Deux voies sont ouvertes à l'anesthésie du nerf maxillaire inférieur : la *voie antérieure* et la *voie latérale.*

a) Voie antérieure

TECHNIQUE

C'est la même que celle de l'anesthésie du ganglion de Gasser (page 46), c'est-à-dire qu'on pique l'aiguille à 3 centimètres en dehors et au-dessus de la commissure labiale, en prenant pour points de repère la pupille et le zygoma. Pour limiter l'injection au maxillaire inférieur, il suffit de s'arrêter dès que cesse la résistance osseuse indiquant que le plan sous-temporal n'a pas été franchi et de ne pas enfoncer l'aiguille plus profondément dans le trou ovale.

b) Voie latérale.

TECHNIQUE

POSITION DU PATIENT

Le sujet est assis de côté, regardant droit devant lui ; l'opérateur fait face à la joue.

POINTS DE REPÈRE

Palper et repérer le bord inférieur de l'arcade zygomatique, déterminer son point médian et y faire un petit trait.

PONCTION ET INJECTION

Après avoir fait un « bouton » à ce niveau, piquer l'aiguille de 6 centimètres, immédiatement au-dessous de l'arcade zygotique et l'enfoncer doucement et normalement au plan cutané. L'aiguille passe par l'échancrure sigmoïde du maxillaire inférieur et va buter contre un plan osseux profond qui n'est autre que la base de l'apophyse ptérygoïde. Repérer de la pointe de l'aiguille le bord postéro-externe de cette apophyse et à un centimètre environ en arrière, à la même profondeur que le plan osseux que l'on vient de quitter, sera le tronc du *N. maxillaire inférieur*. En tout cas, si l'on n'atteint pas le tronc lui-même, on aura par ce moyen atteint toutes ses branches à la fois.

Il est un petit « truc » qui servira à ne pas se tromper de profondeur lorsqu'on voudra se servir de ce procédé.

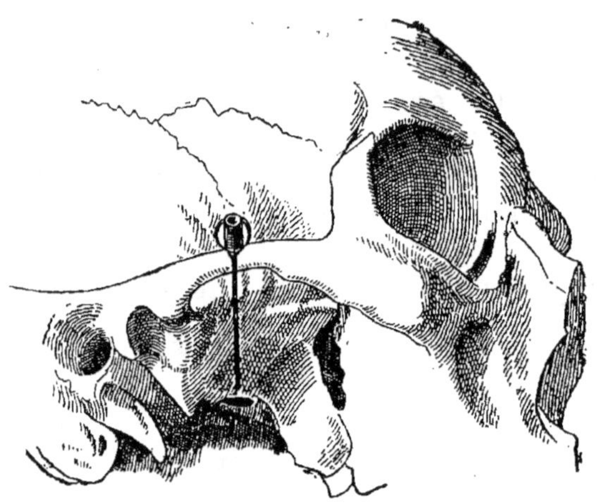

Fig. 53.
Anesthésie du nerf maxillaire inférieur au trou ovale.

L'aiguille est enfoncée à la partie moyenne de l'arcade zygomatique, passe par l'échancrure sigmoïde, se porte directement en dedans ; à 5 cm. environ, elle rencontre le trou ovale. Si elle bute contre un plan osseux, c'est l'apophyse ptérygoïde; elle doit battre en retraite de quelques centimètres et piquer plus en arrière. Le trou ovale siège immédiatement en arrière de l'insertion de l'apophyse ptérygoïde.

Avant de faire la ponction, enfiler sur l'aiguille un petit fragment de caoutchouc qui viendra jusqu'au pavillon, puis quand la pointe de l'aiguille aura buté contre l'apophyse ptérygoïde, celle-ci se trouvant à un centimètre devant le trou ovale, repérer exactement l'endroit où l'aiguille sort de la peau, en mobilisant le petit fragment de caoutchouc qui vient prendre contact avec la surface cutanée. Retirer alors l'aiguille, sans la sortir, la replonger dans la profondeur, en visant à un centimètre environ un peu en arrière de la butée osseuse (ptérygoïde) ; autrement dit, les deux directions de l'aiguille doivent faire entre elles un angle de 30°. Dès que l'aiguille arrive à la même profondeur, mais un peu en arrière, la pousser encore de quelques millimètres et le malade éprouve un éclair dans la langue ou la mâchoire inférieure. On est sur le tronc du nerf, ou sur une de ses branches. Monter la seringue et injecter 3 centimètres cubes de solution à 2 %. Comme pour le maxillaire supérieur,

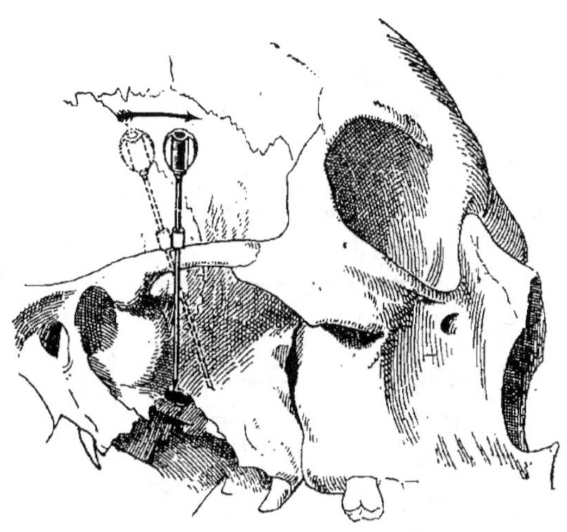

Fig. 54. — Anesthésie du nerf maxillaire inférieur
(procédé du bouchon).

L'opérateur enfile un petit fragment de liège sur l'aiguille ; celle-ci est enfoncée au ras et au milieu de l'arcade zygomatique. Elle bute profondément (4 cm.) contre l'apophyse ptérygoïde. A ce moment, l'index de liège est amené au ras de la peau ; l'aiguille est alors retirée, puis de nouveau poussée mais un peu en arrière, de façon à toucher la base du crâne, à 1 cm. à peine en arrière du point où elle a d'abord rencontré l'apophyse ptérygoïde. Quand l'index de liège touche la peau, l'opérateur est près du trou ovale ; le contact de ce nerf provoque un éclair douloureux dans la mâchoire inférieure. Il injecte alors la solution à 2 p. 100.

l'aiguille doit être très légèrement dirigée *en haut*, pour heurter le plan sphéno-temporal en dehors du trou ovale. Puis le pavillon est relevé pour ramener l'aiguille *à l'horizontale*, ce qui dégage la pointe, permet de l'enfoncer encore de quelques millimètres et de la faire pénétrer dans le trou ovale. Cet orifice est limité en dehors par un *bord* mousse, épais à peine de un millimètre, taillé comme à l'emporte-pièce dans le plan sphéno-temporal ;

en dedans, par une véritable *face*, un *plan* de 2 à 3 millimètres de haut. Regardé de profil, le rayon visuel rasant le bord infé-

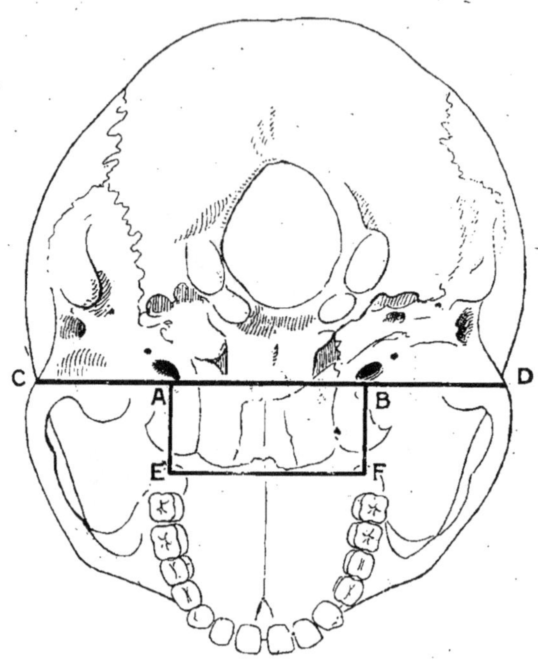

Fig. 55. — Les mesures d'OFFERHAUS.

La ligne tuberculeuse CD passe à quelques millimètres en avant et au-dessous du trou ovale, aux points A et B. — La distance EF d'une arcade dentaire supérieure à l'autre est égale à AB, d'un trou ovale à l'autre. — La moitié de CD — EF est égale à CA ou DB. Donc si l'on mesure aux compas d'épaisseur la distance qui sépare les deux tubercules zygomatiques et que de cette largeur on retranche celle qui sépare la dernière molaire supérieure droite de la gauche, la moitié du chiffre restant indique exactement à quelle distance de la peau l'aiguille doit rencontrer le trou ovale.

rieur de l'arcade zygomatique, le *bord* externe du trou ovale, fortement concave en bas, découvre le « *plan* » interne, dont la limite inférieure est nettement plus basse que ce bord et que le plan sphéno-temporal. Aussi, l'aiguille, poussée au ras du zygoma, glisse sur le plan sphéno-temporal, croise le *bord* externe du trou ovale sans s'y accrocher mais vient buter contre le « plan » interne, qui l'arrête. Il n'y a donc, en gardant le contact avec le plan sphéno-temporal, aucun danger d'enfoncer

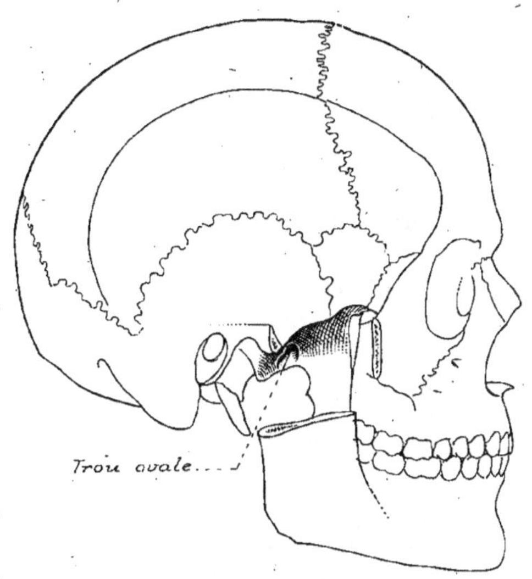

Fig. 56. — Trou ovale.

Son *bord-externe*, concave en bas, découvre le *plan* interne qui descend plus bas que le bord externe et contre lequel l'aiguille butera.

l'aiguille, au-delà du trou ovale, vers le pharynx nasal, ou le trou déchiré antérieur.

ZONES D'ANESTHÉSIE

Pour l'anesthésie cutanée, voir figure 30 page 52. L'anesthésie profonde intéresse le maxillaire inférieur et les dents, le plancher de la bouche, l'angle de la mâchoire, l'articulation temporo- maxillaire, la fosse temporale, la glande parotide.

INDICATIONS

Névralgie faciale essentielle. Résections de la mandibule. Ablation de la langue. Tumeurs parotidiennes.

Ces deux procédés doivent être connus et l'opérateur doit les avoir en main, afin de porter son choix sur l'un ou l'autre, suivant les circonstances anatomiques : déformations, tumeurs, etc.

ANESTHÉSIE DU NERF BUCCAL

ANATOMIE

Le nerf buccal, branche du nerf maxillaire inférieur, longe à un moment donné la tubérosité du maxillaire supérieur, au voisinage des N. dentaires supérieurs et postérieurs.

TECHNIQUE

POSITION DU PATIENT

Assis de côté, regardant droit devant lui, l'opérateur faisant face à la joue du patient.

POINTS DE REPÈRE

Repérer les deux dernières molaires : la supérieure et l'in-

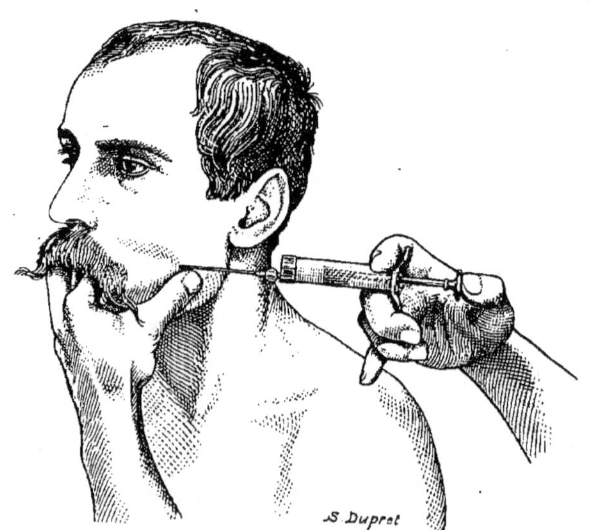

Fig. 57. — Anesthésie du nerf buccal.

L'aiguille pique au ras et en avant de la branche montante du maxillaire inférieur, en arrière de la commissure labiale. Un doigt introduit dans la bouche empêche la pointe de traverser la muqueuse. Infiltrer toute la tranche de la joue, suivant une ligne verticale depuis la mandibule jusqu'à l'os malaire.

férieure ; tirer une ligne verticale passant par ces deux points, rencontrant l'arcade zygomatique.

PONCTION ET INJECTION

Faire deux « boutons » l'un en haut, l'autre en bas, aux extrémités de cette ligne ; mettre un doigt dans la bouche du malade afin que l'aiguille ne traverse pas la muqueuse ; prendre l'aiguille de 6 centimètres, la piquer par chacun des points successivement et infiltrer en éventail toute la tranche de tissu comprise entre la peau et la muqueuse jugale ; 10 cc. de la solution à 1 % suffisent. Parfois, on aura du même coup anesthésié les nerfs dentaires supérieurs et postérieurs.

ZONES D'ANESTHÉSIE

Une partie de la surface cutanée et presque toute la muqueuse de la joue.

INDICATIONS

Certaines plaies de la joue, section de la commissure labiale pour ablation de la langue.

ANESTHÉSIE DU NERF DENTAIRE INFÉRIEUR

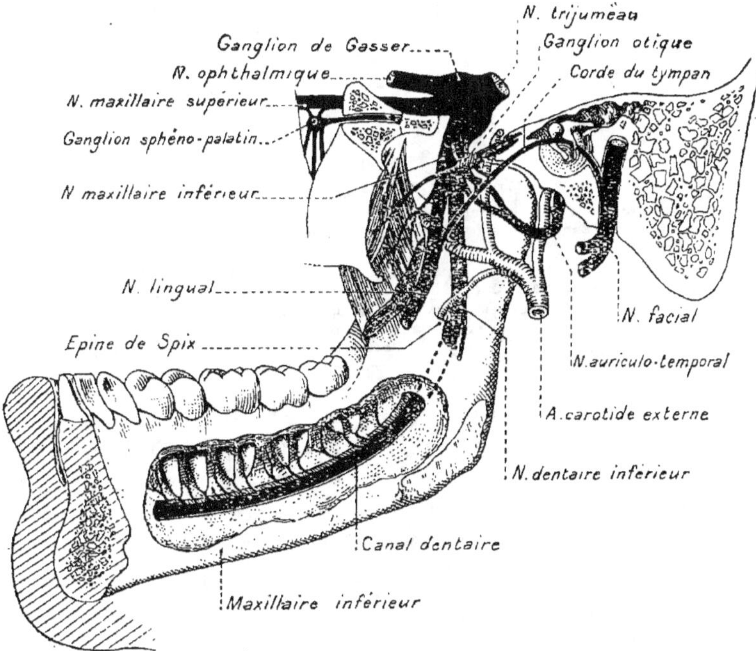

Fig. 58. — Le nerf dentaire inférieur et ses rapports anatomiques.

ANATOMIE

Le N. dentaire inférieur est une des grosses branches terminales du N. maxillaire inférieur. Il se sépare à angle aigu du N. lingual et passe entre le muscle ptérygoïdien interne et la branche montante du maxillaire inférieur. Il gagne ainsi l'orifice postérieur du canal dentaire et sort au niveau du menton, par le trou mentonnier où il s'épanouit en un bouquet comparable à celui du nerf sous-orbitaire.

En examinant un os maxillaire inférieur, on voit qu'immédia-

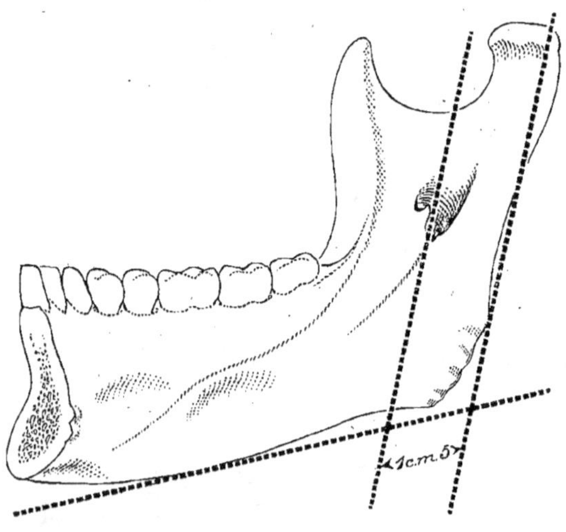

Fig. 59.

Le trajet du nerf dentaire inférieur est indiqué par une ligne droite, parallèle au bord postérieur de la branche montante du maxillaire inférieur et située à quinze millimètres en avant de ce bord.

Pour injecter le nerf par le procédé de Ciezynski (v. p. 74), tracer sur la peau une ligne droite le long du bord postérieur de la branche montante du maxillaire et une autre ligne droite le long du bord inférieur de la branche horizontale de l'os. A quinze millimètres en avant du point d'intersection de ces deux lignes, élever une parallèle à la première : cette parallèle donne la direction du nerf.

tement en arrière de la dernière molaire inférieure se trouve une surface triangulaire osseuse que Braun a appelée le *trigone rétromolaire*. Ce triangle, tapissé par la muqueuse, est oblique en avant et en dedans. Il est limité le plus souvent de chaque côté par les deux lignes obliques externe et interne qui, partant d'une même point, au sommet de l'apophyse coronoïde, descendent en divergeant sur les faces du maxillaire inférieur.

La face interne de la branche montante du maxillaire inférieur

.s'écarte de la direction générale de la face interne de l'os et se porte en dehors, de telle sorte qu'elle disparaît totalement lorsqu'on regarde la mandibule suivant son axe antéro-postérieur.

Sur la face interne de la branche montante, se trouve l'orifice postérieur du canal dentaire, recouvert en partie en avant et en bas par l'épine de Spix. Cet orifice est situé à 1 cm. 5 en arrière du bord

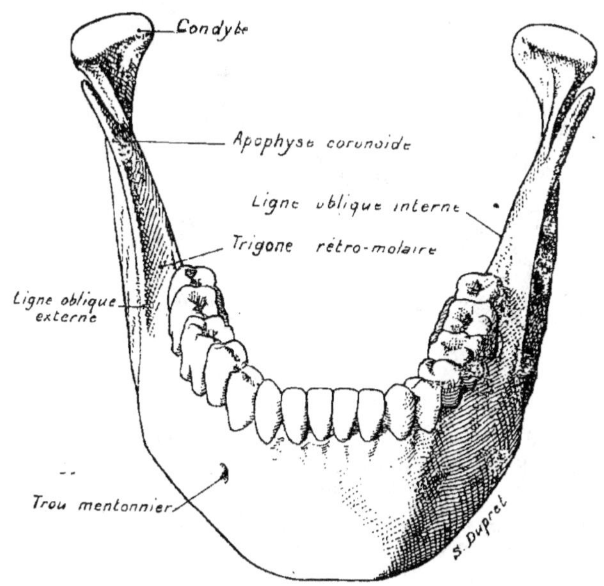

Fig. 60. — L'os maxillaire inférieur (adulte).

Remarquer le trigone rétro-molaire et surtout la disparition de la face interne de la branche montante quand l'os est vu de face.

interne du trigone rétro-molaire ; chez l'adulte, il est à un centimètre au-dessus de la surface triturante des molaires, mais chez l'enfant, il est au-dessous du plan de cette surface et, grâce aux modifications que subit la mandibule dans son évolution, on le rencontrera à des hauteurs variables, suivant l'âge du sujet. Les rapports anatomiques ainsi compris, l'anesthésie du nerf dentaire inférieur se fera très facilement au lieu même de son entrée dans le canal dentaire.

TECHNIQUE

POSITION DU PATIENT

Face à l'opérateur, la tête renversée en arrière et bien fixée, la bouche ouverte.

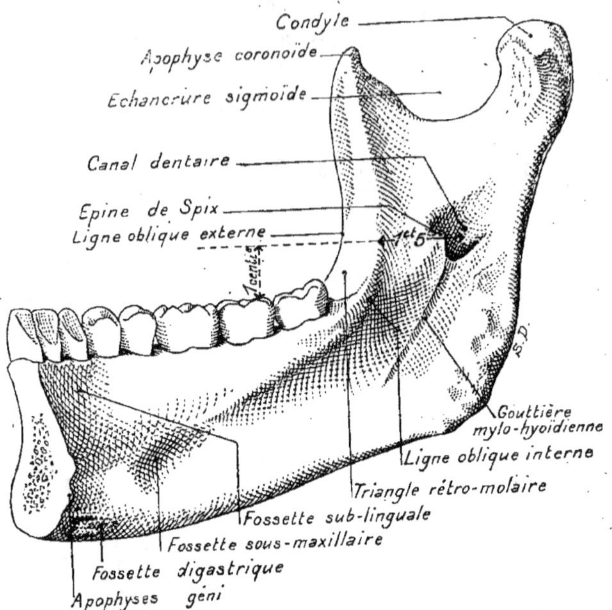

Fig. 61. — Face interne de l'os maxillaire inférieur (adulte).

L'orifice du canal dentaire, en arrière de l'épine de Spix, est à 1 cm. 5 de la ligne oblique interne et à 1 cm. au-dessus de la face triturante des dernières molaires. L'aiguille qui pique dans le trigone rétro-molaire à 1 cm. au-dessus de cette face, doit être poussée horizontalement en arrière pour atteindre le nerf.

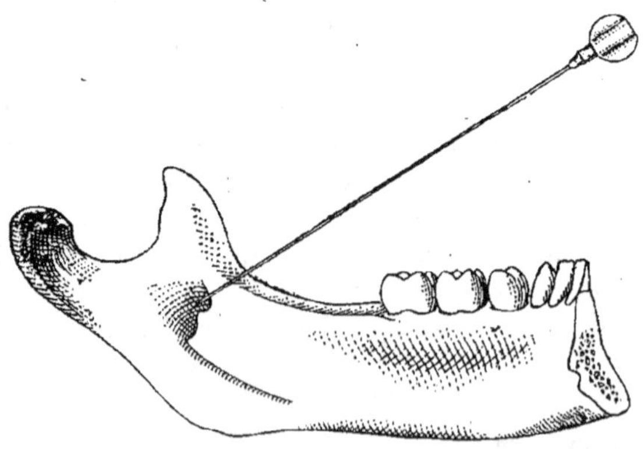

Fig. 62. — Os maxillaire inférieur d'un enfant de 7 ans.

Remarquer la direction qu'il faut donner à l'aiguille pour atteindre le nerf dentaire inférieur.

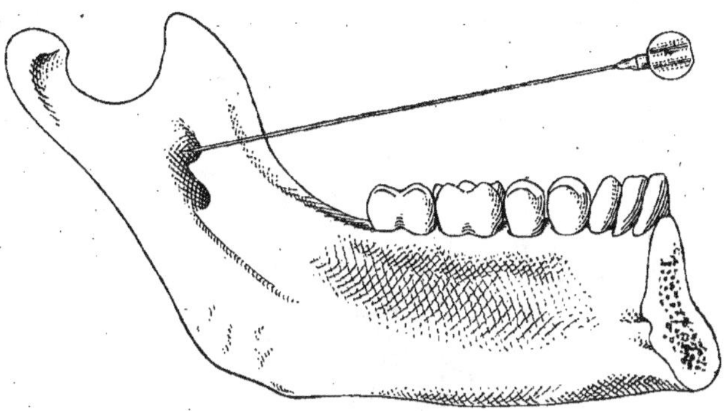

Fig. 63. — Os maxillaire inférieur d'un adolescent de 18 ans.

L'aiguille est poussée un peu moins obliquement que chez l'enfant, mais non parallèle à la face triturante des dernières molaires, comme chez l'adulte.

POINTS DE REPÈRE

Introduire l'index de la main qui ne sert pas : gauche sur le côté droit et droit sur le côté gauche. Reconnaître le bord antérieur de la coronoïde et en dedans de ce bord, le trigone rétro-molaire. Rien n'est plus variable, sous le doigt qui palpe, que ce trigone rétro-molaire. Quelquefois, il est déprimé en gouttière ; d'autres fois, aplati, de telle sorte que son côté interne, mousse et arrondi, se continue avec la face interne de la branche montante. Ce qu'il faut toujours repérer, c'est le bord antérieur de la coronoïde, qui n'est autre que le bord externe du trigone rétro-molaire, qui est toujours saillant.

PONCTION ET INJECTION

Premier temps. — Prendre de l'autre main, l'aiguille montée ou non sur la seringue. Se servir d'une aiguille de 8 centimètres, ou d'une plus courte. (Dans ce dernier cas, elle sera montée sur la seringue.) Placer l'aiguille entre la canine et la première molaire inférieure, du côté opposé à l'injection. La diriger obliquement vers le doigt qui palpe et la piquer en plein trigone, à un centimètre au-dessus de la face triturante de la dernière grosse molaire. Elle rencontrera l'os.

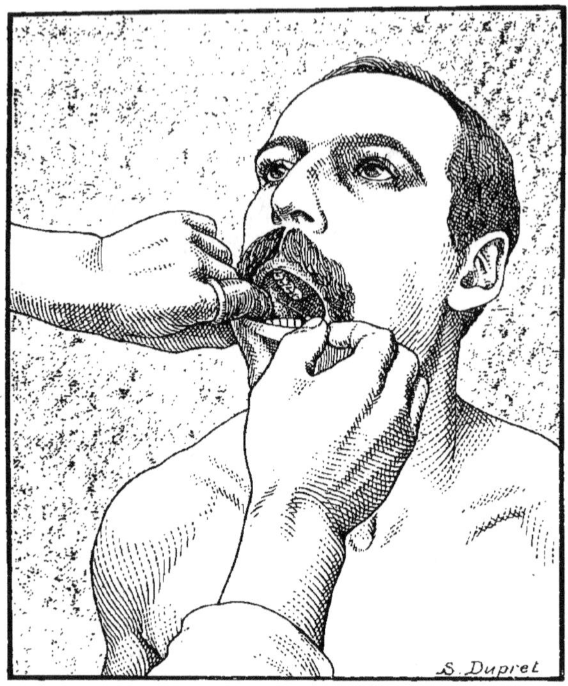

Fig. 64. — Anesthésie du nerf dentaire inférieur.

1er *temps*. — L'index, coiffé d'un doiglier, repère le bord
antérieur de la branche montante du maxillaire inférieur ; l'aiguille, tenue de la main libre, est placée entre la canine et la
première pré-molaire inférieures du côté opposé à l'injection et
pique en plein trigone rétro-molaire à 1 cm. au-dessus de la
face triturante des dernières molaires.

Deuxième temps. — Changer la direction de l'aiguille en
la portant du côté intéressé, parallèlement à la ligne des molaires
sans la faire dévier cependant du plan transversal dans lequel
elle se trouve. Cette manœuvre aide beaucoup à contourner le
bord interne du trigone rétro-molaire sur lequel l'aiguille glisse
le plus souvent.

Troisième temps. — Après avoir contourné ce bord, la
pointe ne sentant plus de résistance, ramener l'aiguille entre les
deux incisives médianes et soulever le pavillon de 1 centimètre.
Dans cette dernière position, l'aiguille sera dans un plan paral-

lèle à celui de la face triturante des molaires et à un centimètre au-dessus de celle-ci. Sa direction sera celle de la face interne de la branche montante ; parfois il faudra ramener l'aiguille dans la première position, lorsque cette face interne sera plus

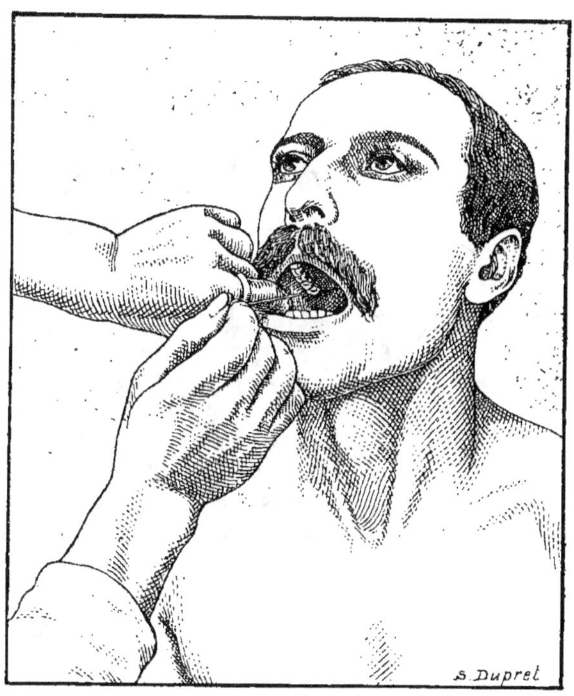

Fig. 65. — Anesthésie du nerf dentaire inférieur.

2e *temps*. — L'aiguille est entraînée du côté intéressé jusqu'à ce qu'elle soit parallèle à la ligne des molaires, puis elle est engagée de quelques millimètres et contourne le bord interne du trigone rétro-molaire.

oblique en dehors. Enfoncer l'aiguille doucement, en injectant progressivement, afin d'éloigner les vaisseaux et s'arrêter à 2 centimètres ou 2 centimètres et demi plus loin, en poussant le reste de l'injection. *Ne pas dépasser 2 centimètres et demi, sous peine de rater.* Ne jamais enfoncer l'aiguille sous le périoste, car sa pointe risquerait d'y rester. Ne jamais exercer une forte pression sur l'aiguille qui s'avance ; elle doit cheminer librement au-dessus des tissus denses qui recouvrent le squelette. Si l'on

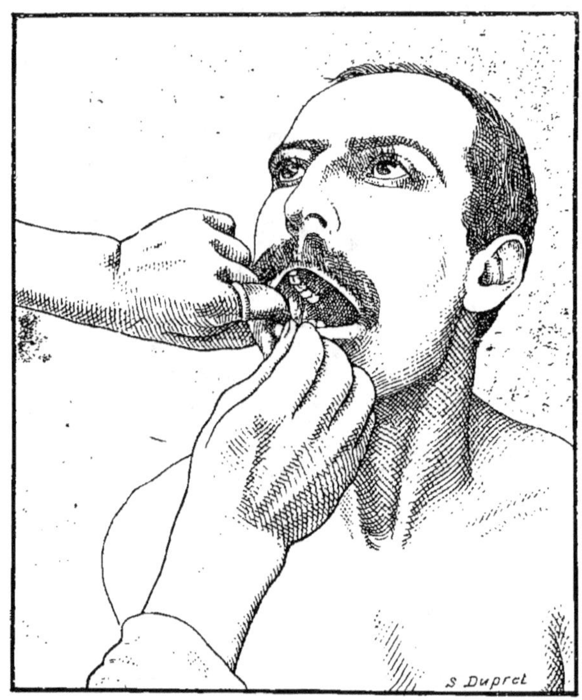

Fig. 66. — Anesthésie du nerf dentaire inférieur.

3e *temps.* — Ramener l'aiguille entre les deux incisives médianes inférieures, soulever le pavillon de 1 cm. ; enfoncer doucement et injecter en avançant jusqu'à 2 cm. de profondeur. Ne pas dépasser 2 cm. 5 sous peine de rater. Injecter 3 cc. de solution à 2 p. 100.

rencontrait de la résistance, il faudrait modifier légèrement la direction de l'aiguille. Injecter 3 cc. de solution à 2 p. 100.

Le nerf lingual sera anesthésié du même coup.

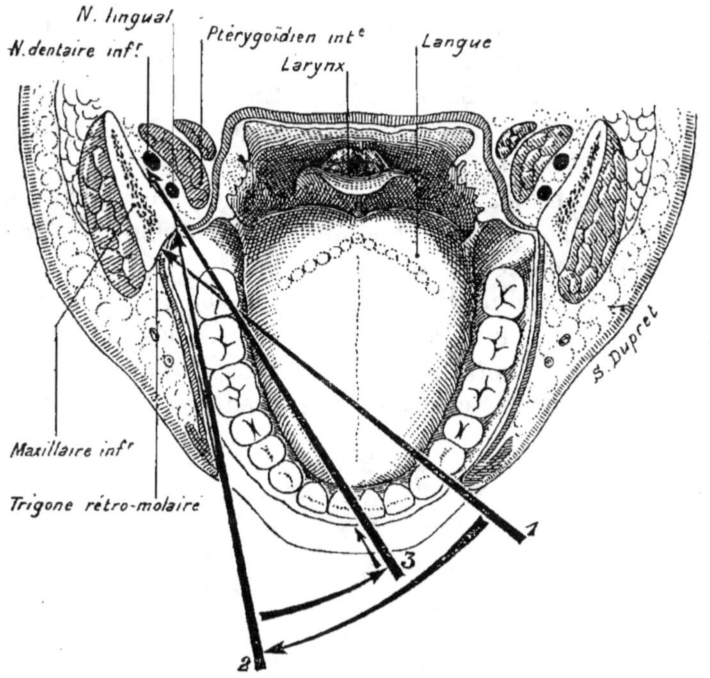

Fig. 67. — Anesthésie du nerf dentaire inférieur.

Cette coupe montre clairement la direction de la face interne de la branche montante du maxillaire inférieur et celle du trigone rétro-molaire. Les flèches indiquent les trois mouvements à suivre pour atteindre sûrement le nerf dentaire inférieur. Le nerf lingual est anesthésié du même coup.

ZONES D'ANESTHÉSIE

Toute la moitié du maxillaire inférieur, y compris les dents et les gencives, une partie du menton et de la lèvre inférieure.

INDICATIONS

Extractions multiples. Ostéo-synthèses du maxillaire inférieur. Curettages. Kystes dentaires et para-dentaires.

REMARQUES

On pourrait aussi bien se servir d'un aiguille plus courte ; dans ce cas, la seringue sera placée en partie dans la bouche, et reposant sur les dents du côté opposé, dans la direction que nous avons indiquée ; le diamètre de la seringue suffira à porter l'aiguille dans un plan supérieur à celui de la face triturante des molaires, pourvu que l'aiguille soit piquée à un centimètre au-au-dessus de la dernière molaire, comme nous l'avons dit.

Voie inférieure (Cieszynski). — En cas de constriction des mâchoires ou d'infection bucco-pharyngée, on peut recourir au procédé de CIESZYNSKI.

Le nerf dentaire inférieur chemine parallèlement au bord postérieur de la branche montante du maxillaire inférieur, à 1 cm. 5 en avant de ce bord.

Repérer le bord postérieur de la branche montante et sur lui tracer sur la peau une ligne droite. Chercher et dessiner de la même manière le bord inférieur du corps du maxillaire. Ces deux lignes droites se croisent sous l'angle postéro-inférieur du

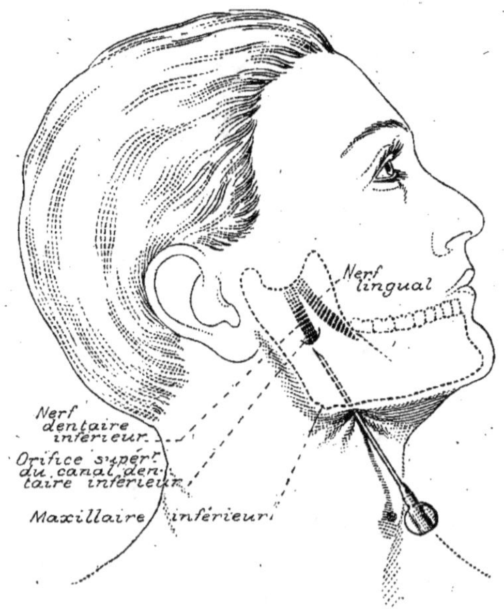

Fig. 68. — Anesthésie du nerf lingual
par la voie de CIESZINSKI.

maxillaire. Sur la ligne inférieure, à 1 cm. 5 en avant de leur point d'intersection, marquer un trait et faire un « bouton ». C'est là qu'on enfoncera l'aiguille.

De ce point, élever une ligne droite parallèle à celle qui marque le bord postérieur de la branche montante ; on marque ainsi la direction dans laquelle l'aiguille sera enfoncée.

Prendre une aiguille de 5 cm., et avec un index de liège ou de caoutchouc, marquer, de la pointe, une longueur de 3 cm. 5 (4 chez les sujets gras).

Piquer dans le bouton, et enfoncer l'aiguille le long de la face *interne* du maxillaire inférieur, suivant la direction donnée par la ligne parallèle, et en gardant le contact avec le plan osseux ; à 3 cm. 5 — 4 cm. de profondeur la pointe de l'aiguille arrive au niveau de l'orifice supérieur du canal dentaire : injecter 1 cm. de sol. à 2 % ou 2 cc. de sol. à 1 %. Attendre vingt minutes que l'infiltration du nerf soit accomplie.

Pour atteindre par la même voie le nerf lingual, diriger l'aiguille en avant sous un angle de vingt degrés environ. A la même profondeur, l'aiguille rencontre le nerf au bord antérieur de la branche montante.

ANESTHÉSIE DU NERF LINGUAL
ANATOMIE

Le N. lingual quitte le N. dentaire inférieur, à angle aigu, passe au devant de lui, sur la face interne de la branche montante du maxil-

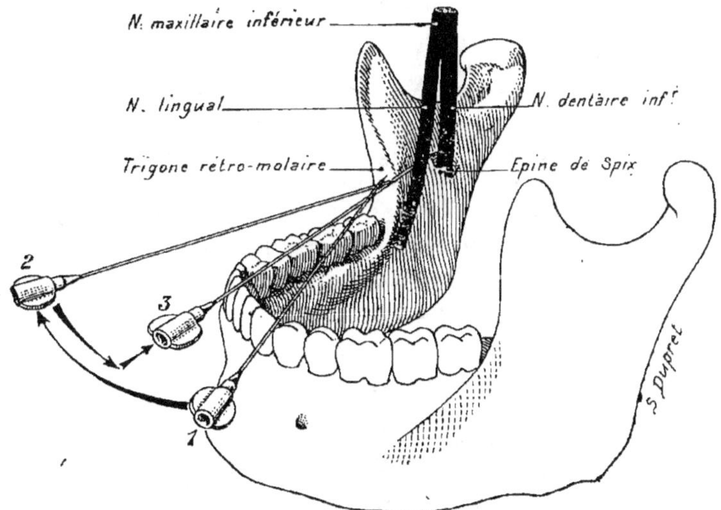

Fig. 69. — Anesthésie du nerf lingual.

Le nerf lingual est anesthésié en même temps que le nerf dentaire inférieur, à l'épine de Spix. Les flèches indiquent les trois temps de la technique : l'aiguille 1 prend contact avec le trigone rétro-molaire, l'aiguille 2 contourne le bord interne du trigone, l'aiguille 3 pénètre de 1 cm. 5 et atteint l'épine de Spix.

laire inférieur et gagne la langue en décrivant une courbe à concavité antéro-supérieure ; elle donne un filet grêle qui se ramifie au niveau des bi-cuspides dans le périoste jusqu'au tubercule génien (FISCHER et RIETHMULLER), puis chemine sous la muqueuse de la partie infé-rieure de la langue, jusqu'à sa pointe.

Le N. lingual peut donc être atteint par la même technique et en même temps que le N. dentaire inférieur (page 65) ou bien sous la muqueuse du plancher buccal, au moment où il passe du maxillaire inférieur à la langue.

TECHNIQUE

Introduire l'index dans la bouche, l'appuyer sur le bord de la langue afin de refouler celle-ci du côté opposé. Faire une traînée d'anesthésie de 4 centimètres de long, dans la gouttière linguo-gingivale.

Injecter 5 cc. de la solution à 1 %.

ANESTHÉSIE DU NERF MENTONNIER

ANATOMIE

Le N. mentonnier, branche terminale du N. dentaire inférieur, sort du trou mentonnier et s'épanouit en un bouquet comme le N. sous-orbitaire. Ces filets terminaux se distribuent à la peau du men-ton et à la lèvre inférieure (peau, muqueuse et couche glandulaire).

Le trou mentonnier est situé sur la même ligne verticale que les trous sus et sous-orbitaires à 2 centimètres et demi de la ligne médiane et correspond à l'intervalle compris entre les deux pré-molaires infé-rieures ; d'autre part, il siège à égale distance des bords inférieur et supérieur du maxillaire inférieur.

TECHNIQUE

Repérer le trou mentonnier suivant les données anatomi-ques et après avoir fait un « bouton » sur la peau, introduire l'aiguille et injecter 1 cc. de la solution à 2 %. On peut encore l'atteindre en piquant l'aiguille dans le repli gingivo-labial inférieur, suivant la direction et au niveau de l'interstice qui sépare les deux pré-molaires, ce qui est encore plus simple.

ZONES D'ANESTHÉSIE

Lèvre inférieure. Menton.

INDICATIONS

Résection de la lèvre inférieure. Plaies du menton. Névralgies faciales.

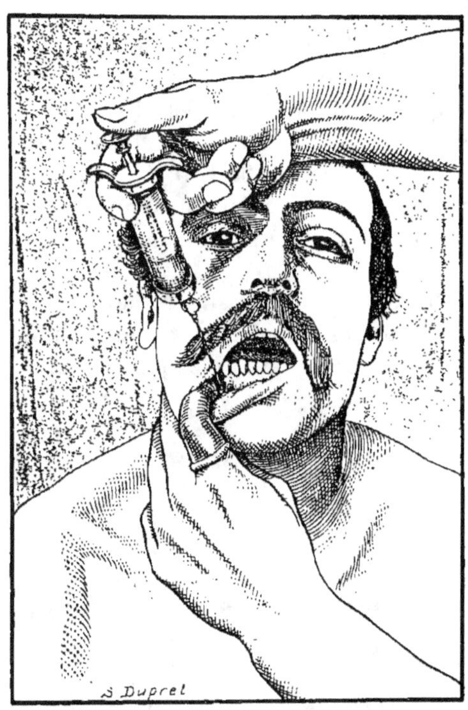

Fig. 70. — Anesthésie du nerf mentonnier.

L'index gauche abaisse la commissure labiale ; l'aiguille pique au niveau de l'interstice des deux prémolaires inférieures droites, en un point siégeant à égale distance des bords inférieur et supérieur du maxillaire inférieur. Remarquer le point d'appui de la main droite de l'opérateur sur le front du patient.

ANESTHÉSIE DU NERF LARYNGÉ SUPÉRIEUR

ANATOMIE

Le N. laryngé supérieur se détache du pôle inférieur du ganglion plexiforme. Il est appliqué contre le pharynx, par la carotide interne puis par l'origine de la faciale et de la linguale ; un peu au-dessus de la grande corne de l'os hyoïde, il se divise en ses deux branches terminales.

1° *La branche inférieure ou externe* passe obliquement en bas, entre le constricteur inférieur du pharynx et le corps thyroïde, sous les muscles thyro-hyoïdiens, jusqu'au niveau du muscle crico-thyroïdien qu'il innerve et se termine dans la portion sous-glottique de la muqueuse du larynx et dans le ventricule, après avoir perforé la membrane crico-thyroïdienne.

2° *La branche supérieure ou interne* continue la direction du tronc, passe entre le muscle thyro-hyoïdien et la membrane thyro-hyoïdienne, presque parallèlement à l'os hyoïde, perfore cette membrane en son milieu et se distribue en filets supérieurs pour l'épiglotte et la base de la langue, en filets inférieurs pour la muqueuse du larynx, des aryténoïdes, en un filet anastomotique pour le N. récurrent (anse de Galien), et en filets postérieurs pour la muqueuse pharyngienne.

En résumé, les deux branches du N. laryngé supérieur sont accessibles entre les muscles sous-hyoïdiens en dehors et la membrane thyro-hyoïdienne en dedans, au niveau de la grande corne de l'os hyoïde.

TECHNIQUE

L'anesthésie du nerf laryngé supérieur peut se faire par deux procédés :

TECHNIQUE DU PREMIER PROCÉDÉ

POSITION DU PATIENT

Assis, face à l'opérateur, la tête rejetée en arrière, afin de bien tendre les parties molles de la région antérieure du cou ; ou couché, un coussin sous les épaules, et la tête défléchie.

POINTS DE REPÈRE

Mobiliser l'os hyoïde entre le pouce et l'index, de façon à faire saillir la grande corne du côté à injecter.

PONCTION ET INJECTION

Prendre une aiguille de 4 centimètres et la piquer en un point situé à un centimètre au-dessous et deux centimètres en avant, de l'extrémité de la grande corne de l'os hyoïde. La faire cheminer obliquement vers cette extrémité, entre les muscles thyro-hyoïdiens et la membrane thyro-hyoïdienne. Aussitôt que le doigt qui palpe sent la pointe au niveau de la corne, il faut s'arrêter et pousser 3 cc. de la solution à 1 %.

TECHNIQUE DU DEUXIEME PROCÉDÉ

POSITION DU PATIENT

Même que pour le premier procédé.

POINTS DE REPÈRE

La grande corne de l'os hyoïde reste toujours la limite

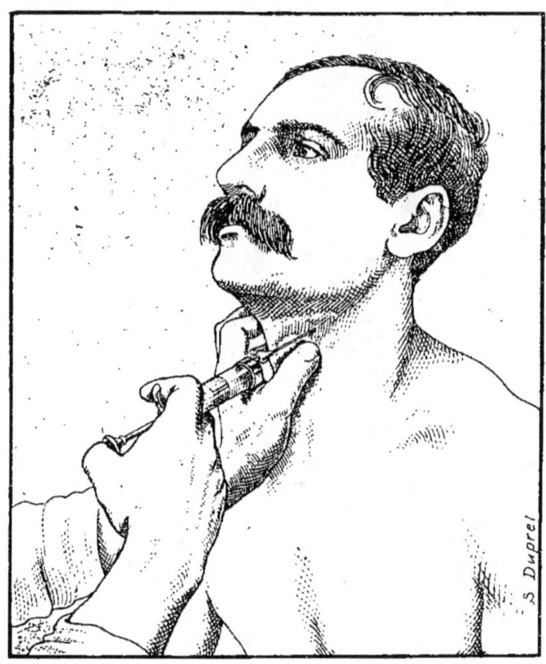

Fig. 71. — Anesthésie du nerf laryngé supérieur.

1er *procédé*. — Le patient a la tête défléchie ; l'opérateur refoule de l'index gauche l'os hyoïde pour faire saillir la grande corne gauche. L'aiguille pique à 1 cm. au-dessous et à 2 cm. en avant de cette corne. Remarquer les points d'appui des deux mains de l'opérateur.

extrême de la pointe de l'aiguille, mais c'est l'échancrure thyroïdienne antérieure qui doit être repérée.

PONCTION ET INJECTION

Prendre l'aiguille de 6 centimètres, non montée, et la piquer à travers un « bouton » fait sur la ligne médiane entre le cartilage thyroïde et l'os hyoïde, presque à l'angle du thyroïde.

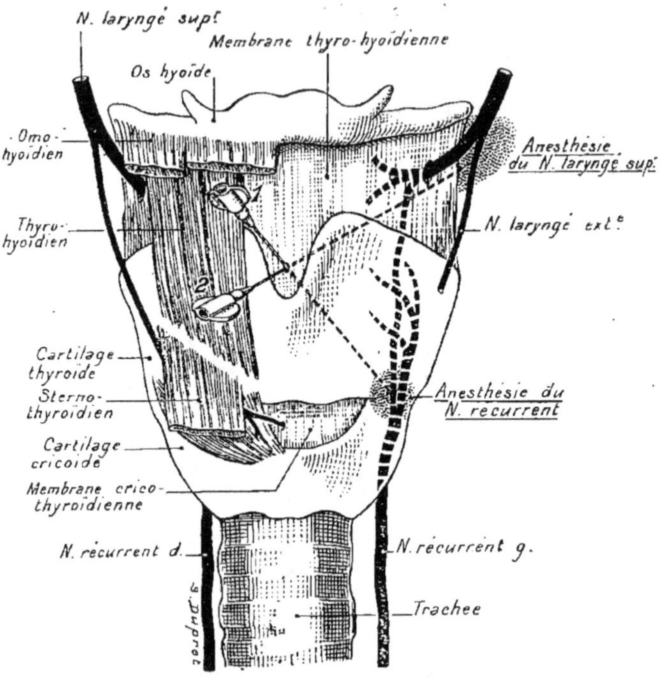

Fig. 72. — Anesthésie des nerfs laryngés supérieur et inférieur.

2e *procédé*. — L'aiguille pique dans l'angle rentrant du bord supérieur du cartilage thyroïde. Pour l'anesthésie du nerf laryngé supérieur, elle se dirige en arrière, en haut et en dehors, sous les muscles thyro-hyoïdiens, jusqu'à la grande corne de l'os hyoïde qu'elle ne doit pas dépasser (2). Pour l'injection du récurrent elle se dirige en arrière, en bas et en dehors, côtoie la face interne du cartilage thyroïde jusqu'à son angle postéro-inférieur (gouttière crico-thyroïdienne) (1).

Traverser la peau, jusqu'au ligament thyro-hyoïdien ; arrivé dans ce ligament, faire cheminer l'aiguille jusqu'à proximité de la grande corne de l'os hyoïde et à ce niveau, injecter 3 cc. de solution à 1 %.

ZONES D'ANESTHÉSIE

Toute la muqueuse laryngée, depuis la base de la langue.

INDICATIONS

Laryngectomie. Laryngo-fissure. Laryngotomie. Mais cette anesthésie ne dispense pas de l'emploi de l'infiltration sous-cutanée (page 297). Très efficace dans la laryngite tuberculeuse, l'anesthésie bilatérale des nerfs laryngés supérieurs modifie heureusement la dysphagie du cancer du larynx.

ANESTHÉSIE DU NERF LARYNGÉ INFÉRIEUR

ANATOMIE

Après avoir quitté le thorax en remontant vers le cou, les deux récurrents suivent un trajet presque identique qui rend possible leur blocage. En effet, après avoir cheminé sur la partie postéro-interne du corps thyroïde, les deux récurrents atteignent le constricteur infé-

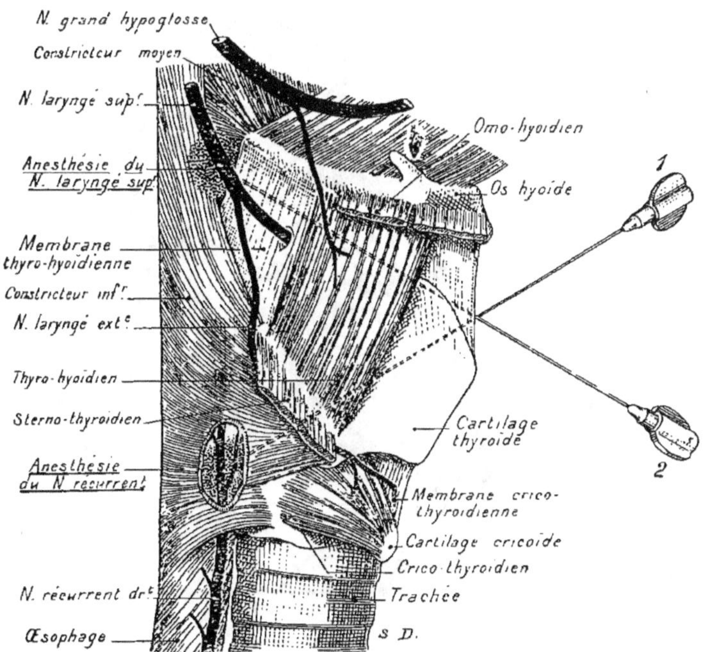

Fig. 73. — Anesthésie des nerfs laryngés supérieur et inférieur. 2e *procédé*. — Vue de profil de la figure 72.

rieur du pharynx, le perforent et viennent se placer dans la *gouttière crico-thyroïdienne*, pour ensuite se terminer dans les muscles du larynx, sauf le crico-thyroïdien.

TECHNIQUE

POSITION DU PATIENT

Assis ou couché, dans la même position que pour l'anesthésie du N. laryngé supérieur ; du reste ces deux nerfs se bloquent généralement en même temps.

POINTS DE REPÈRE

L'angle rentrant médian du bord supérieur du cartilage thyroïde.

PONCTION ET INJECTION

« Au fond de l'angle rentrant que forme sur la ligne médiane

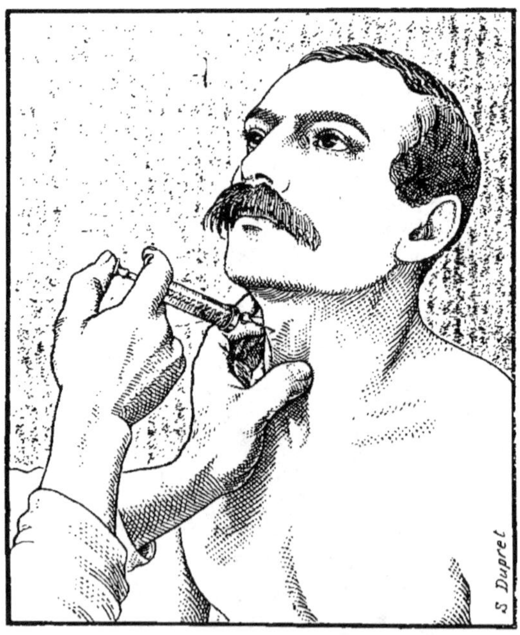

Fig. 74. — Anesthésie du nerf laryngé inférieur
(récurrent).

Le cartilage thyroïde est immobilisé entre le pouce et
l'index de la main gauche ; les avant-bras de l'opérateur
en s'entre-croisant prennent point d'appui l'un sur l'autre.

« le bord supérieur du thyroïde, enfoncer une aiguille droite, en
« poussant l'injection obliquement en bas, en arrière et en de-

« hors. Chercher et prendre contact avec la face interne du car-
« tilage thyroïde. Conduire l'aiguille en diagonale vers l'angle
« postérieur du cartilage et injecter le liquide anesthésique ; il
« distendra le récessus et baignera les branches terminales du
« récurrent. » (COUZART et CHEVRIER). Un ou deux cc. de solution
à 1 p. 100 suffisent.

ZONES D'ANESTHÉSIE

Tous les muscles du larynx, sauf le crico-thyroïdien ; la partie sous-glottique du larynx.

INDICATIONS

Même si ce nerf n'était que moteur, son infiltration serait encore justifiée pour parer au spasme du larynx, mais en réalité, il
est mixte. Cette anesthésie ne dispense pas de l'anesthésie locale ;
la pulvérisation d'une solution de cocaïne au vingtième, le badigeonnage avec une solution au centième, l'injection sous-muqueuse de solution au centième.

ANESTHÉSIE TRONCULAIRE DES NERFS RACHIDIENS

ANESTHÉSIE PARAVERTÉBRALE

On appelle « anesthésie *paravertébrale* » celle qui consiste à baigner les troncs nerveux à leur sortie des *trous inter-vertébraux* ou de *conjugaison*. A chaque segment anatomique du rachis correspond un groupe de nerfs de même nom que les segments qui leur livrent passage. En adoptant une terminologie comparable, on divise « la paravertébrale » en *cervicale*, *dorsale*, *lombaire* et *sacrée*, chaque segment ayant une technique qui lui est propre.

a) La *paravertébrale-cervicale* est celle qui se fait au niveau de la colonne cervicale. Elle s'emploie pour le blocage du plexus cervical en particulier et sert pour toutes les opérations sur les parties antérieures et latérales du cou.

b) La *paravertébrale dorsale* s'exécute au niveau de la colonne dorsale. En bloquant les nerfs dorsaux, elle insensibilise tout le thorax et l'abdomen jusqu'à mi-distance entre l'ombilic et le pubis ; elle permet d'intervenir aussi sur les viscères thoraciques et abdominaux.

c) La *paravertébrale lombaire*, qui se fait tout contre la colonne lombaire, anesthésie les lombes, la région hypogastrique et aide la paravertébrale dorsale à faciliter les interventions sur les viscères.

d) La *paravertébrale sacrée*, dont l'anesthésie peut se faire par voie antérieure sur la concavité du sacrum, aussi bien que par voie postérieure à travers les trous sacrés, permet toutes les interventions sur les organes contenus dans le petit bassin, sur le périnée et la partie postérieure des organes génitaux externes.

ANESTHÉSIE PARAVERTÉBRALE CERVICALE

(BLOCAGE DU PLEXUS CERVICAL)

1° Voie postérieure.
2° Voie latérale directe.

ANATOMIE

Puisque des huit nerfs cervicaux, les quatre premières branches

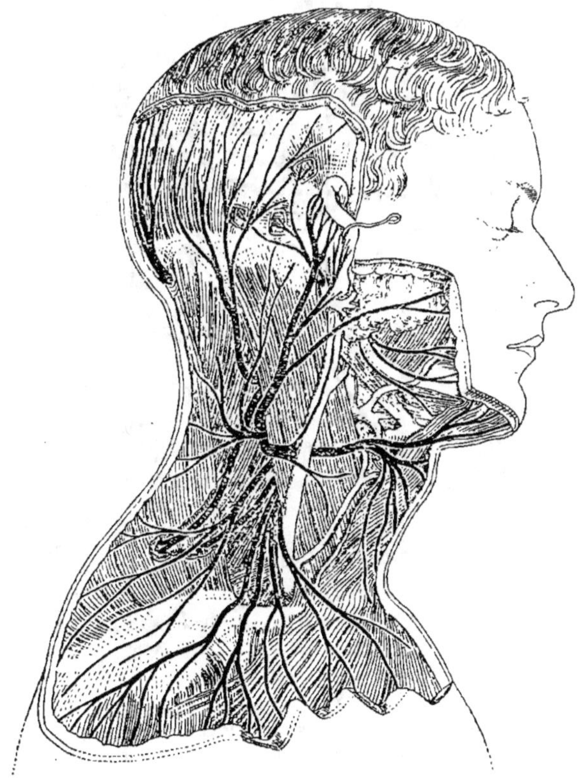

Fig. 75. — Les branches superficielles du plexus cervical.

Toutes ces branches émergent sur le bord postérieur du sterno-cléido-mastoïdien. Une infiltration sous-cutanée et sous-aponévrotique faite sur le bord postérieur de ce muscle entre la base de la mastoïde et une ligne horizontale coupant le cou à la hauteur du larynx produit l'anesthésie du territoire sensitif de ces branches superficielles du plexus.

antérieures forment le plexus cervical, tandis que les quatre dernières entrent dans la constitution du plexus brachial accessible en bloc au niveau de l'entrecroisement de la première côte et de la clavicule, la paravertébrale cervicale ne servira pratiquement que pour bloquer le plexus cervical et permettre toutes les interventions sur le cou : adénite, goître, cancer du larynx, etc...

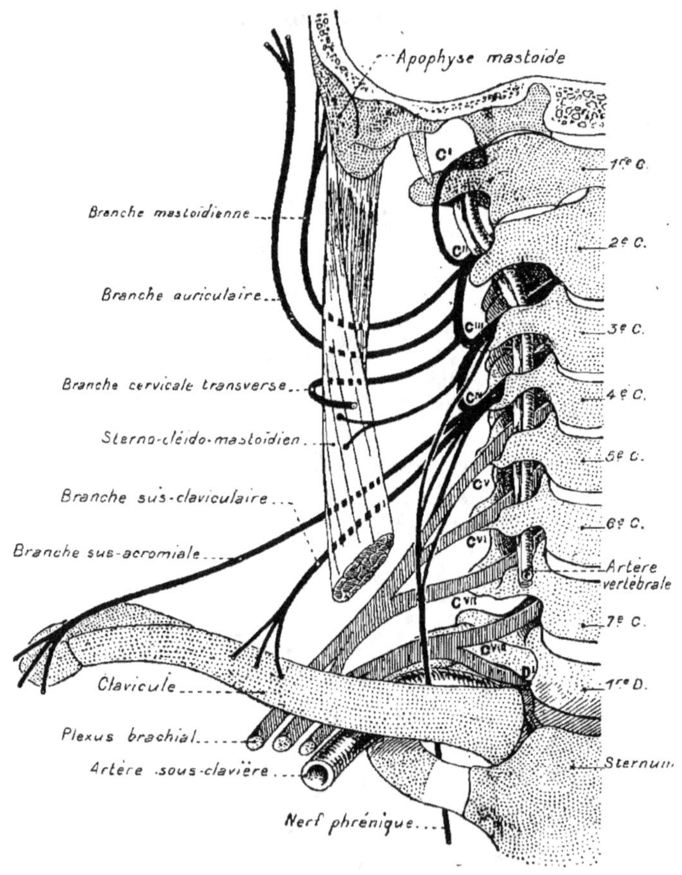

Fig. 76.

Schéma montrant les arcades du plexus cervical profond et leurs rapports avec les apophyses transverses et les vaisseaux vertébraux.

Remarquer l'origine des branches superficielles, bloquées en même temps par l'infiltration profonde.

Voyons ce que peut donner l'anesthésie des premiers, deuxièmes, troisièmes et quatrièmes nerfs cervicaux : *les branches postérieures des nerfs cervicaux se séparent des troncs rachi-*

diens immédiatement en dehors des trous de conjugaison ; de là elles se dirigent horizontalement en arrière pour gagner les masses musculaires des gouttières vertébrales. Il n'est donc possible de les atteindre qu'en les cherchant au moment où elles contournent les masses latérales des vertèbres cervicales, ce qui n'est pas toujours facile.

Les branches antérieures, qui innervent toutes les régions profondes et superficielles des parties antérieure et latérale du cou et qui s'étendent en pèlerine sur toute la région haute du thorax et de l'épaule, sont plus accessibles, vu leur disposition anatomique. En effet, les branches antérieures des 1re, 2e, 3e et 4e paires cervicales, logées chacune dans la gouttière que lui offre la face supérieure de l'apophyse transverse correspondante, passent entre les muscles inter-transversaires, en arrière de l'artère vertébrale qui monte en les croisant à angle droit et arrivent ainsi au sommet des apophyses transverses ; là, elles se divisent et s'anastomosent pour former des arcades nerveuses, qui se superposent verticalement au devant et en dehors des premières, deuxièmes, troisièmes et quatrièmes apophyses transverses cervicales, en constituant le plexus cervical. De ces arcades partent les nerfs sensitivo-moteurs de la région profonde et les rameaux sensitifs superficiels : *auriculaire*, *mastoïdienne*, *cervicale transverse* et *sus-claviculaire*, qui émergent au bord postérieur du sterno-cléïdo-mastoïdien.

L'infiltration des branches terminales du plexus superficiel n'insensibilise que la peau, ce qui est rarement suffisant ; pour obtenir une anesthésie profonde, il faut atteindre les nerfs à leur émergence de la colonne cervicale. C'est donc au niveau des apophyses transverses que la solution anesthésique sera portée.

Deux voies d'accès

La *voie postérieure* semblable à celle de la paravertébrale dorsale et la *voie latérale directe*, par laquelle le rachis est abordé transversalement.

a) Voie postérieure

TECHNIQUE

POSITION DU PATIENT

Le patient doit être *assis*.

POINTS DE REPÈRE

Tracer de chaque côté de la ligne médiane (ligne inter-épineuse). à *deux centimètres* et parallèle à celle-ci, une ligne le long de laquelle on fera une bande de peau d'orange ou des « boutons » en regard des apophyses épineuses.

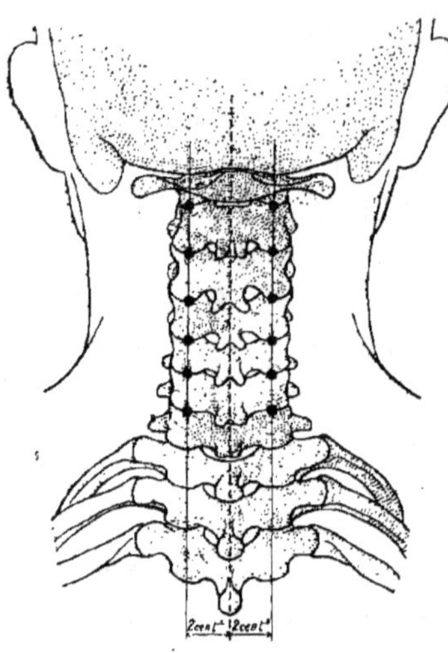

Fig. 77.
Anesthésie du plexus cervical
(voie postérieure).

Ligne d'injection parallèle à la ligne médiane, à 2 cm. de celle-ci ; « boutons dermiques » à la hauteur des apophyses épineuses.

PONCTION ET INJECTION

Prendre l'aiguille de 6 cm., *non montée :* la piquer d'arrière en avant, à travers la peau d'orange, en regard de chacune des apophyses des vertèbres. Cii, Ciii ét Civ, chercher le contact des masses latérales, en l'enfonçant parallèlement au plan médian postéro-antérieur du rachis, contourner ces masses et s'arrêter à un centimètre plus profondément ; charger la seringue et injecter 5 cc. de solution à 1 p. 100, après s'être assuré qu'il ne vient pas de sang par la lumière de l'aiguille. Danis a conseillé cette voie pour éviter la pénétration possible de l'aiguille dans l'espace inter-transversaire et la blessure de l'artère vertébrale. Mais nous ferons remarquer que si l'artère vertébrale est hors de cause, les gros vaisseaux du cou ne sont pas moins exposés par la voie postérieure ; ils sont, en effet, dans la direction même de l'aiguille et susceptibles d'être ponctionnés ; mais il suffit *de ne pas dépasser un centimètre* de profondeur après avoir perdu le contact des masses latérales pour que tout danger soit conjuré.

b) **Voie latérale directe.**

TECHNIQUE

POSITION DU PATIENT

Le patient pourra être assis ou couché.

POINTS DE REPÈRE

La ligne cutanée de repère pour l'infiltration de la partie intéressante du plexus cervical est verticale, c'est-à-dire parallèle à la colonne cervicale et limitée par les deux points suivants : le supérieur, à un travers de doigt au-dessous de la pointe de l'apophyse mastoïde, correspond à peu près à l'angle de la mâchoire ;

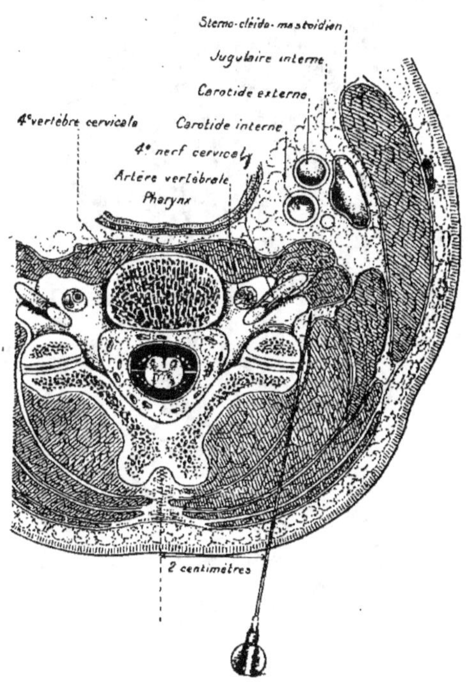

Fig. 78.
Anesthésie du plexus cervical (voie postérieure).

Coupe au niveau de la 4ᵉ vertèbre cervicale.
L'aiguille, piquée à 2 cm. de la ligne médiane,
contourne la masse latérale et fait une injection
périnerveuse à 1 cm. plus loin. Remarquer les
gros vaisseaux du cou dans la direction de l'aiguille.

l'inférieur est à 5 cm. plus bas et correspond au bord supérieur du cartilage thyroïde qui, sur le sujet vivant, est sur le prolongement du bord supérieur de la cinquième vertèbre cervicale.

Repérer : 1° *la pointe de l'apophyse mastoïde* et, à un travers de doigt verticalement au-dessous, faire un « bouton » ; — 2° le *tubercule de Chassaignac* (Cvɪ), y faire un second « bouton » ; — 3° *le bord supérieur du cartilage thyroïde*, dont le prolongement coupe la ligne droite qui réunit les deux premiers « boutons » ; à l'intersection de ces lignes, placer un troisième « bouton » intermédiaire. Les « boutons » 1 et 2 servent à pro-

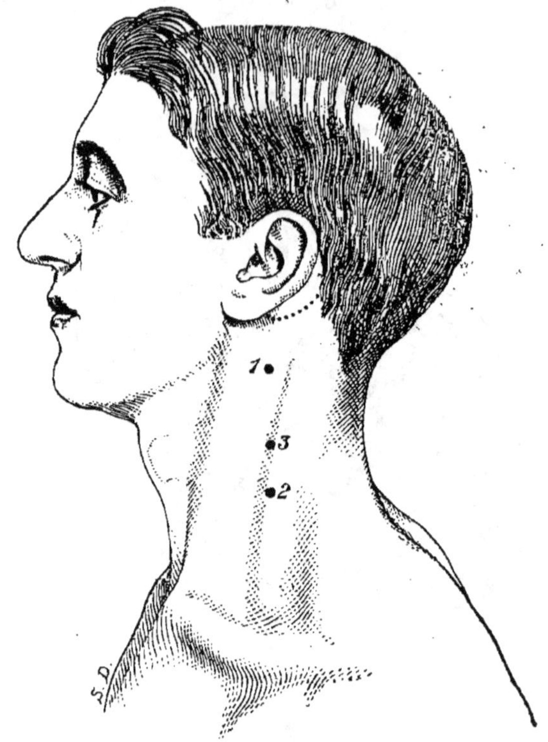

Fig. 79. — Anesthésie du plexus cervical (voie latérale directe).

Le point 1 est à un travers de doigt au-dessous de la mastoïde ; le point 2 marque le tubercule de Chassaignac ; le point 3 est dans le prolongement du bord supérieur du cartilage thyroïde. L'aiguille n'est introduite que par les points 1 et 3.

jeter sur la peau la ligne des apophyses transverses, mais c'est par 1 et 3 que se fait l'infiltration. Le point 3 tombe habituellement sur le bord postérieur du sterno-cleïdo-mastoïdien.

PONCTION ET INJECTION

Piquer l'aiguille de 6 cm. par le premier « bouton » transversalement vers la colonne cervicale, l'enfoncer lentement et

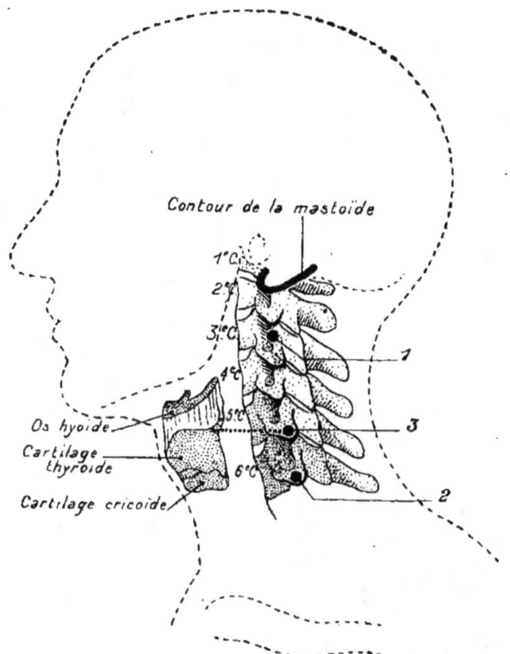

Fig. 80. — Anesthésie du plexus cervical (voie latérale directe).

Les points 1, 2 et 3 de la figure précédente considérés par rapport au squelette sous-jacent. Ces deux figures doivent donc être lues en même temps.

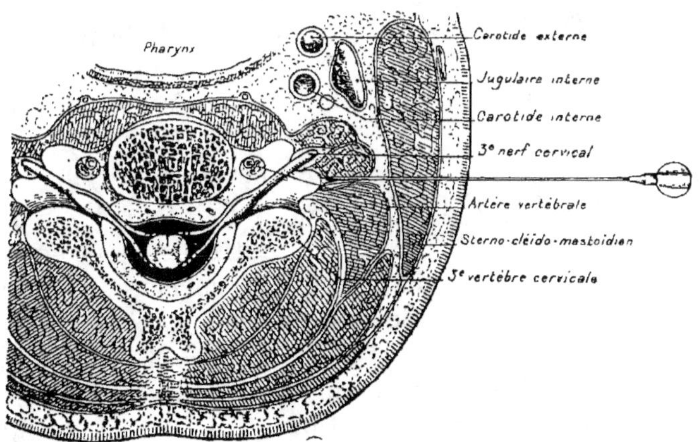

Fig. 81. — Anesthésie du plexus cervical (voie latérale directe).

Coupe au niveau de la 3e vertèbre cervicale. L'aiguille, piquée par le « bouton » 3, prend contact avec l'apophyse transverse et injecte à ce niveau la solution au 100e. Remarquer les vaisseaux vertébraux dans la direction de l'aiguille ; les gros vaisseaux du cou sont hors de cause.

profondément, jusqu'à l'os, pendant que l'index gauche palpe au-dessus ou au-dessous de l'aiguille et essaie de reconnaître l'espace intertransversaire. Quand l'aiguille a pris contact avec l'apophyse transverse, charger la seringue avec 5 cc. de solution à 1 p. 100, l'adapter et aspirer un peu pour voir s'il n'y a pas eu pénétration d'un vaisseau, pousser la moitié de l'injection, puis reculer lentement l'aiguille, en continuant de pousser jusqu'à ce que la pointe soit sous la peau ; on aura ainsi imbibé en même temps tous les tissus de la profondeur à la surface.

L'apophyse transverse de la vertèbre suivante est atteinte de la même façon par le même « bouton ». Les apophyses transverses de Cɪɪɪ et Cɪv, s'abordent par le « bouton » 3. Pour terminer, on fera, par ce même « bouton », une injection le long du bord postérieur du sterno - mastoïdien, afin d'avoir la certitude de n'avoir omis aucun nerf superficiel.

En résumé, on aura infiltré de la profondeur à la surface, une tranche de tissus à peu près carrée, de 5 cm. de côté, limitée sur la peau par la ligne unissant les points 1 et 3 ; en haut et en bas, par une perpendiculaire menée de ces points sur la colonne cervicale et profondément par les apophyses transverses contenues entre les deux perpendiculaires. *Ne jamais monter l'aiguille sur la seringue dans les manœuvres de prise de contact des apophyses transverses.* Reculer l'aiguille de quelques millimètres, s'il vient du sang.

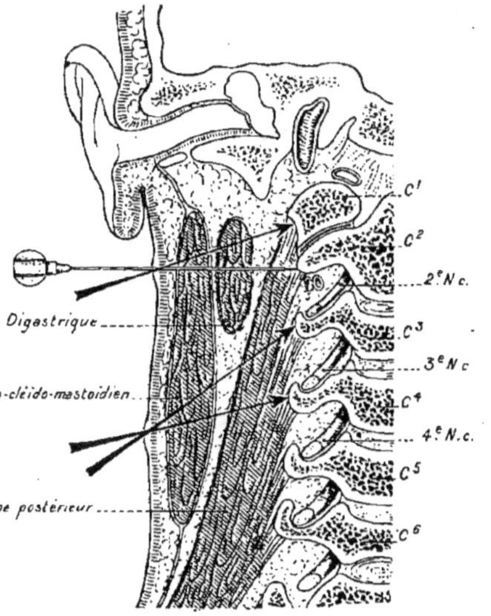

Fig. 82.
Anesthésie du plexus cervical
(voie latérale directe).

Coupe frontale passant par les apophyses transverses. Les flèches indiquent les directions à donner à l'aiguille pour atteindre le squelette sous-jacent en passant par les deux points 1 et 3 du tracé cutané (Fig. 79 et 80).

Injecter pour l'infiltration du carré, 25 cc. de chaque côté, soit 50 cc. de solution à 1 p. 100 et, pour l'infiltration le long du sterno-cléido-mastoïdien, 10 cc. de chaque côté, soit 20 cc. de solution à 1/2 p. 100. L'expérience démontre que, grâce à la diffusion du liquide anesthésique injecté, la technique ci-dessus

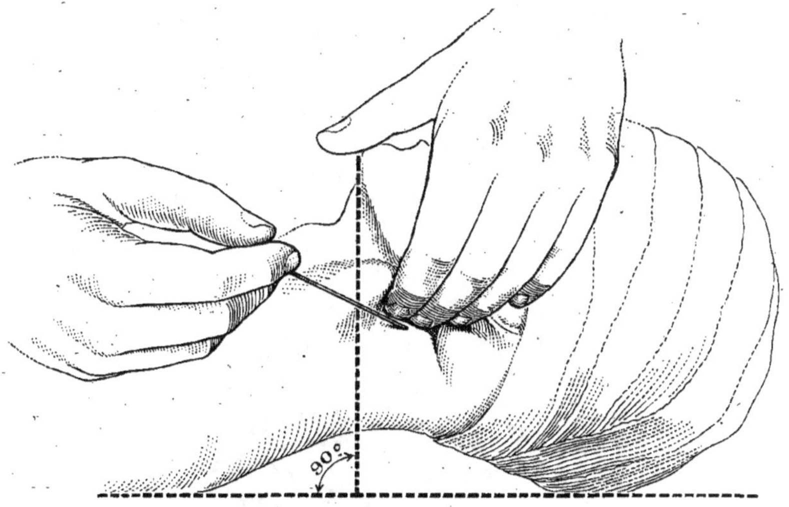

Fig. 83. — Anesthésie du plexus cervical.

Le sujet repose à plat sur le dos. Les branches du plexus cervical naissent toutes *au-dessus* d'une verticale abaissée du menton sur la table. Sur le bord postérieur du sterno-mastoïdien, que les doigts repoussent en avant, l'aiguille est enfoncée, un travers de doigt au-dessus de la verticale, dirigée en haut, vers la mastoïde, pour arriver au contact avec les apophyses transverses. A ce niveau, injecter 30 cmc. de sol. à 1 p. 100 étagés entre le point de piqûre et la mastoïde. Repérer la pointe de la mastoïde ; à deux travers de doigt au-dessous, l'index gauche repère le sommet de l'apophyse transverse qui se présente. Contre l'angle indicateur, piquer l'aiguille de six centimètres et l'enfoncer jusqu'à ce que la pointe entre en contact avec l'apophyse. Injecter à ce niveau 25 à 30 cc. de sol. à 1 p. 100.

peut être simplifiée et qu'une piqûre *unique* suffit, pour peu qu'on ait la patience de n'opérer que 10 à 15 minutes après l'injection.

ZONES D'ANESTHÉSIE

Pratiquée des deux côtés, cette infiltration assure l'analgésie superficielle et profonde de tout le cou, mais surtout des régions antérieure et latérale : cette analgésie s'étend en pèlerine sur la partie supérieure du thorax et sur les épaules et intéresse une partie de la tête, comme le montrent les figures 84 et 85.

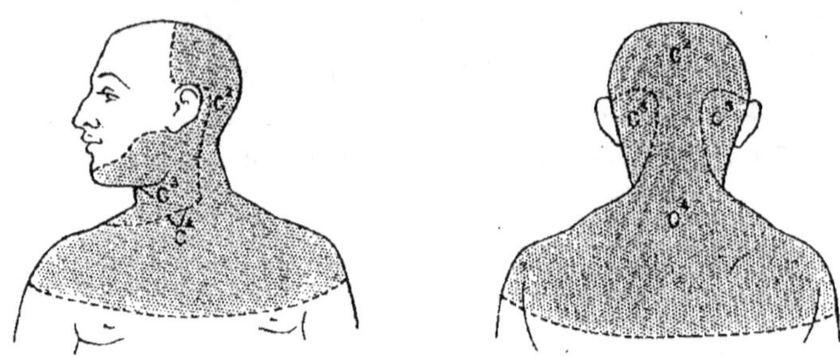

Fig. 84. — Zones d'anesthésie du plexus cervical.

Remarquer la disposition en pèlerine, empiétant sur la zone des intercostaux
et le chevauchement de C^3 sur le maxillaire inférieur.

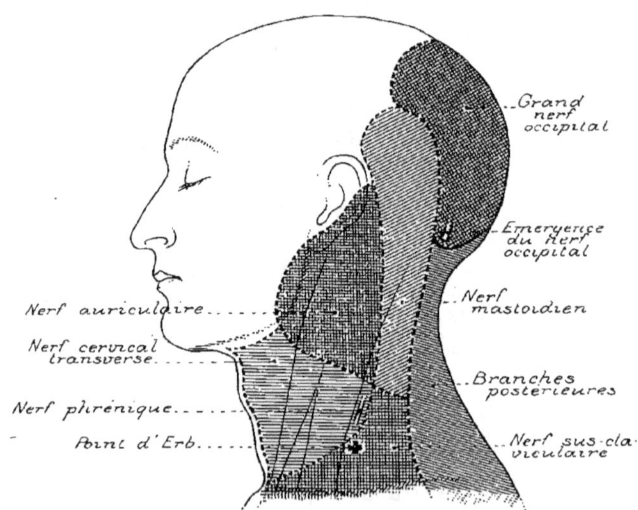

Fig. 85.
Territoires sensitifs des branches superficielles du plexus cervical.

ANESTHÉSIE PARAVERTÉBRALE DORSALE

ANATOMIE

Les *nerfs thoraciques* émergent des trous intervertébraux du rachis dorsal et se divisent immédiatement en deux branches : l'une postérieure et l'autre antérieure, séparées par le ligament costo-trans-

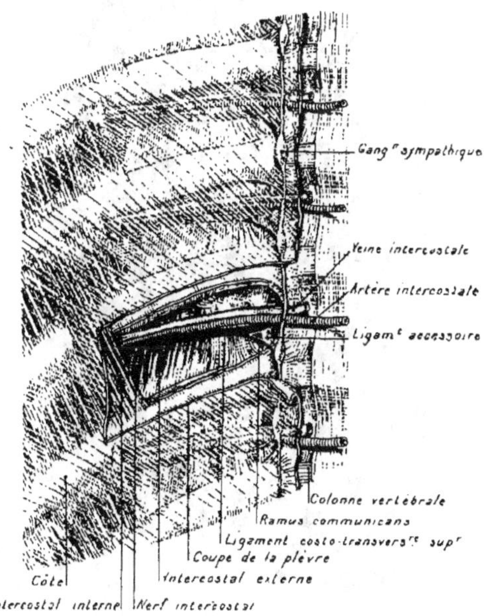

Fig. 86.

Les nerfs intercostaux à leur émergence du rachis.

Vue intérieure du thorax, de la colonne vertébrale à l'angle costal. Remarquer : 1° la *direction du nerf* qui, d'abord placé à égale distance entre les deux côtes, se rapproche du bord inférieur de la côte au-dessus ; 2° la *chaîne sympathique* et les *rami-communicantes* ; 3° le *paquet vasculo-nerveux*, vu par transparence à ce niveau, par suite de la minceur des tissus qui le séparent de la plèvre. Se méfier de la perforation qui pourrait résulter d'une technique défectueuse de l'anesthésie paravertébrale dorsale.

versaire supérieur. La branche postérieure est destinée aux muscles du dos et à la peau qui avoisine la ligne médiane : la branche antérieure, ou *nerf intercostal*, après avoir jeté un ou deux filets anastomotiques appelés « rami-communicantes » aux ganglions de la chaîne sympathique, chemine dans l'espace intercostal. D'abord situé à égale distance entre les deux côtes, le nerf interscostal monte progressivement jusqu'au niveau de l'angle costal où il atteint le bord inférieur

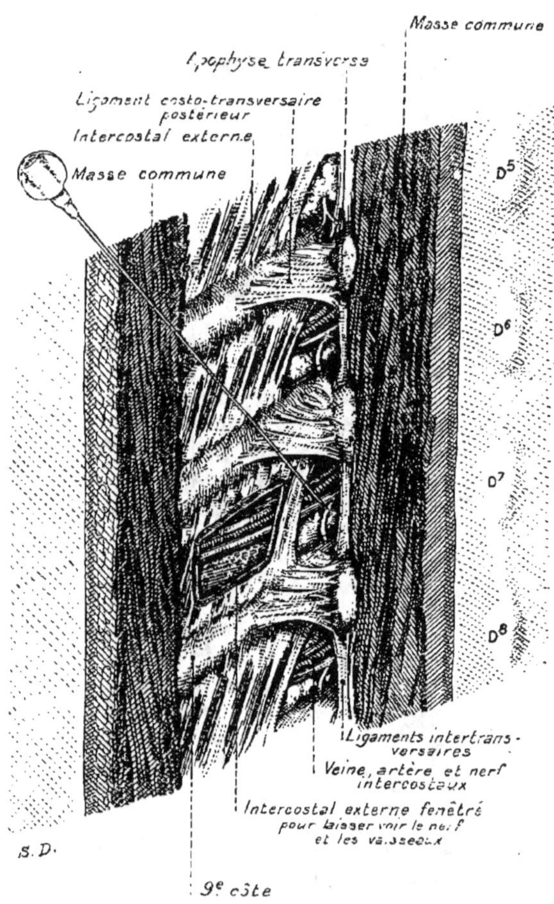

Fig. 87.
Les nerfs intercostaux à leur émergence du rachis.

Vue postérieure de la région paravertébrale dorsale. Les muscles paravertébraux ont été sectionnés et le muscle intercostal externe fenêtré, pour montrer la disposition du paquet vasculo-nerveux. L'aiguille, introduite suivant la technique du premier procédé, atteint le nerf à l'émergence du ramus communicans.

de la côte. On le voit ensuite un peu plus loin se loger dans la gouttière costale au-dessous de l'artère. Depuis son émergence du trou de conjugaison jusqu'aux abords de l'angle costal, le nerf intercostal se trouve placé entre la lame fibreuse qui continue le muscle intercos-

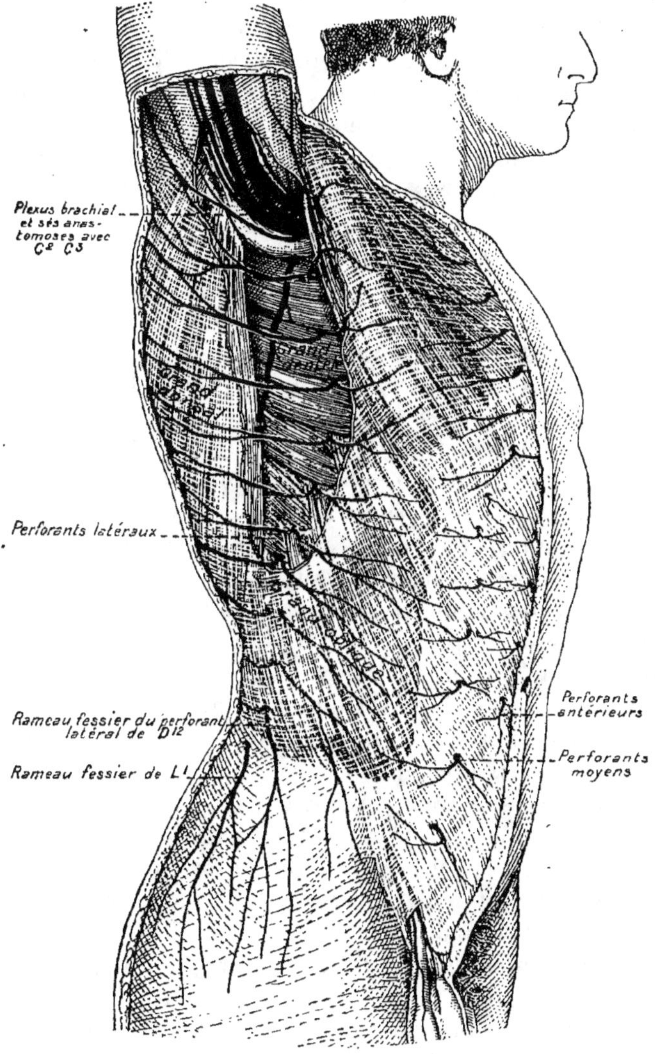

Fig. 88.

Les rameaux perforants des nerfs intercostaux (d'après HIRSCHFELD).

Remarquer les rameaux fessiers de D¹² et L¹ et les anastomoses de C² et C³ avec le plexus brachial. L'infiltration sous-cutanée suivant la ligne axillaire n'anesthésie pas la partie antérieure du thorax ; il faut à ce niveau bloquer les nerfs un à un dans la gouttière costale.

tal interne jusqu'au corps vertébral, en avant, et le muscle intercostal externe, en arrière, cette lame fibreuse est doublée en avant par la plèvre ; c'est dans cette petite cellule formée par : côte en haut, côte en bas, lame fibreuse en avant, muscle intercostal en arrière, qu'il faut pousser l'injection afin d'être certain de baigner le nerf.

Sur la ligne axillaire, les nerfs intercostaux donnent un rameau qui perfore le muscle intercostal externe, sort entre les digitations du grand dentelé à la partie supérieure du thorax, et celles du grand oblique à sa partie inférieure, puis se divise en deux filets qui cheminent en sens inverse, l'un en avant, l'autre en arrière, pour se perdre dans la peau. Cette disposition est à retenir car elle a une grande importance dans la technique de l'anesthésie partielle pour résection costale. Le nerf intercostal continue sa route entre les deux muscles intercostaux jusqu'au bord antérieur de l'intercostal externe, là il pénètre dans le muscle intercostal interne (SOULIGOUX) et, arrivé sur le bord du sternum, il perfore l'aponévrose et le muscle grand pectoral, se réfléchit en dehors, et va se perdre dans la peau. Pour être complet, nous dirons que tout le long des nerfs intercostaux, de nombreux filets s'en détachent, pour se rendre aux deux muscles intercostaux.

Chacun des nerfs intercostaux a quelque chose de particulier :

La branche antérieure de la première paire dorsale se divise, dès son origine, en deux rameaux : l'un supérieur s'anastomose avec CVIII et contribue à former le plexus brachial ; l'autre inférieur passe sous la face inférieure de la première côte et, après avoir donné des rameaux musculaires aux intercostaux, perfore la paroi et devient superficiel ou cutané sur le bord du manubrium.

Les branches antérieures des deuxième et troisième paires dorsales n'ont rien de particulier quant à leur trajet, mais leur perforant externe se dirige vers le creux de l'aisselle et, en s'anastomosant avec l'accessoire du brachial cutané interne, concourt à recueillir la sensibilité de la partie interne et postérieure du bras, jusqu'au coude. Ceci est important à retenir pour l'anesthésie du membre supérieur par blocage du plexus brachial.

Les branches antérieures de DIV *et* DV innervent le triangulaire du sternum et vont à la peau de la mamelle et à celle de la partie postérieure de l'épaule. Ces branches donnent quelquefois des filets anastomotiques au plexus brachial.

Les branches antérieures de DVI *et* DVII se ramifient à la partie supérieure des muscles grand droit et grand oblique.

Les branches antérieures de DVIII *à* DXI sont destinées surtout à la paroi abdominale. Elles quittent la cage thoracique là où les cartilages changent de direction, passent entre le transverse et le petit oblique et arrivent sur le bord externe du grand droit. Là elles donnent un filet qui devient perforant et se distribue à la peau, puis cheminent dans la gaine du grand droit, sous la face profonde du muscle, voire même dans le muscle, et rendues à la ligne blanche, perforent la paroi abdominale, deviennent superficielles et se perdent dans la peau de l'abdomen.

La branche antérieure de Dxii diffère beaucoup des précédentes ; elle donne d'abord une anastomose à la première lombaire dès son origine, puis passe au devant du muscle carré des lombes, en se dirigeant en bas et en dehors jusqu'à son bord externe ; là elle donne un rameau perforant qui descend vers la région cutanée de la fesse, après avoir croisé obliquement les deux obliques et perpendiculairement la crête iliaque. Continuant sa route abdominale, elle innerve le transverse et le petit oblique entre lesquels elle se place et se comporte comme les branches précédentes ; presque toujours elle donne, dans l'épaisseur de ces muscles, une anastomose avec la première paire lombaire.

POINTS DE REPÈRE

Pour atteindre un nerf intercostal quelconque, il faut deux sortes de repère : le repère externe, qui indique l'espace dans lequel on se trouve, et le repère interne, qui guide la direction de l'aiguille.

Repères externes. — On appelle ainsi toutes les parties squelettiques reconnaissables à la palpation et susceptibles d'être projetées sur la peau par un trait. Ordinairement, c'est l'omoplate qui sert à repérer le niveau des apophyses épineuses. En effet, lorsque le sujet a les bras placés le long du corps, l'épine de l'omoplate correspond à la troisième apophyse épineuse dorsale et l'angle inférieur du même os est en regard de l'espace qui sépare la septième apophyse épineuse de la huitième.

Ces rapports anatomiques pourraient servir sans doute, mais nous les avons bien des fois trouvés en défaut, tout au moins pour les besoins de notre technique, car le sujet assis ou couché sur le côté n'a presque jamais les bras le long du corps. Le procédé suivant est le plus exact :

La douzième côte est accessible à la palpation quel que soit l'embonpoint du sujet ; elle fait avec le rachis un angle dont on peut tracer l'ouverture sur la peau ; avec le crayon dermographique ou à la teinture d'iode, on tracera la ligne des apophyses épineuses (ligne médiane) et la projection de la douzième côte ; on aura ainsi l'angle « costo-épineux ». La perpendiculaire mesurant *cinq centimètres*, jetée de la douzième côte sur la ligne médiane, marquera l'apophyse épineuse de Dxii (LABAT).

En remontant d'apophyse en apophyse, on repérera facilement par un petit trait transversal toutes celles que l'on recherche, et l'espace intercostal sera sur le prolongement de ces traits.

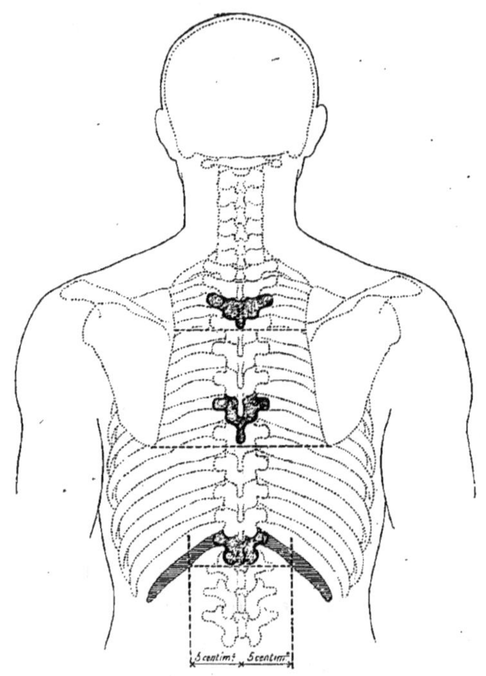

Fig. 89. — Repérage des vertèbres dorsales.

L'apophyse épineuse de D^{12} est sur la perpendiculaire mesurant 5 cm. jetée de la 12e côte sur la ligne médiane (LABAT).

Quel espace intercostal ?

Les apophyses épineuses des vertèbres dorsales ne sont pas toutes en regard des espaces intercostaux, c'est-à-dire des nerfs intercostaux, correspondant aux vertèbres repérées.

Certaines d'entre elles empiètent sur l'espace voisin de telle sorte que, en considérant toute la colonne dorsale, nous remarquons que de Di à Dvi, très souvent de Di à Dix, l'apophyse épineuse d'une vertèbre fait face à l'espace intercostal *au-dessous*, parfois, franchement au milieu de l'espace, comme dans le cas des premières vertèbres, mais plus on descend la colonne, plus l'extrémité apophysaire se rapproche de la partie inférieure de l'espace, c'est-à-dire de la côte *au-dessous*. Ceci est très compréhensible, puisque les apophyses épineuses des vertèbres dorsales s'inclinent de plus en plus, en bas et en arrière, en s'imbriquant les unes sur les autres.

Repères internes. — C'est le squelette sous-jacent, trop profond pour être palpé ; c'est une des côtes qui sert de point de repère à l'aiguille dont la pointe va à la rencontre du nerf intercostal. *En principe*, on pique l'aiguille à 4 centimètres de la ligne médiane, en regard de chaque apophyse épineuse, on reconnaît le bord inférieur de la côte, au-dessus de l'espace, on contourne ce bord et un peu plus loin, on injecte la solution ; mais *en pratique*, les choses ne se passent pas aussi bien. *L'aiguille en piquant en regard* d'un trait qui marque une apophyse transverse correspondant à un nerf déterminé, *que rencontre-t-elle* dans les plans profonds.

a) Dans un premier cas, *rien que des tissus mous*, elle s'égare

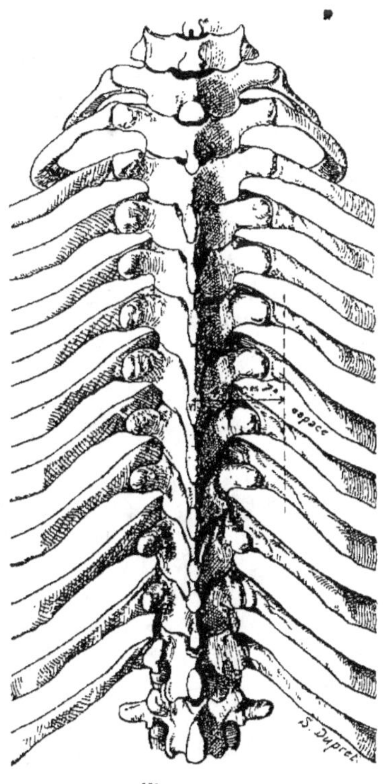

Fig. 90.

Vue postérieure du rachis dorsal.

Cette figure montre que les apophyses épineuses des vertèbres dorsales ne sont pas toutes en regard de l'espace intercostal correspondant. Ex. : à 4 cm. de la ligne médiane, l'apophyse de D$_{VI}$ est en regard du 7e espace.

dans l'espace intercostal. Il serait possible qu'elle soit à proximité du nerf, mais comme rien ne l'indique, on n'est pas autorisé à pousser l'injection qui pourrait se perdre soit dans les masses musculaires, soit dans la plèvre. *Que faire alors ?* Chercher à tâtons, en haut et en bas, à prendre contact avec l'une des côtes qui limitent l'espace dans lequel on se trouve : si en dirigeant l'aiguille en haut, on rencontre le bord inférieur de la côte supérieure, on la retirera et on la piquera plus haut, de façon que, l'ayant introduite normalement à la surface cutanée, elle passe par *le bord supérieur* de cette côte. L'aiguille qui se dirige en haut sous la côte, s'éloigne de son but.

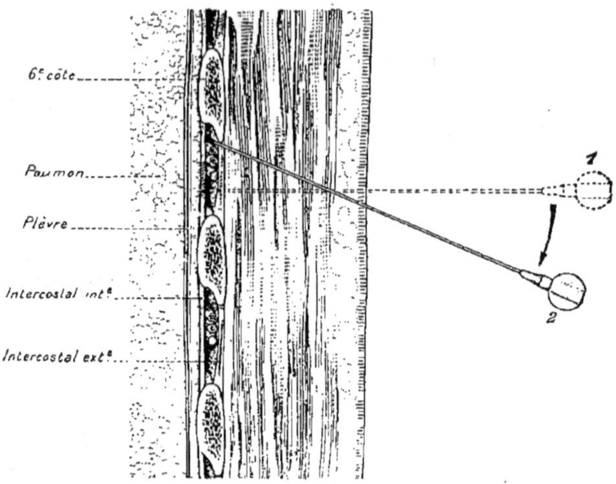

Fig. 91. — Anesthésie paravertébrale dorsale.

L'aiguille 1 pique normalement à la peau et, dans la profondeur, ne rencontre que des tissus mous : elle doit se retirer. L'aiguille 2 en contournant le bord inférieur de la côte au-dessus, s'éloigne de son but (mauvaise direction).

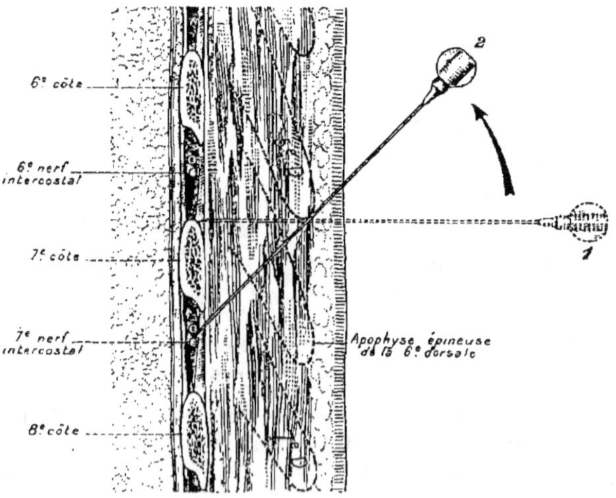

Fig. 92. — Anesthésie paravertébrale dorsale.

L'aiguille 1, piquée en regard de l'apophyse épineuse Dv, rencontre le bord supérieur de la côte au-dessous de l'espace, contourne le bord inférieur de cette côte (aiguille 2) et atteint le 7e nerf intercostal (x + 2).

b) Dans un deuxième cas, l'aiguille rencontre le bord supérieur de la *côte au-dessous*. La *position est bonne*, mais il ne faudra pas oublier qu'on est déjà dans un espace qui est d'un numéro inférieur à celui de l'apophyse épineuse repérée et que l'aiguille en s'inclinant en bas pour se diriger vers le bord inférieur de cette côte, chemine vers l'espace au-dessous de celui où elle a pénétré. Ce qui fait qu'elle va atteindre le nerf $(x + 2)$, par rapport à l'apophyse épineuse x.

TECHNIQUE DU PREMIER PROCÉDÉ

POSITION DU PATIENT

Le patient est couché sur le côté opposé à celui où doivent se faire les injections ; il arrondit le dos le plus possible et prend l'attitude en « chien de fusil ». Si la déformation du rachis gêne l'opérateur, on la rectifie par un coussin placé sous le flanc. Après

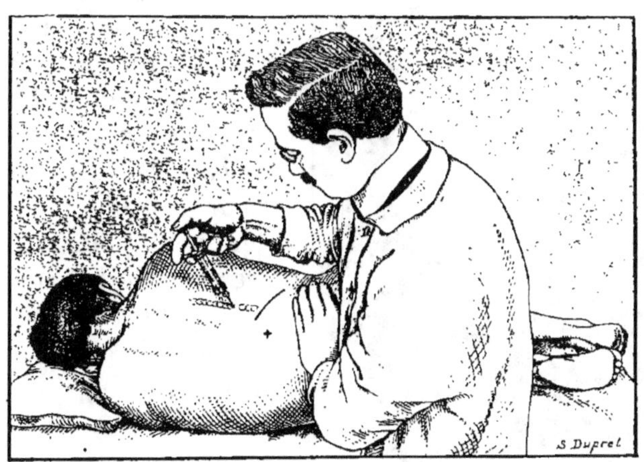

Fig. 93. — Anesthésie paravertébrale dorsale.
Position du patient et de l'opérateur.

avoir fait l'anesthésie, d'un côté, le patient se retourne et se place sur le côté opposé, dans la même attitude, afin de permettre l'injection bilatérale.

Si le sujet peut se tenir assis, en faisant « le dos rond », cette attitude est préférable, car elle facilite la reconnaissance des repères et l'introduction de l'aiguille en bonne direction.

POINTS DE REPÈRE

Préparer le champ et prendre les repères des apophyses épineuses dont le nombre et les numéros sont particuliers à la technique projetée.

Faire à quatre centimètres de la ligne médiane et parallèlement à celle-ci une « bande de peau d'orange » sur toute la hauteur des futures injections, *en partant d'en bas.*

PONCTION ET INJECTION

Prendre l'aiguille de 8 centimètres et la piquer à travers la « peau d'orange », en regard d'une des apophyses épineuses repérées, soit la première ou la dernière. *Repérer le bord supérieur* de la côte *au-dessus* de l'espace intercostal, comme il a été décrit précédemment. Nous rappellerons que la position idéale est celle où l'aiguille piquée normalement à la surface cutanée aborde la côte au niveau de son bord supérieur. Reculer l'aiguille légèrement pour lui permettre plus de liberté dans les temps qui vont suvire.

Premier temps. — Incliner le pavillon de l'aiguille de 45° environ, horizontalement en dehors.

Deuxième temps. — Tout en conservant à l'aiguille cette première obliquité latérale, entraîner le pavillon verticalement en haut, en l'éloignant de 45° environ de sa première position.

Pousser alors l'aiguille avec douceur ; prendre contact avec le

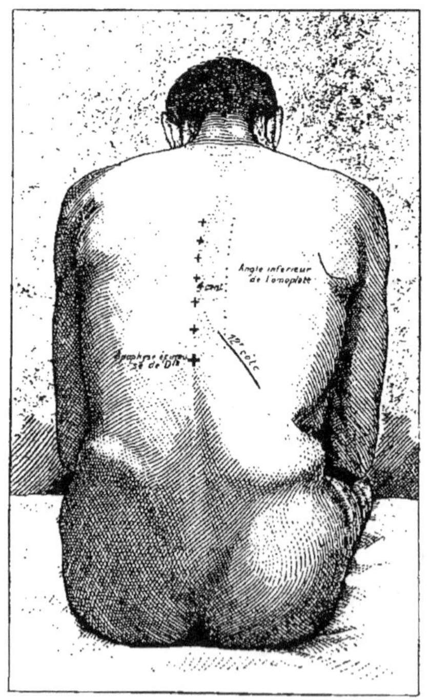

Fig. 94.
Anesthésie paravertébrale dorsale.

Repères externes et tracé de la ligne d'injection à 4 cm. de la ligne médiane. Les croix indiquent les apophyses épineuses dorsales comptées à partir de D12.

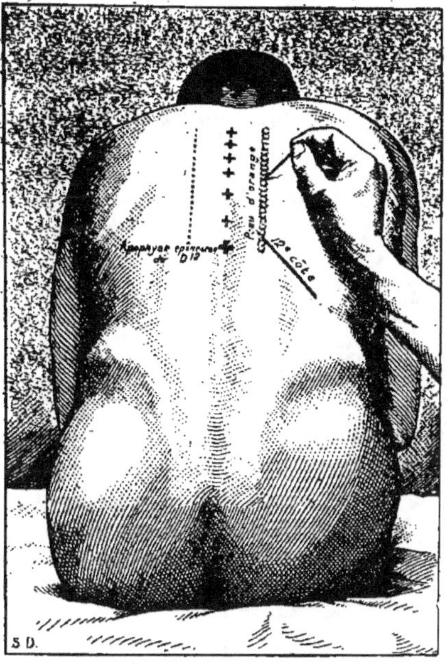

Fig. 95.
**Anesthésie paravertébrale dorsale
(1ᵉʳ procédé).**

1ᵉʳ *temps*. — L'aiguille pique à travers la
« peau d'orange », prend contact avec la
côte et s'incline de 45° horizontalement en dehors.

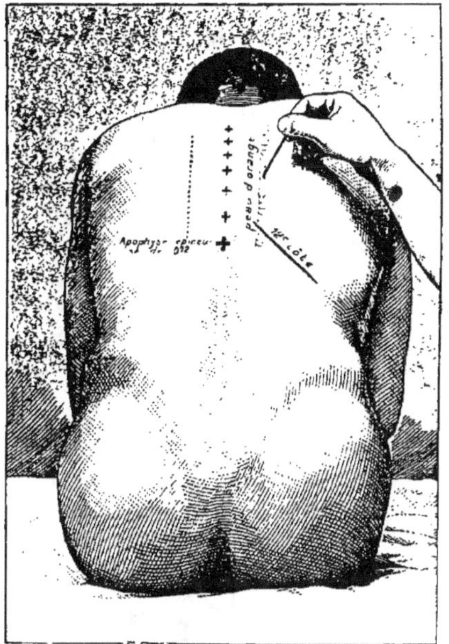

Fig. 96.
**Anesthésie paravertébrale dorsale
(1ᵉʳ procédé).**

2ᵉ *temps*. — Tout en gardant sa première
obliquité, l'aiguille est entraînée verticalement en haut de 45° environ.

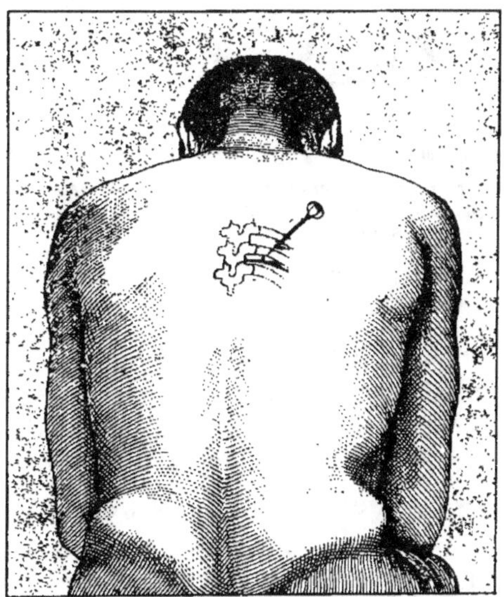

Fig. 97. — Anesthésie paravertébrale dorsale (1ᵉʳ procédé).
Bonne direction de l'aiguille. — L'aiguille croise l'espace intercostal obliquement d'arrière en avant, *de haut en bas* et de dehors en dedans.

bord inférieur de la côte ; le dépasser de **2** *centimètres au plus* et s'arrêter là. Dans cette nouvelle position, l'aiguille croise l'espace intercostal obliquement de haut en bas, de dehors en dedans et d'arrière en avant. Sa pointe se trouve à égale distance entre les deux côtes, à un centimètre en avant des apophyses transverses.

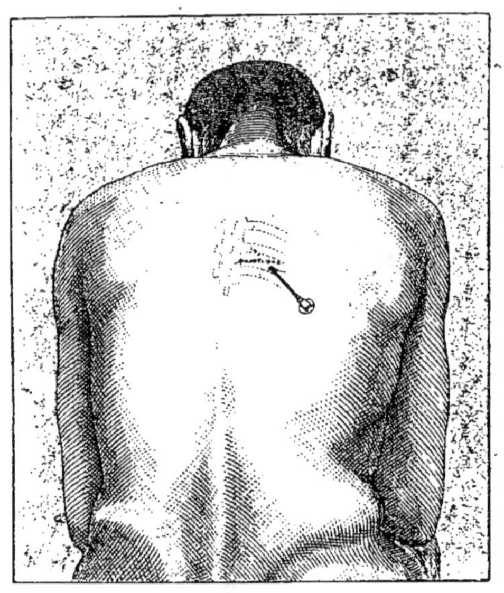

Fig. 98.
Anesthésie paravertébrale dorsale (1er procédé).

Mauvaise direction de l'aiguille. — L'aiguille passe au-dessous du bord inférieur de la côte au-dessus de l'espace ; elle croise alors l'espace intercostal *de bas en haut*, d'arrière en avant et de dehors en dedans.

Charger la seringue de 5 à 6 cc. de solution à 1%, l'adapter et pousser lentement 3 cc. à ce niveau et le reste progressivement *en se retirant ;* il est parfois bon d'imprimer à l'aiguille un léger mouvement de va-et-vient ; l'injection est terminée au moment où la pointe dans son mouvement de retrait atteint le niveau de la côte.

Le malade accuse quelquefois des paresthésies, mais il ne faut pas y compter habituellement ; on refait les même manœuvres pour tous les autres nerfs qu'il faut bloquer.

TECHNIQUE DU DEUXIÈME PROCÉDÉ

Un autre procédé intéressant est celui qui cherche le contact
du rachis et pousse l'injection aux abords du trou de conjugaison.
En voici la technique : une fois les repères pris, et la « bande de

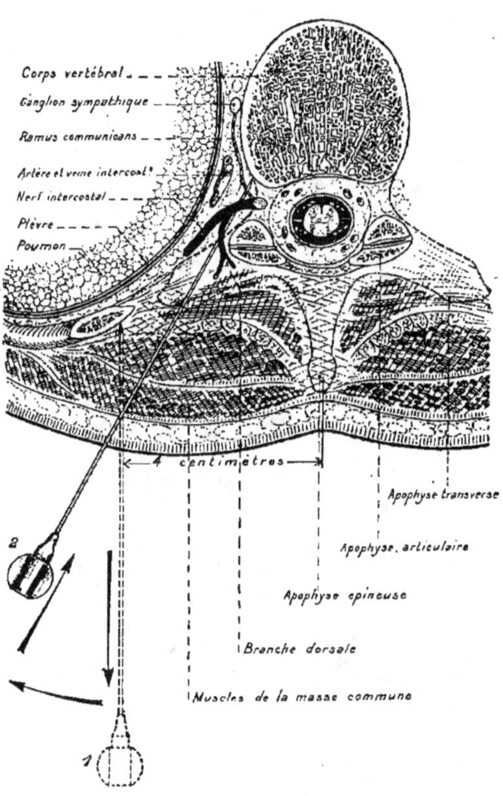

Fig. 99.
Anesthésie paravertébrale dorsale (2ᵉ procédé).

L'aiguille I, piquée à 4 cm. de la ligne médiane,
prend contact avec la côte au-dessus de l'espace ;
puis elle se retire, s'enfonce profondément suivant
un angle de 45° environ avec le plan sagittal du
corps et prend contact avec la vertèbre un peu en
avant du trou de conjugaison.

peau d'orange » infiltrée, piquer l'aiguille à 4 centimètres de la
ligne médiane, (plutôt plus que moins) ; reconnaître le bord inférieur de la côte au-dessus de l'espace intéressé, incliner le pa-

villon de l'aiguille de 45° environ horizontalement en dehors et l'introduire lentement jusqu'au contact osseux en passant au-dessous de la côte et de l'articulation costo-transversaire. Elle

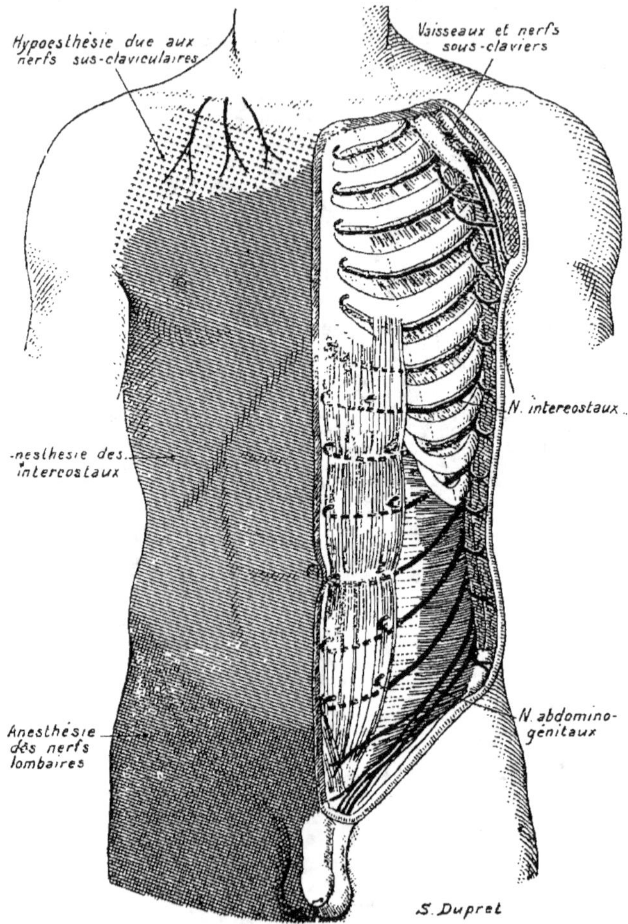

Fig. 100. — Zones d'anesthésie des nerfs interscostaux.

Remarquer la zone d'hypoesthésie à la partie supérieure du thorax,
due à l'empiétement du plexus cervical superficiel.

bute alors contre le corps vertébral, presque immédiatement en avant du trou de conjugaison, après avoir pénétré d'au moins 7 centimètres. Y injecter 8 à 10 centimètres cubes de solution à 1 p. 200 ou 5 centimètres cubes à 1 p. 100, en imprimant à l'aiguille un mouvement de va-et-vient dont la course ne dépasse pas 2 centimètres. L'obliquité à donner à l'aiguille est une question de pratique : un peu oblique, elle risque de blesser les gros vaisseaux qui longent le rachis ou de s'égarer ; trop oblique, elle pousse l'injection dans la gouttière costo-vertébrale, sans aucun résultat anesthésique.

ZONES D'ANESTHÉSIE

Les nerfs intercostaux ne s'anastomosent pas entre eux le long de leur parcours dans les espaces intercostaux, mais il ne faudra pas perdre de vue que leurs filets cutanés, loin de rester cantonnés à l'étroite bande qui sépare deux côtes adjacentes, s'entrecroisent à la surface, de telle sorte que les territoires empiètent les uns sur les autres. L'anesthésie d'un seul nerf est donc illusoire. Pour avoir l'anesthésie d'une région sous la dépendance d'un certain nombre de nerfs intercostaux, il faudra bloquer *en plus* un nerf au-dessus et un nerf au-dessous.

Il faudra aussi prendre en considération que le plexus cervical superficiel s'étend en pèlerine sur le haut du thorax et empiète sur le territoire des nerfs intercostaux (Fig. 100).

INDICATIONS

Toutes les opérations sur le thorax et la partie haute de l'abdomen.

REMARQUES

Toutes les fois que le nombre de nerfs à anesthésier nécessitera l'emploi de plus de 125 cc. de solution, se servir de la solution à 1 p. 200, moins toxique, à raison de 10 cc. par nerf.

ANESTHÉSIE PARAVERTÉBRALE LOMBAIRE

ANATOMIE

Les quatre premiers nerfs lombaires forment le plexus lombaire. Deux anastomoses venues l'une de Dxⅱ et l'autre de Lᴠ contribuent à le former. C'est un fait que tout le monde connaît ; mais là ne doivent pas s'arrêter nos connaissances anatomiques qui exigent beaucoup plus de précisions sur la distribution de leurs branches terminales, si nous voulons opérer sur les régions iliaque et inguinale et sur le membre inférieur ; leurs rapports avec le rachis et leurs trajets à ce niveau sont indispensables à connaître, si nous voulons les atteindre sûrement.

La branche antérieure de la première paire lombaire, après s'être anastomosée avec Dxⅱ et Lⅱ, à sa sortie du trou de conjugaison, se divise en deux branches : le nerf *grand abdomino-génital* et le nerf *petit abdomino-génital* ; ces deux nerfs perforent le psoas près du rachis, puis se logent entre le péritoine et le carré des lombes ; le *grand abdomino génital* vient alors se placer entre le transverse et le petit oblique aussitôt rendu au bord externe du carré des lombes, il continue sa route entre ces deux muscles, en longeant la crête iliaque ; *le petit abdomino-génital est sous-péritonéal jusqu'à l'épine iliaque antérieure et supérieure ;* c'est là qu'il perfore le transverse et *que les deux abdomino-génitaux se rejoignent* et s'anastomosent, pour ensuite se diviser chacun en un rameau abdominal et un rameau génital. Le rameau abdominal des deux nerfs suit un trajet presque identique aux nerfs intercostaux et après avoir, comme ceux-ci, fourni des rameaux musculaires à la paroi abdominale, se termine dans la région *sus-pubienne*. Le *rameau génital* des deux nerfs abdomino-génitaux s'engage dans le trajet inguinal, suit la face antérieure du cordon spermatique, sort par l'orifice externe et là envoie un filet au *pubis* et un autre au *scrotum* chez l'homme et à la *grande lèvre* chez la femme.

La branche antérieure de la deuxième paire lombaire, après s'être anastomosée avec Lⅰ et L³, fournit deux branches : l'une qui se dirige en dehors, c'est le nerf *fémoro-cutané ;* l'autre qui se dirige en dedans, c'est le nerf *génito-crural.* Le fémoro-cutané, après avoir traversé le psoas, suit la face antérieure du muscle iliaque, au-dessous du fascia iliaca, quitte l'abdomen au-dessous de l'épine iliaque antérieure et supérieure, traverse le fascia lata à trois travers de doigt plus loin, devient sous-cutané et donne deux rameaux terminaux qui contribuent à l'innervation sensitive de la *cuisse* et de la région fessière.

Le nerf *génito-crural* traverse le psoas tout près de la deuxième vertèbre lombaire, est appliqué contre ce muscle par son aponévrose

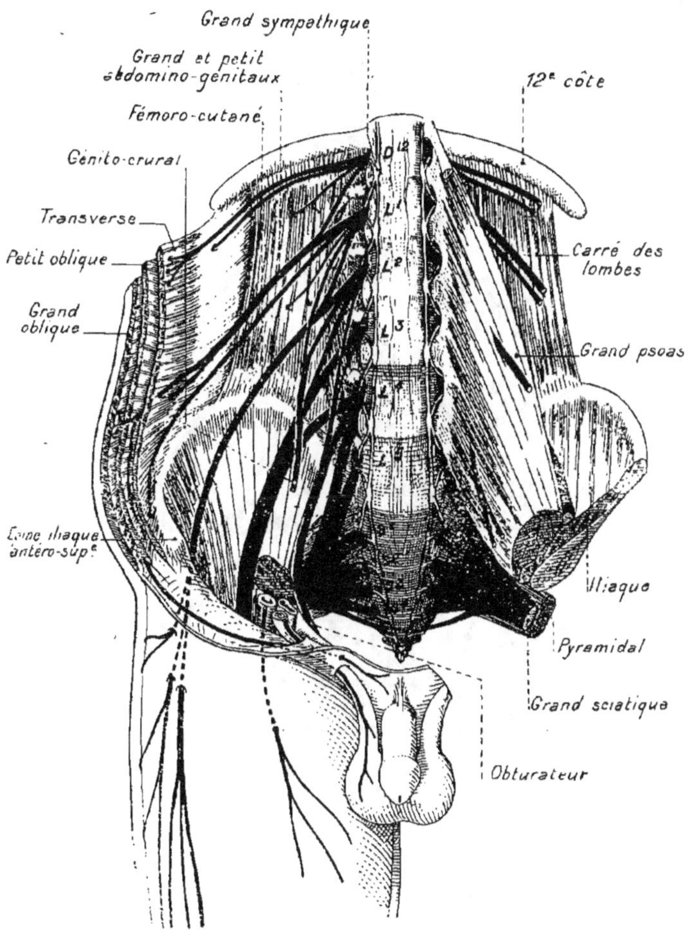

Fig. 101. — Les nerfs lombaires.

A gauche, le psoas a été conservé pour montrer l'émergence des nerfs par rapport au muscle. A droite, comparer le trajet des abdomino-génitaux jusqu'à l'épine iliaque antérieure et supérieure ; remarquer celui du génito-crural.

et atteint l'artère iliaque primitive, suit son trajet, puis celui de l'artère iliaque externe et rendu près de l'orifice inguinal interne, se divise en deux rameaux : l'un, génital, pénètre dans le trajet ingui-

nal, après avoir croisé l'artère épigastrique, suit la face postérieure
du cordon, sort par l'orifice inguinal externe et va se distribuer au
scrotum chez l'homme et à la *grande lèvre* chez la femme. L'autre,
crural, passe par l'anneau crural et va à la cuisse.

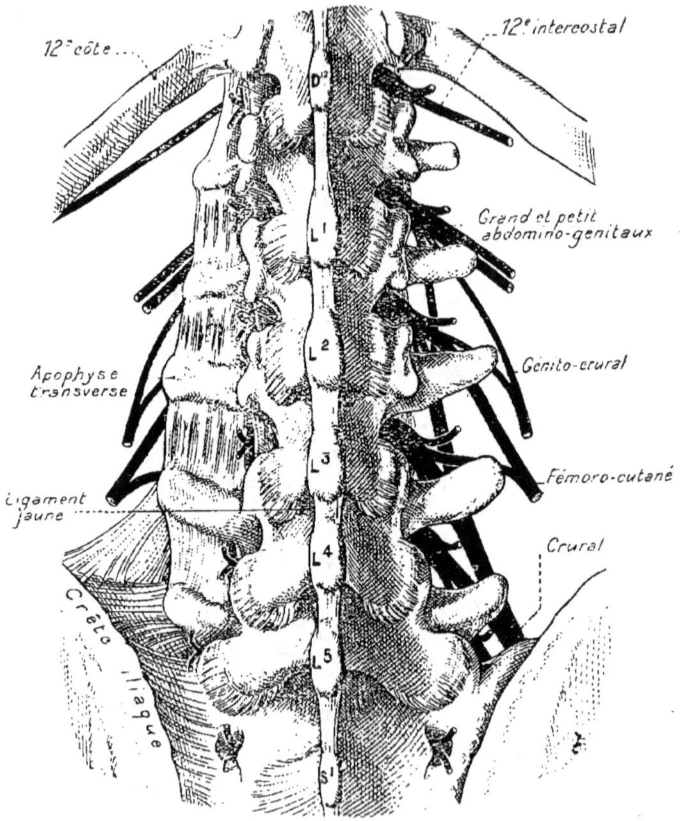

Fig. 102. — Rapports anatomiques du segment lombaire.

A gauche, les ligaments inter et ilio-transversaires ont été conservés. A
droite, remarquer la disposition des nerfs lombaires en plexus et leur situation tout contre le rachis ; d'où la nécessité de pousser l'injection entre deux
apophyses transverses aux abords du trou de conjugaison.

La branche antérieure de la troisième paire lombaire est la principale source du *nerf crural*, dont la constitution se complète par les
anastomoses venues de L² et L⁴ : ces trois racines du nerf crural passent en arrière du psoas, et le tronc, qui ne se constitue que sur le
bord externe de ce muscle, chemine au-dessous du fascia iliaca, vers
l'anneau crural, en dehors de l'artère fémorale. Un peu au-dessous

de l'arcade fémorale, il se divise en branches superficielles et branches profondes que nous retrouverons en traitant de l'anatomie du membre inférieur.

La branche antérieure de la quatrième paire lombaire est l'origine principale du *nerf obturateur* que des anastomoses de L^2, L^3 et L^5 contribuent à former. Le tronc formé par ces racines émerge sur le bord interne du psoas, passe au ras de la dernière vertèbre lombaire, longe le détroit supérieur du bassin et se dirige vers le trou obturateur ; après l'avoir franchi, il se divise en rameaux muscu-

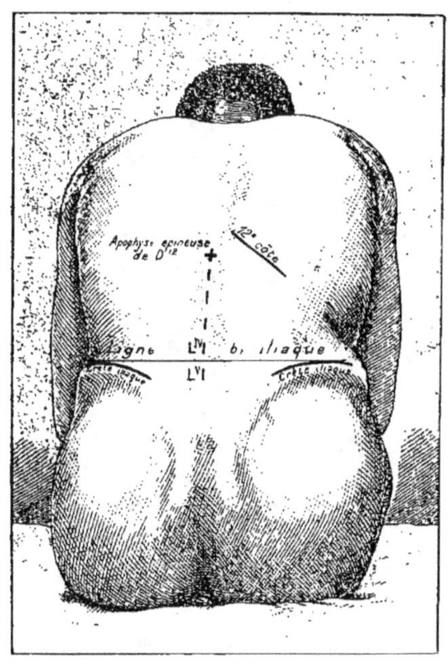

Fig. 103. — Anesthésie paravertébrale lombaire.

Les points de repère.

laires, articulaires (hanche, genou) et cutanés (anastomose avec le n. saphène interne et son accessoire).

La branche antérieure de la cinquième paire lombaire reçoit une anastomose de L^4 et forme le *tronc lombo-sacré* qui se jette dans le plexus sacré.

Résumé utile. De tout ce qui précède, nous devons faire deux parts : l'une qui nous renseigne sur les régions où les nerfs lombaires sont accessibles, l'autre qui nous fournit des indications suffisantes sur le territoire sensitif de ces nerfs.

a) A l'encontre des nerfs thoraciques qui sont accessibles depuis leur origine jusqu'à leur terminaison, grâce au squelette qui sert de repère interne, nous constatons que, immédiatement après leur sortie des trous de conjugaison, presque tous les nerfs lombaires sont d'abord accolés aux corps vertébraux, puis s'éloignent de la face postérieure du corps, notre *point d'attaque*, en s'inclinant en avant et en bas. D'où la nécessité absolue de *les chercher tout contre le rachis* pour les infiltrer.

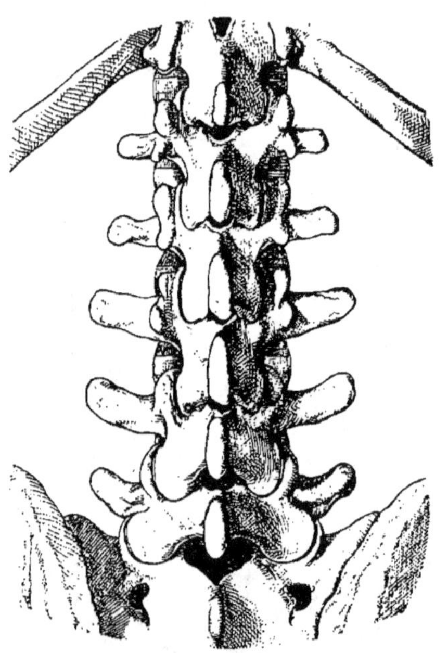

Fig. 104. — Le segment lombaire du rachis.

Remarquer la forme, la hauteur, l'épaisseur et la direction des apophyses épineuses ; leur position par rapport à l'espace inter-transversaire.

b) *Deux nerfs* sont sûrement accessibles à *l'épine iliaque* antérieure et supérieure : *les deux abdomino-génitaux*.

c) *Trois nerfs* sont accessibles *le long du cordon* dans le trajet inguinal ou à l'épine du pubis : les *rameaux génitaux des deux abdomino-génitaux et du génito-crural*.

d) Les organes génitaux externes sont en partie innervés par le plexus lombaire.

POINTS DE REPÈRE

De même que pour l'anesthésie paravertébrale dorsale, la paravertébrale lombaire exige deux sortes de repère : l'un externe, l'autre interne.

Repères externes. — Ce sont les apophyses épineuses des vertèbres qui serviront encore ici. On les reconnaîtra facilement chez les sujets maigres. Mais les dernières apophyses surtout, seront inaccessibles chez les sujets gras. Il faudra partir de la douzième apophyse dorsale que l'on trouvera aisément suivant la technique que nous avons déjà donnée (page 99) puis descendre aussi loin qu'on pourra et marquer d'un trait vertical chaque apophyse palpée. Puis on tracera la ligne bi-iliaque, tangente à la crête iliaque ; cette ligne passe ordinairement entre les 4° et 5° apophyses. Si l'on a réussi à palper la 4°, la 5° sera prise au jugé et la ligne bi-iliaque servira de contrôle. Sinon, les deux dernières lombaires seront tracées de chaque côté de cette ligne, en haut et en bas.

On se souviendra toujours :

1° Que l'apophyse épineuse d'une vertèbre lombaire est une lame de faible épaisseur, placée verticalement dans le plan antéro-postérieur.

2° Qu'elle se dirige droit en arrière, sans aucune obliquité.

3° Qu'elle est haute et que son bord postérieur mesure en moyenne 2 centimètres à nu, c'est-à-dire abstraction faite des parties molles qui la recouvrent.

4° Que son bord supérieur atteint presque le niveau du bord inférieur des apophyses transverses de la même vertèbre.

5° Que presque toute la hauteur de l'apophyse fait face à l'espace intertransversaire.

Repère interne. — L'apophyse transverse sert ici de guide à l'aiguille, qui après l'avoir repérée *contourne son bord supérieur* et, se dirigeant en dedans vers le rachis, va à la rencontre du nerf à anesthésier.

TECHNIQUE

POSITION DU PATIENT

Le patient sera, comme pour la paravertébrale dorsale, assis, courbé en avant, ou couché sur le côté opposé, un coussin sous la région lombaire, si le rachis s'incurve et gêne le repérage.

POINTS DE REPÈRE

Prendre les repères externes comme il a été dit plus haut, et après avoir préparé le champ anesthésique, tracer à l'iode une ligne parallèle à la ligne médiane ; à *trois centimètres* de celle-ci, faire une « bande de peau d'orange », suivant le tracé linéaire iodé, sur toute la hauteur des futures injections.

PONCTION ET INJECTION

Prendre l'aiguille de 8 centimètres, la piquer à travers cette bande, *normalement au plan cutané, en regard du bord supérieur de l'apophyse épineuse ;* l'enfoncer d'arrière en avant et chercher à quatre au cinq centimètres de profondeur, le contact os-

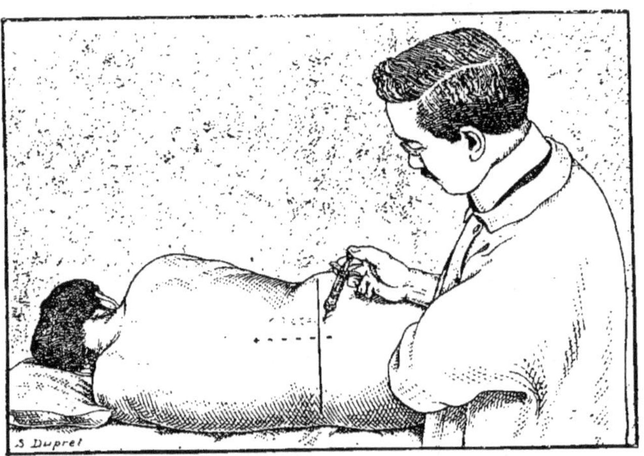

Fig. 105. — Anesthésie paravertébrale lombaire.

Injection de L⁴ du côté droit. Même position que pour la paravertébrale dorsale. L'aiguille pénètre à 3 cm. de la ligne médiane, reconnaît l'apophyse transverse de la vertèbre, passe au-dessus de cette apophyse en s'inclinant légèrement en haut et en dedans vers le rachis, s'enfonce de 2 à 3 cm. à la rencontre du nerf.

seux ; c'est l'apophyse transverse, qu'il faut aborder le plus près possible de son bord supérieur, afin que l'aiguille ne s'incline pas trop lorsqu'elle contournera ce bord. Reculer alors l'aiguille, tout en conservant la direction qu'elle occupe, rejeter le pavillon en dehors de 20 à 25° de telle sorte que l'aiguille vise le rachis ; l'enfoncer doucement, reprendre le contact du bord supérieur de l'apophyse transverse, continuer à l'introduire jusqu'à ce qu'on éprouve la sensation d'avoir dépassé cette apophyse de *trois centimètres* ; il est rare qu'on n'ait pas ici de paresthésies.

Injecter 7 à 8 centimètres cubes de solution à 1% et imprimer à l'aiguille un léger mouvement de va-et-vient.

Dans cette dernière position, l'aiguille croise obliquement d'arrière en avant, de dehors en dedans et de bas en haut, le bord supérieur de l'apophyse transverse de la vertèbre correspondant à l'apophyse épineuse repérée ; mais elle atteint le *nerf*

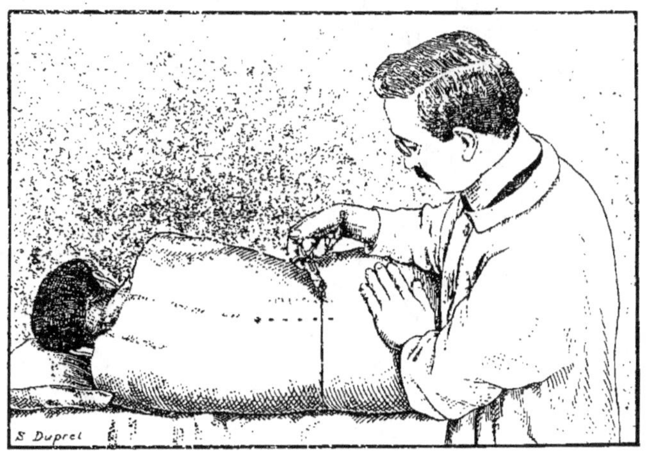

Fig. 106. — Anesthésie paravertébrale lombaire.

Injection de L^5 du côté droit. Après avoir injecté L^4 au-dessus de l'apophyse transverse de L^5, passer l'aiguille au-dessous de cette apophyse, l'enfoncer de 3 cm. afin d'anesthésier le 5e nerf lombaire.

au-dessus puisque tous les nerfs lombaires sortent des trous de conjugaison au-dessous de l'apophyse transverse de la vertèbre correspondante.

On se souviendra aussi qu'au-dessus de l'apophyse transverse de L^1, on rencontre le *douzième nerf intercostal* et au-dessus de L^5, c'est le *quatrième nerf lombaire et non pas le cinquième*. Donc, pour ne pas oublier la dernière paire lombaire, il faudra, après avoir injecté L^4 *au-dessus* de l'apophyse transverse de la cinquième vertèbre lombaire, reculer l'aiguille, la faire passer *au-dessous* de cette même apophyse, obliquement en bas, en dedans et en avant, l'enfoncer de 3 cm. 1/2 et pousser 7 à 8 cc. de la solution à 1 p. 100.

ZONES D'ANESTHÉSIE

Régions lombaire, iliaque, inguino-abdominale, inguino-crurale, pubienne.

INDICATIONS

Opérations sur les fosses iliaques : appendicite, résection iléo-cœcale, etc. Hernies inguinales, crurales. Opérations sur la région inguino-crurale. Opérations sur la région lombaire ; néphrectomie, néphrostomie, etc. (Voir chap. *Opérations*, page 276.)

ANESTHÉSIE PARAVERTÉBRALE SACRÉE

A) **Anesthésie trans-sacrée.**

B) **Anesthésie pré-sacrée.**

C) **Anesthésie sacrée par voie épidurale** (1).

L'anesthésie paravertébrale sacrée se fait par deux voies : la *voie postérieure*, qui permet à l'aiguille d'atteindre les troncs nerveux en passant par les foramens du sacrum ; la *voie antérieure*, par laquelle la solution anesthésique est poussée sur la concavité du sacrum, en plein plexus.

ANATOMIE

Le sacrum. Le sacrum est un os triangulaire à base supérieure, médian, symétrique, s'articulant de chaque côté avec les deux os iliaques, en haut avec la cinquième vertèbre lombaire et en bas avec le coccyx. Considéré en place, il est oblique d'avant en arrière ; cela a une grande importance comme nous le verrons plus loin. Sa face postérieure est convexe tant dans le sens vertical que dans le sens transversal. Sa face antérieure est concave aussi bien verticalement que transversalement. La face postérieure du sacrum, très irrégulière dans toute son étendue, présente, entre autres éléments anatomiques, la crête médiane des apophyses épineuses (crête sacrée), qui se termine ordinairement au niveau du quatrième trou sacré par deux branches divergentes ; ces branches ont la forme d'un V renversé (∧) et se terminent par un renflement plus ou moins marqué, suivant les sujets. Ce sont les cornes sacrées, qui limitent la partie inférieure du canal sacré.

De chaque côté de la ligne médiane, se trouve la ligne des trous sacrés postérieurs disposée presque parallèlement à la crête sacrée, s'écartant cependant un peu en haut. Ces trous sont quelquefois placés en regard des apophyses correspondantes et peuvent servir de contrôle chez les sujets très amaigris. Ils sont au nombre de quatre :

---

(1) L'anesthésie sacrée par voie épidurale n'est pas une méthode paravertébrale. La description de cette technique trouve cependant sa place dans ce chapitre, parce que les résultats jusqu'ici obtenus sont presque identiques à ceux que donne la paravertébrale sacrée.

le premier a son centre placé à environ 2 centimètres 5 de la ligne médiane et le quatrième à 1 centimètre 5 en moyenne. Ces trous sont ovalaires, à grand diamètre transversal, mesurant en moyenne un centimètre, par conséquent assez grands pour être traversés facilement par l'aiguille. Une particularité est attachée au premier trou sacré :

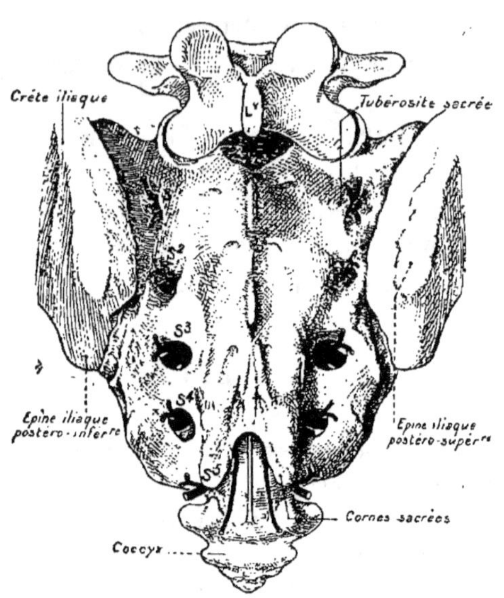

Fig. 107.
Rapports anatomiques du segment sacré
(face postérieure).

Les trous sacrés postérieurs sont situés sur deux lignes légèrement obliques de haut en bas et de dehors en dedans, placées de chaque côté de la ligne médiane. Chacune de ces lignes est distante de la ligne médiane de 2 cm. 5 au niveau de S², et de 1 cm. 5 au niveau de S⁵.

L'épine iliaque postérieure et supérieure est située généralement en regard de l'espace entre les deux premiers trous sacrés, qui sont séparés l'un de l'autre par la largeur d'un pouce environ (2 cm. 5). Ici elle est en regard de S².

S⁵ est immédiatement en dehors de la corne sacrée ; S³ et S⁴ sont intermédiaires à S² et S⁵, tous séparés les uns des autres par un travers de doigt environ.

le premier tubercule sacré surplombe souvent, en forme de triangle, la partie inféro-interne du premier trou sacré, ce qui aveugle en partie la lumière de ce trou, et rend d'autant plus difficile sa localisation. On le recherchera avec plus de soin.

La face antérieure du sacrum n'offre rien de particulier pour les besoins de notre technique. Se rappeler toutefois : 1° qu'elle est lisse comparée à la face postérieure ; — 2° que la ligne passant par le centre des trous sacrés antérieurs est, comme celle des trous sacrés postérieurs, presque parallèle à la ligne médiane, s'écartant légèrement en haut ; — 3° que cette ligne est distante de 2 centimètres environ de la ligne médiane.

Les nerfs sacrés. Comme tous les nerfs rachidiens, les troncs sacrés se divisent en deux sortes de branches, les unes postérieures tra-

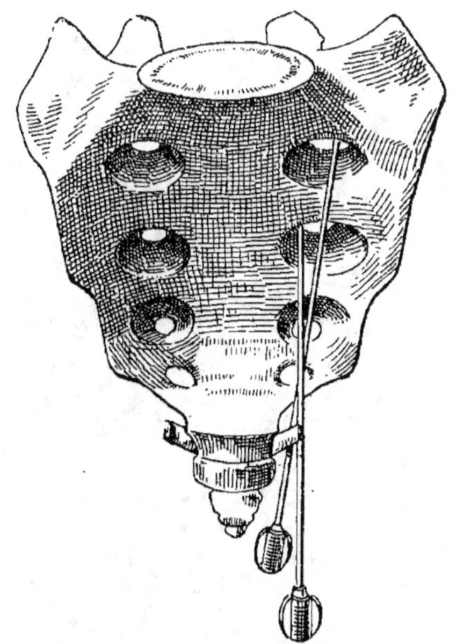

Fig. 108. — Anesthésie pré-sacrée.
La face antérieure du sacrum montrant la direction
des trous sacrés antérieurs.

versent les trous sacrés postérieurs pour se rendre à la région fessière, les autres antérieures passent par les trous sacrés antérieurs, et vont constituer les plexus sacré et sacro-coccygien.

Plexus sacré. Le plexus sacré est constitué par les branches antérieures des *trois premiers nerfs sacrés,* auxquels se joignent le *tronc lombo-sacré,* (quatrième et cinquième paires lombaires) et la branche ascendante de la *quatrième paire sacrée.* Ces nerfs se réunissent en avant de la grande échancrure sciatique, en formant un triangle à sommet tronqué, dont la base est sur la ligne des trous sacrés antérieurs, depuis l'avant-dernier trou de conjugaison de la colonne lombaire, jusqu'au quatrième trou sacré. Ce plexus triangulaire est appliqué sur la face antérieure du muscle pyramidal qui le sépare du sacrum. Il entre en rapport avec les organes contenus dans l'excavation du bassin, particulièrement avec le rectum, dont il est séparé par l'aponévrose pelvienne. Le rectum occupe sa partie interne et le recouvre plus ou moins ; le grand sympathique descend à la base du triangle.

Vers le sommet du plexus sacré, prennent naissance les branches collatérales qui seules doivent nous occuper ici, et la branche unique

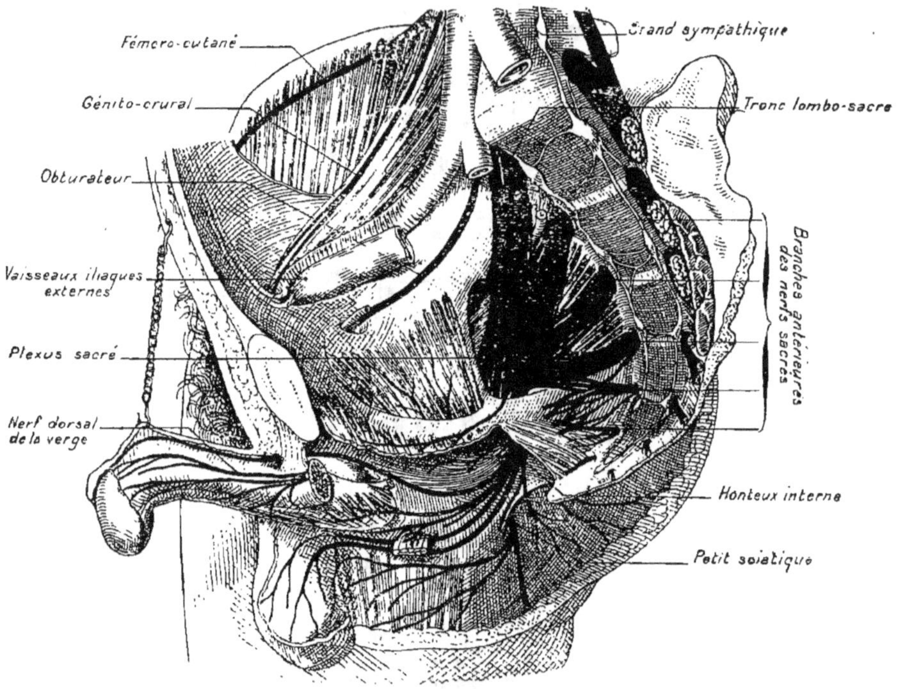

Fig. 109. — Le plexus sacré (d'après Hirschfeld).

terminale, le grand nerf sciatique, se distribuant aux membres inférieurs.

Les branches collatérales se divisent en antérieures et postérieures : viscérales, génitales et pariétales ; seules aux branches antérieures appartient l'innervation des viscères.

Branches viscérales. Elles sont fournies principalement par les *troisième, quatrième et cinquième paires sacrées* ; elles se dirigent en avant sur les parties latérales du rectum et du bas-fond de la vessie et vont se jeter dans les ganglions plats membraniformes du grand sympathique, pour former un entrelacement presque inextricable nommé « plexus hypogastrique », dont les rameaux sont destinés au releveur de l'anus, au rectum, à la vessie, à la prostate et aux vésicules séminales chez l'homme, au vagin, au corps, et même au col,de l'utérus, chez la femme (HIRSCHFELD).

Branche génitale. Elle naît de la division du *nerf honteux interne* sur la face interne de la tubérosité de l'ischion ; (le nerf honteux interne tire son origine des 2ᵉ, 3° et 4ᵉ paires sacrées). La branche génitale donc longe le côté interne des branches ischio-pubiennes, perfore le ligament sous-pubien et innerve la verge chez l'homme (*nerf dorsal de la verge*), le clitoris chez la femme (*nerf clitoridien*).

Branche périnéale. Unique, l'une des deux divisions du *nerf honteux interne* (branche inférieure), est à la fois périnéale et génitale. En effet, son rameau superficiel ou cutané se distribue aux téguments de la portion antérieure du périnée, à la peau du scrotum et à la face inférieure de la verge, son rameau profond ou musculo-urétral, arrivé dans le triangle ischio-bulbaire, se distribue aux muscles transverse, ischio-caverneux, bulbo-caverneux et à la muqueuse urétrale.

Plexus sacro-coccygien. Formé par les branches antérieures des deux derniers nerfs sacrés (4ᵉ et 5ᵉ) et du nerf coccygien, le plexus sacro-coccygien fournit des rameaux au muscle ischio-coccygien, au plexus hypogastrique, aux téguments de la région coccygienne et aux faisceaux inférieurs du muscle grand fessier.

A) ANESTHÉSIE TRANS-SACRÉE

L'anesthésie trans-sacrée consiste à plonger par les trous sacrés postérieurs dans les canaux sacrés et à injecter les nerfs dans ces canaux. Deux points de repère sont ici indispensables : ils sont presque toujours palpables quel que soit l'embonpoint du sujet :

1° L'épine iliaque *postéro-supérieure* qui termine en arrière la crête iliaque.

2° Les *cornes sacrées*.

Pour l'anesthésie trans-sacrée, bien plus que pour les autres techniques, il est indispensable de projeter sur la peau les divers points du squelette qui doivent guider l'opérateur.

TECHNIQUE

POSITION DU PATIENT

Faire coucher le patient à plat ventre, un coussin sous le ven-

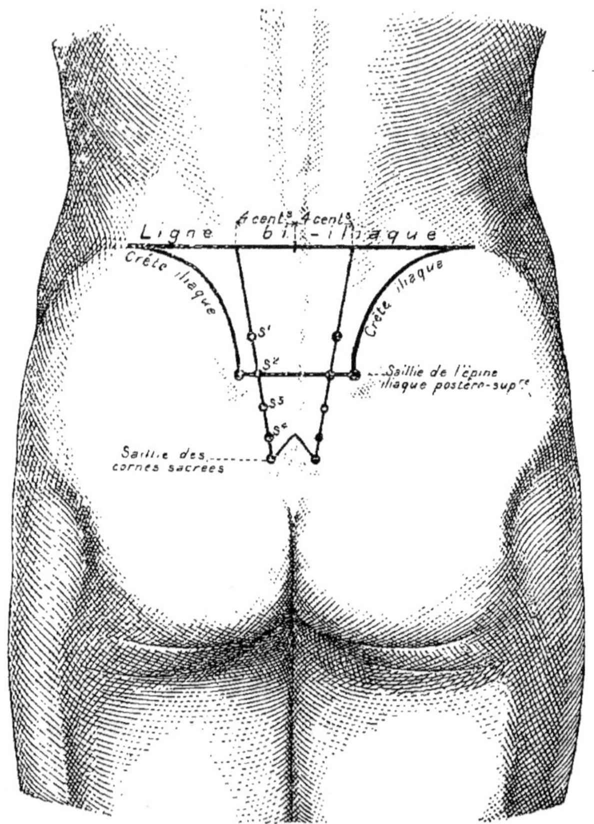

Fig. 110. — Anesthésie trans-sacrée.

Tracé que le débutant doit toujours faire, tant sur le cadavre
que sur le vivant, pour arriver sûrement à passer l'aiguille à travers les trous sacrés postérieurs.
Tracer la crête iliaque, la ligne bi-iliaque et la saillie des cornes sacrées ; mesurer sur la ligne bi-iliaque 4 cm. de chaque côté
de la ligne médiane, y faire un point et relier ces points aux cornes sacrées. Sur ces deux lignes obliques marquer les points d'injection suivants : S² sur la ligne réunissant les deux épines iliaques postérieures et supérieures ; S¹ 2 cm 5 plus haut ; S³ 2 cm.
plus bas et S⁴ à égale distance entre S³ et les cornes sacrées.

tre, afin d'effacer autant que possible la courbure lombaire. Dans

le décubitus latéral l'injection est possible, mais beaucoup plus
difficile.

Toute la région est lavée à l'alcool et le champ anesthésique
est préparé.

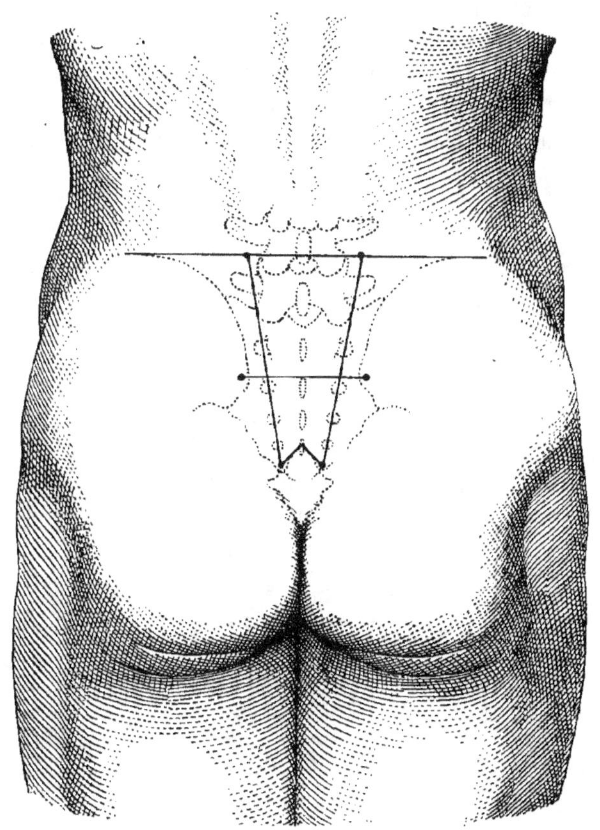

Fig. 111. — Anesthésie trans-sacrée.

Rapports entre le tracé de la figure 110 et le squelette sous-
jacent. Les lignes obliques tracées sur la peau sont dans le plan
antéro-postérieur des trous sacrés. Ne pas diriger l'aiguille en
dedans, car on pousserait la solution inutilement dans la gouttière
sacrée. La ligne bi-épineuse passe un peu au-dessus de S².

POINTS DE REPÈRE

Palper d'une main la crête iliaque, pendant que l'autre en
reproduit, à l'iode ou au crayon dermographique, la courbure
jusqu'à l'épine iliaque *postéro-supérieure*. Tracer la ligne bi-

iliaque tangente à la crête iliaque. Elle passe, dans la position donnée au sujet, au niveau de l'apophyse épineuse de la quatrième vertèbre lombaire. Tracer la ligne réunissant les deux épines iliaques repérées. On repérera facilement les cornes sacrées, en partant de la pointe du coccyx : l'index gauche, placé dans le pli inter-fessier, palpe et reconnaît l'extrémité du coccyx ; la pulpe appuyant sur la face postérieure de cet os, remonte le sacrum et à quelque distance vient buter contre la quatrième apophyse sacrée, dans l'angle formé par les cornes sacrées, dont on reproduira sur la peau la direction et les extrémités.

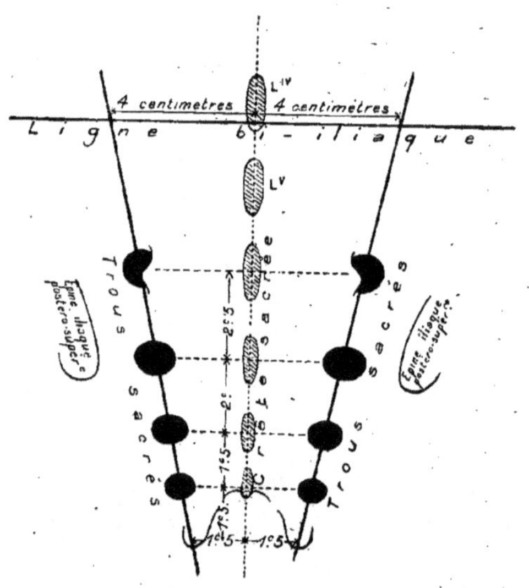

Fig. 112. — Anesthésie trans-sacrée.
Schéma indiquant les mensurations à observer.

Prendre sur la ligne bi-iliaque, quatre centimètres de chaque côté de la ligne médiane et réunir ces deux points aux extrémités des cornes sacrées. Ces deux lignes obliques reproduisent la direction générale des trous sacrés postérieurs ; c'est sur elles qu'on les marquera ; elles passent le plus souvent à 1 centimètre 5 en dedans de la saillie de l'épine iliaque postéro-supérieure. Repérer, par un point à la teinture d'iode ou au crayon dermographique, les trous sacrés postérieurs, suivant le schéma ci-dessus.

PONCTION ET INJECTION

Avec l'aiguille fine de 2 centimètres, faire un « bouton », à chacun des points repérés ; (on pourrait infiltrer une « bande de peau d'orange » sur la longueur indiquée, mais cela demande plus de temps que les boutons). A travers la peau anesthésiée, diriger

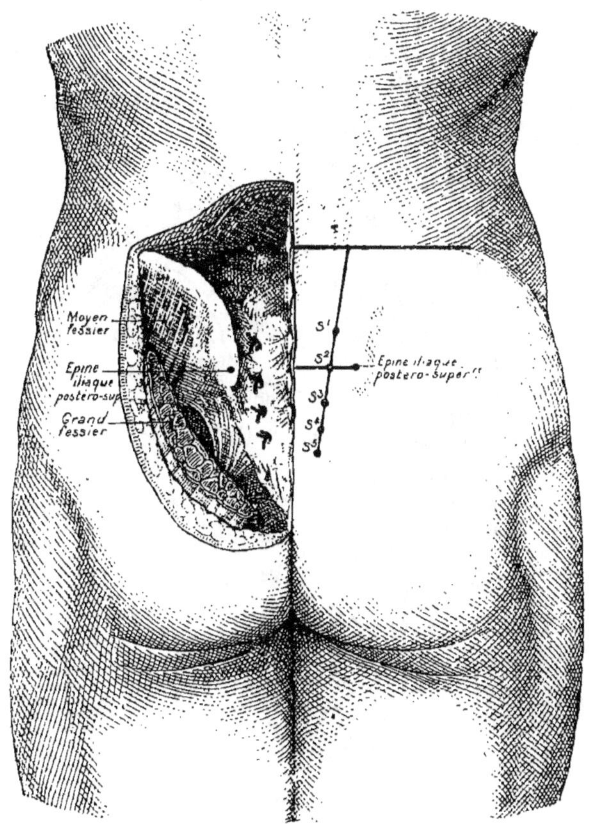

Fig. 113. — Anesthésie trans-sacrée.

A droite. — Tracé identique à la figure 110.

A gauche. — Les parties molles ont été sectionnées, afin de montrer les rapports entre les points de repère pris sur la peau et le squelette sous-jacent. Remarquer le dénivellement des points S¹ à S⁵ et des trous sacrés dans la profondeur. L'oblitération partielle du premier trou sacré par la première tubérosité rend parfois difficile l'injection de S¹.

l'aiguille vers la profondeur en faisant une injection continue de 2 centimètres cubes de solution à 1/2 p. 100, afin d'insensibiliser le parcours de l'aiguille.

En pratique, deux cas peuvent se présenter : l'aiguille rencontre l'os, c'est ce qui arrive généralement ; ou bien elle passe directement dans le trou sacré.

a) Elle rencontre l'os. Reculer l'aiguille et chercher le trou à.

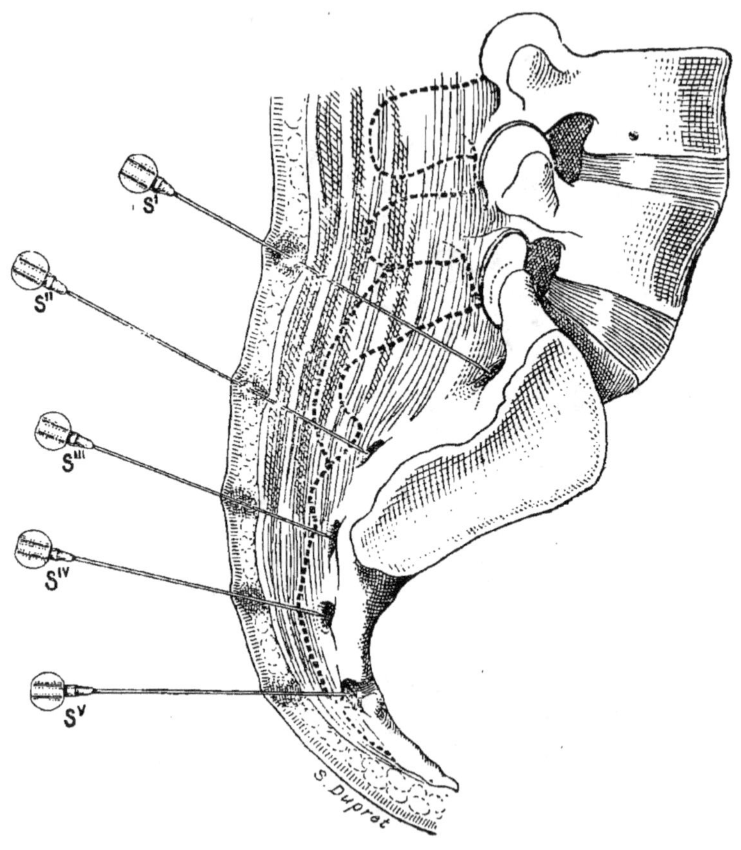

Fig. 114. — Anesthésie trans-sacrée.

La direction de la face postérieure du sacrum par rapport à la surface cutanée. L'épaisseur du sacrum décroît de haut en bas et la direction des trous sacrés est oblique de haut en bas et d'arrière en avant. Pénétrer par les deux premiers trous sacrés de 2 cm. et par les deux suivants de 1 cm. seulement.

tâtons, d'abord dans le sens vertical, puis transversalement, jusqu'à ce qu'on y arrive.

b) Elle passe directement dans le trou sacré. Pour être sûr que l'aiguille ne s'est pas égarée, il est nécessaire de repérer le squelette par les « *points cardinaux* » du trou que l'on suppose avoir atteint. Pour cela, reculer l'aiguille, l'obliquer en haut, puis en bas, puis en dedans, puis en dehors ; si elle rencontre l'os partout à une profondeur inférieure à celle qu'elle avait primitivement atteinte, il est bien certain qu'elle avait du premier coup pénétré dans le trou sacré désiré. On l'y replacera.

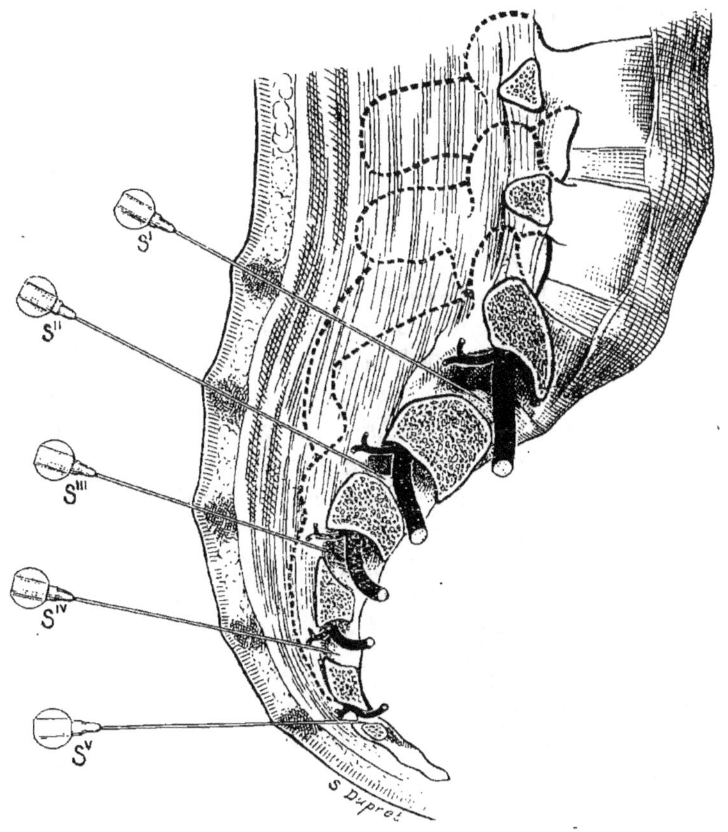

Fig. 115. — Anesthésie trans-sacrée.

La courbure du sacrum et l'épaisseur des tissus qui le recouvrent commandent la direction de l'aiguille qui, piquée un peu plus haut à travers la peau, doit se diriger en bas et en avant pour atteindre les trous sacrés. Souvent on ne prend le contact osseux qu'à 6 ou 7 cm. de profondeur au niveau du premier trou sacré.

L'opérateur se souviendra que l'épaisseur du sacrum diminuant de haut en bas, la longueur des canaux sacrés décroît du premier au dernier. C'est ainsi que le S^1 a 25 mm., le S^2, 20 mm., le S³, 15 mm., le S⁴, 5 à 7 mm. ; on rencontrera la cinquième paire sacrée à un centimètre au-dessous de la peau. Alors, pour injecter les deux premiers trous sacrés, l'aiguille pénétrera dans les trous S¹ et S² de deux cm. après avoir quitté le plan du contact osseux. Par les trous S³ et S⁴, elle pénétrera de 1 centimètre seulement.

Souvent le patient accuse un éclair dans le bassin, dans les organes génitaux externes ou dans la cuisse, suivant le nerf atteint ; retirer alors l'aiguille de 1 à 2 mm., *pas davantage*, avant d'injecter, car il y a intérêt à faire une injection périnerveuse ; l'injection endo-nerveuse, lorsqu'elle est pratiquée sur plusieurs troncs, est un peu shockante. (Voir le chapitre : *Accidents.*) Pousser alors 5 ou 6 centimètres cubes de la solution à 1% dans dans chacun des trous.

Direction de l'aiguille. — Il est important de savoir : 1° que le sacrum est recouvert à sa base d'une couche épaisse de tissus mous qui décroît rapidement de sa base à son sommet ; de là, la nécessité de chercher le contact osseux à une profondeur de 5, 6 et même 7 centimètres, suivant l'embonpoint du patient.

2° Que la direction des canaux sacrés est oblique d'arrière en avant et de haut en bas par rapport à la surface cutanée, de là l'importance de l'obliquité à donner à l'aiguille, surtout pour pénétrer dans les deux premiers canaux. L'aiguille qui pénètre normalement à la surface de la peau a des chances, en touchant le rebord supérieur du trou sacré, d'ignorer qu'elle est à l'orifice du canal ; elle cherchera alors ailleurs, mais en vain. Il y aurait même intérêt à introduire l'aiguille, pour les deux premiers trous sacrés, légèrement plus haut que les points de repère.

Nous devons appeler l'attention des débutants sur les règles suivantes qu'il faudra toujours observer lorsque les points de repère cutanés auront été *bien pris* :

a) Ne jamais diriger l'aiguille obliquement en dedans comme pour la paravertébrale dorsale et lombaire ; les repères cutanés et osseux sont dans le même plan antéro-postérieur. Une obliquité de l'aiguille aurait pour résultat de jeter inutilement la solution dans la gouttière sacrée.

b) Obtenir toujours le *contact osseux en dehors* du trou que l'on repère, sous peine de pousser l'injection sur le bord externe du sacrum, ce qui signifie insuccès.

L'opérateur mettra *toute la douceur possible* à prendre les contacts osseux pour deux raisons : la recherche des trous, faite brutalement, est assez douloureuse pour le patient ; d'autre part, la pointe de l'aiguille, ici plus que partout ailleurs, se recourbe en hameçon et accroche les tissus dans ses mouvements de retrait.

B) ANESTHÉSIE PRÉ-SACRÉE

C'est la *voie antérieure* de l'anesthésie paravertébrale sacrée. Elle consiste à infiltrer toute la concavité du sacrum de solution à 1 % ; l'aiguille devra passer entre le rectum en avant et le sacrum en arrière.

TECHNIQUE

POSITION DU PATIENT

Le patient est placé dans la *position de la taille périnéale* (dorso-sacrée).

POINTS DE REPÈRE

C'est au niveau de l'articulation sacro-coccygienne que l'aiguille doit pénétrer. Pour reconnaître cette articulation, palper le bord externe du coccyx, en partant de sa pointe jusqu'à la saillie de ses angles latéraux : le doigt y est naturellement arrêté par le grand ligament sacro-sciatique, doublé du grand fessier ; *au contact même* de cette saillie, à deux centimètres de la ligne médiane, faire un « bouton » de chaque côté de l'articulation.

PONCTION ET INJECTION

Prendre une aiguille de 8 cent. et l'introduire à travers l'un des « boutons », la diriger *parallèlement* au plan médian antéro-postérieur du corps très obliquement en bas comme pour viser la table. Elle prendra, à deux centimètres plus loin, contact avec le bord externe du sacrum ; dès qu'elle a « senti » le bord externe de la partie inférieure de cet os, charger la seringue de la solution à 1 %, et en injecter 5 cc. ; c'est là qu'est le cinquième nerf sacré ; abaisser légèrement le pavillon de l'aiguille, prendre contact avec l'os un peu plus haut, un centimètre plus loin, et injecter encore 5 centimètres cubes et ainsi de suite jusqu'à ce que l'aiguille ait été introduite de 7 centimètres environ (il ne faut jamais enfoncer l'aiguille jusqu'à la garde) ; cette première aiguille ne pouvant plus servir étant trop courte, en prendre une autre de 12 centimètres et l'introduire suivant la dernière direction qu'occupait la première aiguille. Injecter encore 5 cc., la reculer et l'enfoncer moins obliquement, afin qu'elle prenne contact encore plus haut. Elle est ainsi introduite de 10 centimètres, bute aux

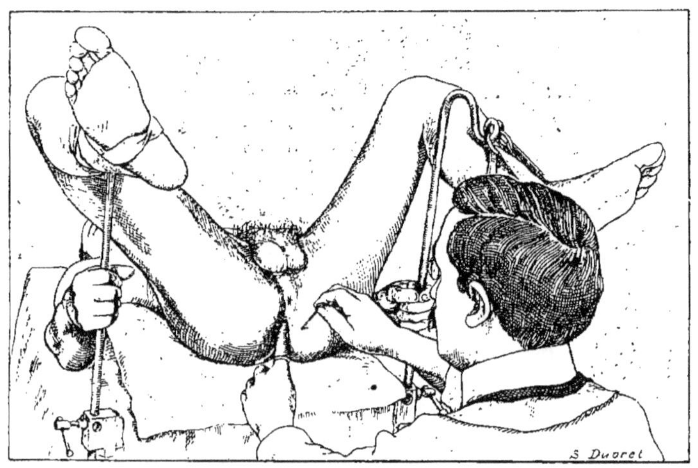

Fig. 116. — Anesthésie pré-sacrée.

Le doigt gauche repère l'articulation sacro-coccygienne en promenant le doigt latéralement de la pointe du coccyx à sa base, jusqu'à ce qu'il soit arrêté par le grand ligament sacro-sciatique. L'aiguille pique au niveau de l'articulation, à 2 cm. de la ligne médiane et *vise la table* pour prendre contact avec le bord inféro-externe du sacrum.

environs de la ligne innominée ou du premier trou sacré, à 2 centimètres de la ligne médiane. Injecter 10 cc. de la solution ; puis dans un mouvement de retour sur la concavité du sacrum, l'aiguille est ramenée de haut en bas, en sentant toujours de la pointe, tantôt le sacrum lui-même, tantôt les troncs nerveux, ce qui se traduit par des douleurs fulgurantes annoncées par le patient. Injecter dans ce second temps 20 cc. de solution. L'anesthésie est bien plus sûre quand la solution est injectée au niveau des troncs mêmes ; mais l'injection péri-nerveuse est à désirer et l'on s'abstiendra de chercher à provoquer des paresthésies mul-

tiples, parce que un peu shockantes. Du reste, la solution diffuse
si facilement que le blocage des nerfs est presque instantané ; il

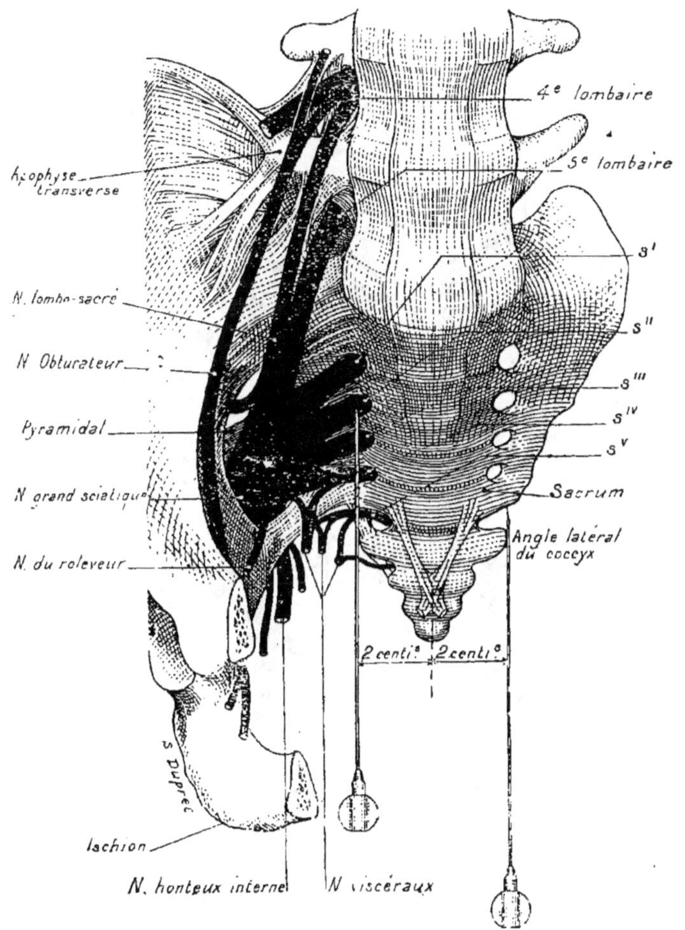

Fig. 117. — Anesthésie pré-sacrée.

A gauche, l'aiguille, piquée à 2 cm. de la ligne médiane, au niveau de l'articulation sacro-coccygienne, prend contact avec le bord latéral du sacrum.
A droite, l'aiguille a été introduite parallèlement au plan médian, et, sans perdre le contact de la face antérieure du sacrum, atteint le deuxième nerf sacré.

est donc inutile de chercher à provoquer des sensations douloureuses.

En résumé, *se tenir exactement parallèle au plan médian*

antéro-postérieur et garder contact constant avec la concavité du sacrum.

Dans un dernier temps, lorsque la pointe de l'aiguille sera

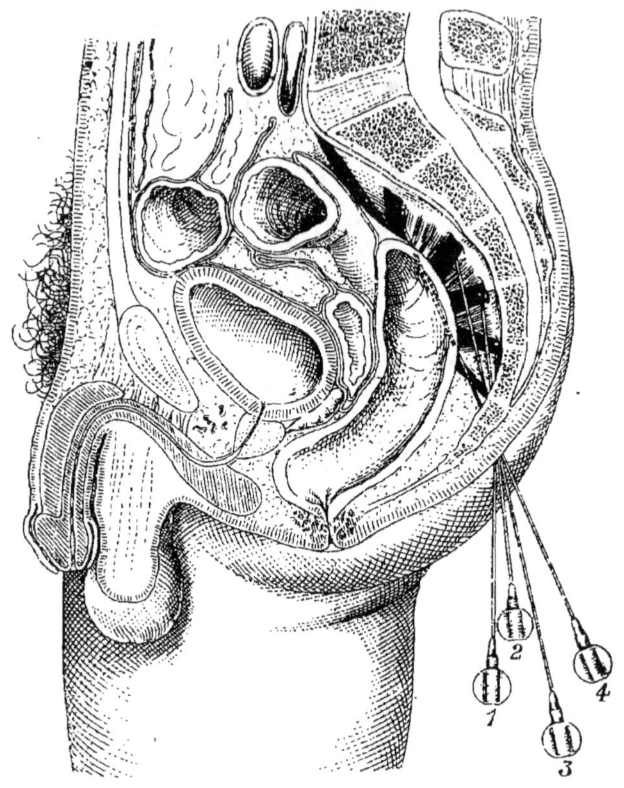

Fig. 118. — Anesthésie pré-sacrée.

Indiquée chez les personnes grosses. Remarquer la direction de l'aiguille pour chaque trou. L'aiguille doit conserver toujours le contact osseux en se tenant parallèlement au plan médian. L'aiguille 4 vise directement le détroit supérieur. Injecter toujours en avançant afin d'éloigner de la pointe de l'aiguille le rectum mal vidé ou d'autres organes occupant éventuellement le cul-de-sac de Douglas. Si l'on met un doigt dans le rectum afin de contrôler la pointe de l'aiguille, il ne faudra l'enlever qu'à la fin de l'anesthésie, sous peine de souiller l'aiguille ou la seringue.

rendue sous la peau, on obliquera le pavillon de l'aiguille en dehors, dirigeant la pointe entre le coccyx et le rectum et l'on y injectera 5 cc. de la même solution pour anesthésier le plexus coccygien.

ZONES D'ANESTHÉSIE

Tout le petit bassin, le périnée et la moitié postérieure des organes génitaux. L'anesthésie ne s'étend qu'imparfaitement à l'utérus et aux annexes.

CHOIX DU PROCÉDÉ

L'anesthésie pré-sacrée est plus séduisante que la trans-sacrée. Elle ne nécessite que deux piqûres et n'a pas besoin de précision anatomique, pourvu que la solution soit jetée sur la concavité du sacrum depuis le premier trou sacré jusqu'au dernier. Le patient est insensibilisé et supporte toutes les opérations portant sur le rectum, le périnée, l'anus, le vagin, le col utérin, la vessie, la prostate (chez l'homme).

Mais un rectum mal vidé remplit l'excavation du petit bassin et rencontre la ligne d'injection ; une technique peu rigoureuse, c'est-à-dire s'éloignant du contact osseux, ou se dirigeant obliquement en dedans, risque de perforer l'ampoule rectale (infection).

La pratique conseillée aux débutants de mettre un doigt dans le rectum pour suivre le trajet de l'aiguille, facilite la technique.

La voie antérieure pré-sacrée est parfois indiquée chez les personnes grasses ; elle n'est guère conseillée pour un cancer du rectum : la trans-sacrée est ici la méthode de choix ; la voie pré-sacrée est moins aseptique, moins précise, moins anatomique, que la voie postérieure trans-sacrée.

L'anesthésie trans-sacrée s'apprend vite avec la *technique en main et l'anatomie du squelette dans l'œil.* Elle est sûre, souvent instantanée, lorsque les paresthésies ont été obtenues. Ces paresthésies sont inévitables trè souvent, mais nous conseillons, encore une fois, de ne pas chercher à les provoquer, quand on est certain que la pointe de l'aiguille est bien dans le canal sacré. Souvent, on observe des petits symptômes de shock, de courte durée (une à deux minutes). Ils n'empêchent pas de continuer les manœuvres anesthésiques. Ils ne sont pas d'origine toxique (voir plus loin).

INDICATIONS

L'anesthésie trans-sacrée est employée dans les *extirpations*

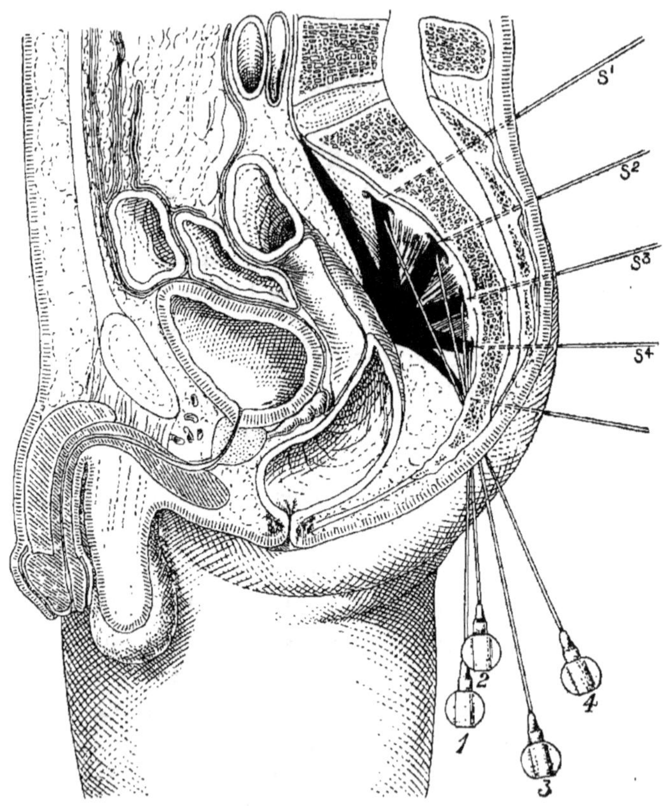

Fig. 119. — Anesthésies pré-sacrée et trans-sacrée.

Les aiguilles S¹, S², S³, S⁴, S⁵, passent par les trous postérieurs pour atteindre les nerfs un à un. Les aiguilles 1, 2, 3 et 4, infiltrent la concavité du sacrum et baignent tout le plexus à la fois.

du rectum, les *prostatectomies*, les *colporraphies*, les *opérations vésicales et sur le périnée.*

C) ANESTHÉSIE SACRÉE PAR VOIE ÉPIDURALE (1)

L'anesthésie sacrée, par voie épidurale, consiste à baigner tous les nerfs contenus dans le canal sacré dans une solution anesthésique introduite par l'espace sacro-coccygien.

ANATOMIE

LE CANAL SACRÉ. Le canal sacré parcourt le sacrum d'un bout à l'autre sur toute sa hauteur ; il est en rapport en haut avec le canal rachidien, dont il est le prolongement ; il se termine, en bas, par un orifice oblique en bas et en arrière, appelé « espace ou hiatus sacro-coccygien ». Cet orifice est occupé par une membrane que CATHELIN a décrite sous le nom de « membrane obturatrice postéro-inférieure ».

Le canal sacré est courbe, à concavité antérieure, comme le sacrum lui-même. Chez le vieillard, la courbure est plus accentuée que chez l'adulte ; chez l'enfant, elle l'est au contraire beaucoup moins, très souvent absente.

Il a la forme d'un prisme, à base concave en avant et à sommet postérieur. Ses dimensions décroissent au fur et à mesure qu'on se rapproche du coccyx.

Sa *paroi antérieure* répond à la face postérieure des corps vertébraux sacrés et est assez rugueuse, parfois même pourvue d'aspérités pouvant rétrécir le canal au niveau de la troisième vertèbre sacrée.

Sa *paroi postérieure*, généralement lisse, répond aux lames vertébrales sacrées, fusionnées entre elles et disposées quelquefois en forme de gouttière. Elle est mince, comparée à la paroi antérieure. Parfois réduite à une lamelle osseuse, comme cela se voit habituellement chez l'enfant ; elle peut faire défaut sur une certaine étendue ; mais il est rare que l'absence de la paroi postérieure du canal sacré transforme ce canal en gouttière.

Latéralement, le canal sacré donne naissance aux trous sacrés, comparables aux trous de conjugaison de la région spinale ; ces trous divergent bientôt en Y ou en V pour laisser passer les nerfs sacrés antérieurs et postérieurs. Ils font communiquer le canal sacré avec le tissu cellulaire du petit bassin et des fosses ischio-rectales, grâce à l'absence des trousseaux ligamenteux qui, dans tout le reste du rachis, oblitèrent les trous de conjugaison en passant du périoste à la gaine nerveuse.

(1) F. CATHELIN, Les injections épidurales, par ponction du canal sacré. Baillère et fils, 1903.

En haut, il communique avec le canal rachidien et l'espace lombo-sacré.

En bas, il se termine par l'orifice dont nous avons parlé plus haut, c'est-à-dire l'espace ou l'hiatus sacro-coccygien.

Espace ou hiatus sacro-coccygien. Les lames vertébrales sacrées, fusionnées entre elles pour former la paroi postérieure du canal, descendent obliquement de telle sorte que la dernière paire prend la forme d'un V ou d'un U renversés. Le coccyx, en s'articulant avec le sacrum, limite avec les branches du V ou de l'U, un espace plus ou moins triangulaire, à base inférieure, qui regarde en bas et en arrière. Si les lames vertébrales sont complètes, ce triangle est petit ; s'il en manque quelques-unes, il sera haut ; la paroi postérieure du canal sacré à ce niveau fera, par le fait, défaut sur une certaine étendue et transformera partiellement le canal en gouttière.

Ordinairement, la hauteur de l'hiatus sacro-coccygien ne dépasse pas le bord supérieur de l'avant-dernière vertèbre sacrée, mais atteint un point intermédiaire entre les deux.

Au sommet de l'hiatus, se trouve la dernière apophyse épineuse (ordinairement S⁴) qui termine la crête sacrée. A ses angles latéraux, sont les saillies terminales des cornes sacrées qui ne sont que l'épaississement des dernières lames vertébrales. Une membrane formée de fibres aponévrotiques à direction verticale, renforcée par les ligaments sacro-coccygiens latéraux, s'étend du sacrum au coccyx et obture complètement l'hiatus, c'est-à-dire l'orifice postéro-inférieur du canal sacré.

Cette membrane apparaît quelquefois comme une simple cloison, oblitérant l'orifice inférieur du canal, d'autres fois, comme des trousseaux fibreux reliant les côtés de l'hiatus à la face antérieure du canal, c'est-à-dire au corps vertébral de la dernière sacrée. De telle sorte que pratiquement, perforer la membrane, c'est passer à travers ce trousseau fibreux.

Les dimensions du canal sacré au niveau du sommet de l'hiatus sont en moyenne de 12 millimètres, transversalement, et de 6 millimètres dans le sens antéro-postérieur.

Contenu du canal sacré. Les organes contenus dans le canal sacré sont :

a) Le cône dural, contenant les nerfs de la queue de cheval. Il s'arrête en général chez l'adulte au bord inférieur de la deuxième vertèbre sacrée, c'est-à-dire à environ 6 centimètres du sommet de l'hiatus sacro-coccygien. Il remonte quelquefois plus haut, jusqu'à l'espace lombo-sacré, si bien que certaines ponctions lombaires sont blanches lorsqu'elles sont faites à ce niveau.

b) Le filum terminale, qui fait suite au cône dural et va s'insérer sur le coccyx.

c) Les nerfs sacrés et coccygiens, qui émergent du cône dural latéralement et se dirigent obliquement, rayonnant en éventail vers les trous sacrés.

d) Les veines intra-sacrées formant un riche plexus de chaque côté du sac dural, s'anastomosant en arcade et accompagnant les nerfs jusqu'aux trous sacrés. Ces veines s'anastomosent avec les veines périrachidiennes extra-sacrées.

e) Un tissu cellulaire lâche, diffluent, fragile, finement vascularisé, comblant les espaces vides, se continuant avec celui de l'espace épidural spinal.

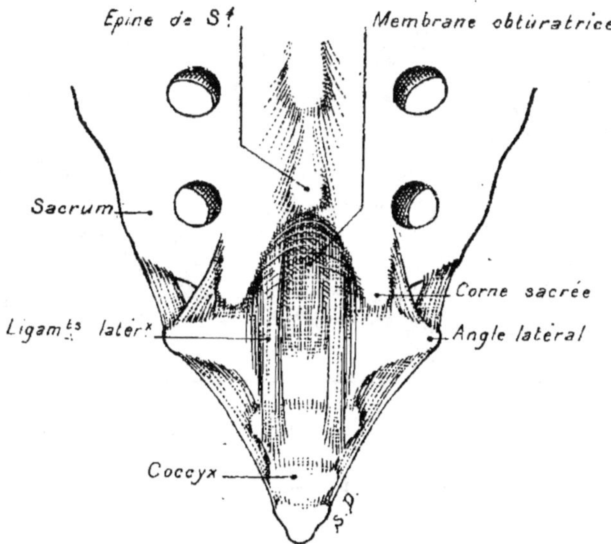

Fig. 120. — Anesthésie sacrée par voie épidurale.

La membrane obturatrice à l'entrée de l'hiatus sacré. C'est elle qu'il faudra percer, comme une peau de tambour, pour entrer dans le canal sacré.

TECHNIQUE

POSITION DU PATIENT

La position importe peu lorsqu'il s'agit d'injections épidurales thérapeutiques ; mais pour les besoins d'une anesthésie, il est indispensable que la solution soit mise en contact avec les deux rangées de nerfs, qui siègent de chaque côté du canal sacré. Donc, les meilleures positions seront : le *décubitus ventral*, un bon coussin sous le ventre, la *génu-pectorale*, la *position de la taille périnéale*, les membres inférieurs étant fléchis au maximum sur le tronc. Mais ces positions ne conviennent pas à certains malades. Il sera bon de savoir les anesthésier dans le décubitus latéral. Dans cette dernière position, le patient est couché sur le côté gauche ; les cuisses et les jambes fléchies, les genoux rapprochés de la face, dans l'attitude « en chien de fusil ». Cette attitude

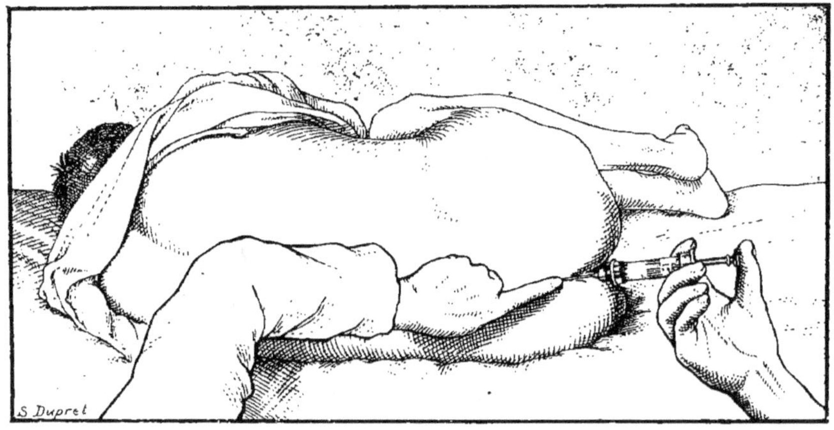

Fig. 121. — Anesthésie sacrée par voie épidurale.

La pulpe de l'index gauche appuie sur la membrane obturatrice afin d'empêcher l'aiguille de s'égarer sur la face postérieure du sacrum.

favorise la saillie des points de repère osseux et tend au maximum la membrane obturatrice sacro-coccygienne. Il est à remarquer que dans la position latérale, la crête sacrée n'est pas dans le prolongement du pli interfessier, mais à environ 1 centimètre au-dessus.

POINTS DE REPÈRE

Promener la pulpe de l'index gauche sur la ligne médiane, en partant de la pointe du coccyx. A un moment donné, le doigt est arrêté par une saillie qui n'est autre que la dernière apophyse sacrée, sommet du V sacré ou de l'hiatus sacro-coccygien (1).

De chaque côté, on sent les cornes sacrées dont les saillies terminales sont faciles à reconnaître, chez les sujets maigres, surtout. En reliant ces trois saillies osseuses, on obtient un triangle dans lequel il faudra ponctionner afin d'entrer dans le canal sacré. *A quel point du triangle ?* Jeter une perpendiculaire du sommet de ce triangle sur sa base et déterminer le milieu de cette

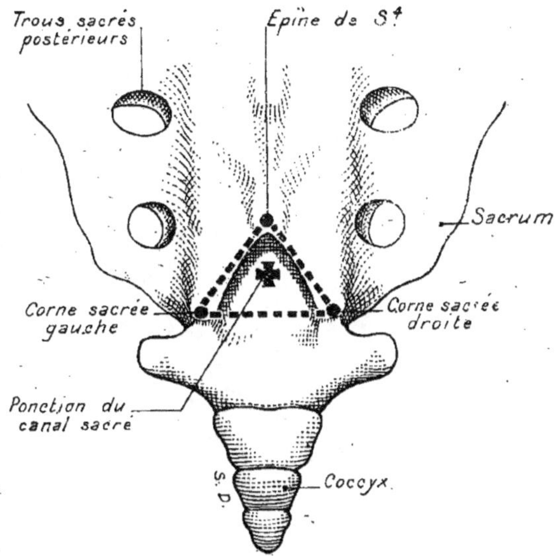

Fig. 122. — Anesthésie sacrée par voie épidurale.

Le lieu d'élection de la ponction du canal sacré est un point situé sur la ligne médiane, près de l'angle supérieur de l'hiatus, à mi-distance entre cet angle et la ligne réunissant les cornes sacrées.

perpendiculaire. Ce point sera le point d'élection de la ponction. Il ne faudra pas ponctionner plus bas, car l'aiguille ne pouvant épouser la courbure de la paroi postérieure du canal sacré, butera contre cette paroi. Si la ponction se fait trop près du sommet du triangle, elle ira frapper contre la paroi antérieure du canal.

(1) On pourra aussi, comme le conseille CATHELIN, repérer la dernière apophyse sacrée, en partant d'en haut, « jusqu'à ce que le doigt tombe dans une dépression triangulaire, à base fessière ».

PONCTION ET INJECTION

La ponction du canal sacré se fait en deux temps:

1ᵉʳ *temps*. — Palper le sommet du V sacré, avec la pulpe de l'index gauche qui, en pressant assez fortement, immobilise la peau et empêche l'aiguille de s'égarer dans le tissu cellulaire sous-cutané.

Prendre de la main droite l'aiguille de 8 centimètres, la piquer au ras et au-dessous de la pulpe de l'index gauche, au point

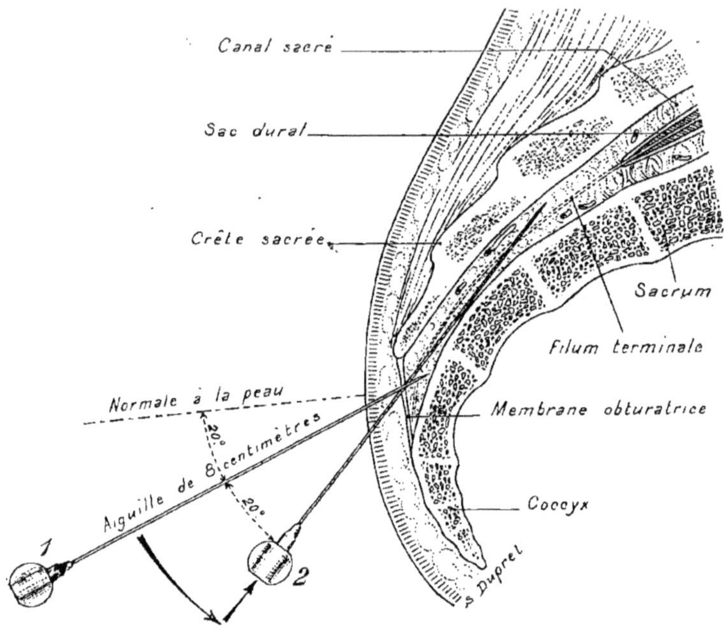

Fig. 123. — Anesthésie sacrée par voie épidurale.

L'aiguille 1 perfore la membrane obturatrice, prend contact avec la face antérieure du canal sacré, s'incline de 20 degrés (position 2) et pénètre dans le canal sans résistance.

d'élection déjà repéré. Incliner le pavillon obliquement vers le pli interfessier en écartant l'aiguille de 20° environ, de la normale à ce point, l'enfoncer jusqu'à ce qu'on ait la sensation d'avoir perforé la membrane obturatrice sacro-coccygienne, comme si l'on crevait une peau de tambour.

Cette sensation ne sera pas recueillie toutes les fois que la membrane obturatrice sera remplacée par des trousseaux fibreux épaissis disposés à l'entrée de l'orifice inférieur du canal ; mais toujours on aura l'impression que la pointe de l'aiguille, après avoir traversé une cloison, est tombée dans le vide.

2ᵉ *temps*. — Enlever l'index gauche qui n'avait d'autre but que d'éviter une fausse route sous-cutanée. Incliner davantage le pavillon de l'aiguille vers le pli inter-fessier, de façon à obtenir un angle de 20° avec la direction qu'avait l'aiguille dans le premier

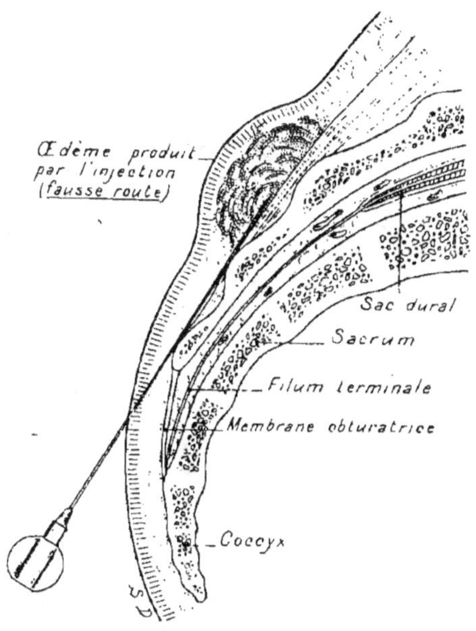

Fig. 124. — Anesthésie sacrée par voie épidurale.

Fausse route : Si l'on ne fixe pas la peau au niveau du V sacré, l'aiguille s'égare sur la face postérieure du sacrum. En poussant l'injection, remarquer s'il ne se produit aucun œdème.

temps. *Introduire l'aiguille de 6 cm. au maximum, en la dirigeant bien suivant le plan médian du corps.* En pénétrant de 6 cm., il n'y a que 4 à 5 cm. d'aiguille dans le canal sacré ; le reste est sous la peau, en dehors de la membrane obturatrice. A moins, on risquerait un insuccès.

L'aiguille doit *pénétrer facilement sans résistance,* comme dans du tissu mou.

S'assurer qu'il ne s'écoule pas de liquide céphalo-rachidien ou de sang, avant d'injecter. Cet incident ne s'accompagne pas d'insuccès, il s'agit de reculer légèrement l'aiguille jusqu'à ce que l'écoulement cesse.

Injecter 30 à 40 cc. de la solution à 1 %, comme suit.

a) Pousser rapidement 15 à 20 cc., sans changer l'aiguille de place. Le liquide atteint alors l'extrémité supérieure du canal sacré et baigne les premiers nerfs qui y sont contenus.

b) Pousser une deuxième injection de 15 à 20 cc., cette fois

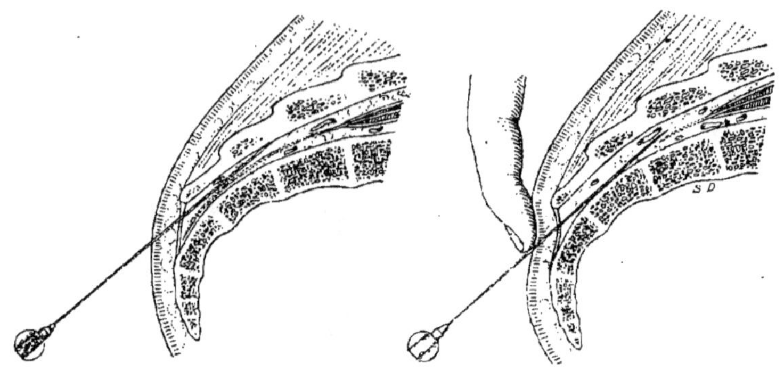

Fig. 125. — Anesthésie sacrée par voie épidurale.

A gauche, la pointe de l'aiguille bute contre la face postérieure du canal sacré, la ponction ayant été faite un peu trop haut.
A droite, l'index appuie sur la peau qu'elle déprime en même temps que la membrane obturatrice et dégage l'aiguille qui alors s'avance librement.

lentement et progressivement, en retirant l'aiguille, de telle sorte que l'injection soit terminée au moment où la pointe quitte la membrane obturatrice. On aura ainsi atteint tous les nerfs de la partie inférieure du canal sacré.

Immédiatement après, faire retourner le patient sur le côté droit, afin que la série de nerfs de ce côté soit mise en contact avec la solution. Puis, coucher le patient sur le dos et attendre 20 minutes avant de commencer l'opération. Une bonne pratique est de faire asseoir le patient dix minutes après avoir pratiqué l'anesthésie, surtout pour les opérations sur l'anus. On pourra aussi employer la solution à 2 p. 100 à la dose de 20 à 25 cc.

En injectant 100 à 150 cc. de solution à 1 p. 100 on obtient, par l'épidurale, une anesthésie remontant jusqu'à l'ombilic et même au-delà (HANNECART). Cette technique donnerait donc à peu près la même anesthésie que l'injection rachidienne mais supprimerait les inconvénients de celle-ci : shock, céphalée, nausées. Le liquide doit être poussé très lentement, car l'injection de cette quantité de liquide est douloureuse lorsqu'elle est un peu rapide. Il faut attendre 20 à 30 minutes pour que l'anesthésie s'étende en hauteur.

ZONES D'ANESTHÉSIE

L'anus, le périnée, le scrotum, la verge, la vessie, la prostate, les fosses ischio-rectales, le rectum, la vulve, le vagin et le col utérin.

INDICATIONS

Hémorroïdes, fistules anales, périnéorraphie, urétrotomie, prostatectomie. Pour cette dernière opération, lorsqu'elle est faite par voie trans-vésicale, il faudra y joindre une infiltration locale sus-pubienne, complémentaire (page 328).

ANESTHÉSIE DU PLEXUS BRACHIAL

Quatre voies sont ouvertes à l'anesthésie du plexus brachial :

  a) **La voie paravertébrale** (ANGLADA-SANTONI).

  b) **La voie axillaire** (HIRSCHEL).

  c) **La voie sous-claviculaire** (Louis BAZY).

  d) **La voie sus-claviculaire** (KULENKAMPFF).

ANATOMIE

Le plexus brachial est formé par les *quatre dernières paires cervicales et la première dorsale.* Après avoir quitté les trous de conjugaison, ces nerfs se réunissent pour former presque toujours un ensemble tellement complexe qu'ils se prêtent difficilement à une dissection élémentaire. Dans son ensemble, le plexus brachial représente un triangle placé en partie dans le triangle sus-claviculaire, en partie dans l'aisselle, croisé transversalement par la clavicule. Sa base s'appuie sur la colonne cervicale, son sommet tronqué descend dans le creux de l'aisselle. Les branches collatérales et terminales du plexus brachial sont au nombre de 18. *Elles émergent à différents niveaux,* suivant les variations individuelles, mais ordinairement, la portion sus-claviculaire du plexus, celle qui nous occupe surtout, fournit 5 branches : *les nerfs du sous-clavier, du grand dentelé, le nerf sus-scapulaire, les branches de l'angulaire, du rhomboïde, les nerfs sous-scapulaires supérieurs* et, au niveau même de la clavicule, prennent naissance les nerfs *grand et petit pectoraux.* Au-dessous de la clavicule, émergent les nerfs du *grand dorsal, du grand rond, du bord inférieur du muscle sous-scapulaire,* le nerf *circonflexe,* le *nerf accessoire du brachial cutané interne, le brachial cutané interne, le musculo-cutané, le médian, le radial et le cubital.* L'accessoire du brachial cutané interne reçoit des anastomoses des deuxième et troisième nerfs intercostaux.

Rapports anatomiques. — La *première côte* est dans un plan presque horizontal, légèrement incliné en bas et en avant ; elle croise la clavicule ordinairement vers son tiers-interne et forme avec cet os, un angle ouvert en dehors et en arrière qui est généralement un angle aigu, rarement un angle droit.

Le *plexus brachial*, presque constitué, quitte le rachis, se dirige
en dehors et un peu en avant entre les scalènes, croise la face supérieure de la première côte et passe au-dessous de la clavicule qu'elle
vient croiser presque à angle droit à sa partie moyenne. Superficiellement, le prolongement de la veine jugulaire-externe marque ce point
d'entrecroisement claviculaire avec assez de précision.

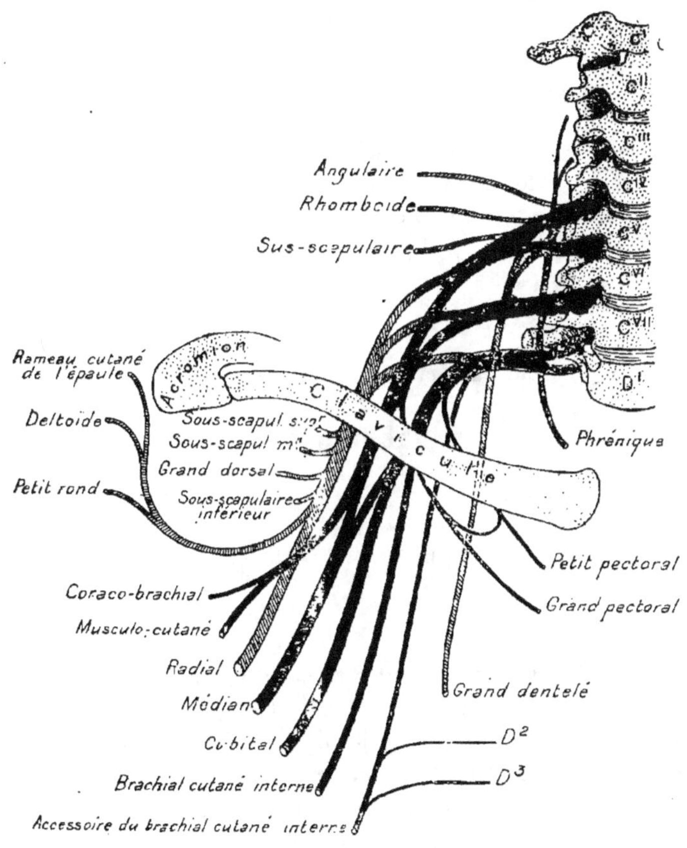

Fig. 126. — Anesthésie du plexus brachial.

Schéma montrant l'émergence haute des nerfs grand dentelé, angulaire,
rhomboïde et sus-scapulaire ainsi que les racines postérieures (hachurées)
qu'on n'est jamais certain d'atteindre, par la technique de Hirschel.

L'artère sous-clavière, en émergeant de l'orifice supérieur du
thorax, passe aussi entre les scalènes, appuyée sur la face supérieure de
la première côte, longeant en avant et en bas le plexus brachial et
croise la clavicule en son milieu ; elle la croise plus obliquement que
le plexus. On la sent battre le plus souvent à ce niveau, surtout à

droite. Ce paquet vasculo-nerveux est presque sous la peau dont il est séparé par le peaucier et l'aponévrose cervicale moyenne. Il ne faudra pas aller le chercher trop loin.

L'artère scapulaire postérieure ou cervicale transverse, très flexueuse, traverse ordinairement le scalène postérieur et le plexus d'avant en arrière, pour disparaître sous le trapèze ; mais elle passe quelquefois tout à fait en avant. L'artère cervicale transverse superficielle suit un trajet parallèle, mais est sous-aponévrotique. Elle passe à deux centimètres environ au-dessus de la clavicule ; elle est ordinairement grêle, mais peut suppléer la cervicale transverse ; elle est alors grosse.

L'artère sus-scapulaire croise en avant le scalène antérieur, suit le bord postérieur de la clavicule et parcourt la base du triangle sus-claviculaire pour se rendre à l'échancrure coracoïde ; elle est rarement rencontrée avec notre technique. Tout ceci offre beaucoup d'intérêt, comme nous le verrons plus loin.

a) **Voie paravertébrale** (ANGLADA-SANTONI).

TECHNIQUE

POSITION DU PATIENT

Couché sur le côté opposé, un coussin sous la tête.

POINTS DE REPÈRE

Tracer la ligne médiane inter-épineuse puis deux autres lignes parallèles à la première, une de chaque côté de la colonne cervicale, à 30 millimètres de la ligne médiane. Repérer l'apophyse épineuse de C⁶. Si elle n'est pas palpable, tirer une horizontale passant par le bord inférieur du *cricoïde :* elle coupe les lignes parallèles para-médianes au niveau de l'apophyse transverse de la 6° cervicale.

Faire un « bouton » à ce point et trois autres « boutons », dont l'un de 15 millimètres *plus haut* et les deux autres, *plus bas*, espacés de 15 mm. chacun. Par ces quatre « boutons », on atteint les 5°, 6°, 7° et 8° branches cervicales. Pour injecter la 1ʳ° dorsale, faire un autre « bouton » à 35 mm. de la ligne médiane et 2 cm. au-dessus de l'apophyse épineuse de la première vertèbre dorsale.

PONCTION ET INJECTION

Par les quatre premiers « boutons », introduire l'aiguille de 6 ou 8 cm. d'arrière en avant, dans un plan parallèle au plan médian du cou ; prendre contact avec les masses latérales, puis déplacer la pointe de l'aiguille en dehors et en avant de 1 cm. Par le dernier « bouton », prendre le contact osseux de la première côte, contourner son bord inférieur et diriger l'aiguille légèrement en dedans.

Injecter 5 cc. de solution à 1 p. 100 à chaque nerf.

b) **Voie axillaire** (HIRSCHEL).

TECHNIQUE

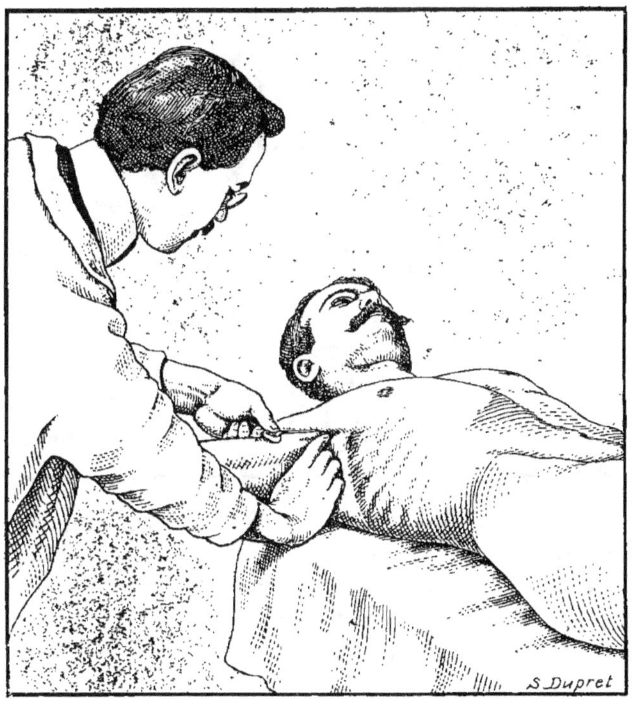

Fig. 127. — Anesthésie du plexus brachial (voie axillaire).

1er *temps*. — La main droite écarte l'artère axillaire pendant que l'aiguille, dirigée parallèlement à l'axe du membre porté en abduction, pénètre au-dessous du grand pectoral. (Même technique pour l'anesthésie du médian et du cubital.)

POSITION DU PATIENT

Le patient, couché, a le bras étendu en forte abduction.

PONCTION ET INJECTION

L'anesthésiste, d'une main, fixe l'artère axillaire et l'aiguille est enfoncée le plus loin possible en haut, sous le grand

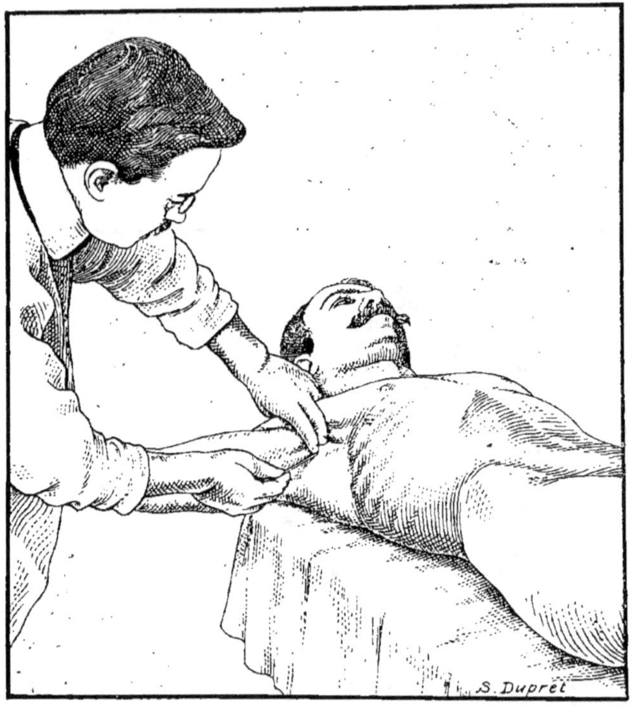

Fig. 128. — Anesthésie du plexus brachial (voie axillaire).

2º *temps*. — La main gauche écarte l'artère axillaire, l'aiguille par le même « bouton » passe en arrière de l'artère, pénètre profondément afin d'essayer d'atteindre le nerf radial.

Se méfier des veines volumineuses de l'aisselle et ne jamais pousser l'injection sans être sûr de n'avoir pas ponctionné un de ces vaisseaux (injection intraveineuse).

pectoral, suivant l'axe longitudinal du bras. En enfonçant l'aiguille, il faut injecter la solution pour repousser les vaisseaux et éviter leur blessure. On baigne ainsi, avec quelques seringues de solution, en haut le nerf médian et plus en avant, le nerf cubital.

Il faut pénétrer plus profondément sous l'artère, à peu près à la hauteur de l'insertion du muscle grand dorsal, pour atteindre le nerf radial. L'artère est ainsi entourée de solution et avec quelques précautions, sa blessure ou celle de la veine sont évitées.

Injecter 30 ou 40 cc. de la solution à 2 p. 100.

c) **Voie sous-claviculaire** (Louis BAZY).

Cette technique est basée sur l'établissement pour les nerfs, de « lignes d'anesthésie », comme on a établi pour les artères des « lignes de ligature ».

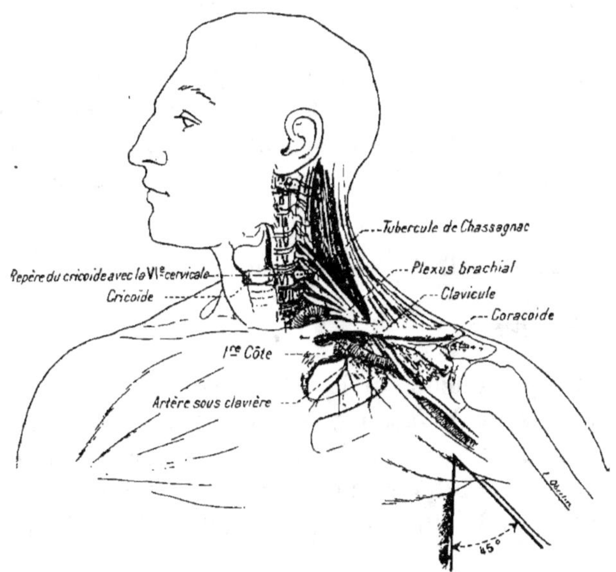

Fig. 129. — Anesthésie du plexus brachial par voie sous-clavivulaire.

Remarquer que le cartilage cricoïde correspond à l'apophyse transverse de la 6e cervicale (tubercule de Chassaignac). Celui-ci peut être repéré par le palper ; c'est là que l'aide devra appuyer l'index-repère, au moment de l'injection. A droite, on voit l'apophyse coracoïde ; c'est à un doigt en dedans que se trouve le plexus brachial, c'est là que l'opérateur, immédiatement au-dessous de la clavicule, devra piquer l'aiguille et la diriger dans le sens du tubercule de Chassaignac. On remarquera que le bras étant écarté à 45°, l'artère axillaire s'éloigne ainsi du plexus brachial, attirée par les deux branches thoraciques qui sortent de son bord inférieur ; l'artère repose sur la première côte.

Le plexus brachial affecte la forme d'un éventail dont l'axe est constitué par la 7e paire cervicale. L'origine de cette racine se fait immédiatement au-dessous du tubercule antérieur de l'apophyse transverse de C⁶. (Tubercule de Chassaignac). Il se trouve au même niveau que le bord inférieur du cartilage cricoïde. Le tubercule de Chassaignac est donc le premier point de repère.

Après s'être groupées autour de la septième racine cervicale, les autres branches du plexus brachial s'engagent dans un défilé compris entre la clavicule et la première côte, puis passent à l'aplomb de l'apophyse coracoïde. Lorsque le bras est placé dans une abduction telle que la tangente, passant par le sommet de l'apophyse coracoïde, vient aboutir au tubercule de Chassaignac, cette ligne indique exactement la direction du plexus brachial qui est situé à un travers de doigt au-dessous d'elle. On peut donc la considérer comme « la ligne d'anesthésie » et l'apophyse coracoïde constitue le second repère. Noter que dans cette position, le bras décrit avec le tronc un angle égal à la moitié de l'angle droit ; l'artère axillaire, retenue au bras par sa branche acromio-thoracique, s'éloigne du plexus brachial en décrivant une courbe à concavité supérieure. On a donc peu de chances de la léser.

TECHNIQUE DE L'INJECTION (Louis Bazy)

POSITION DU PATIENT

Le patient est couché sur la table. Sa colonne vertébrale repose sur un coussin de façon que ses épaules soient en porte à faux, comme pour la ligature de la sous-clavière ou de l'axillaire sous la clavicule. Le bras est pendant et en abduction moyenne ; la coracoïde fait une saillie plus appréciable et le plexus devient plus superficiel.

POSITION DE L'OPÉRATEUR

L'opérateur se place du côté à opérer entre le bras et le tronc. Il repère le sommet de la coracoïde et immédiatement en dedans d'elle, de l'index de la main gauche, il déprime les parties molles, comme s'il voulait rendre plus apparente encore la saillie de la coracoïde.

POSITION DE L'AIDE

Pendant ce temps, l'aide repère le tubercule de Chassaignac sur lequel, lui aussi, il pose son index. Le bras étant placé en moyenne abduction, l'index de l'opérateur et celui de l'aide se font face et l'espace qui les sépare marque le trajet du plexus. Marquer la ligne d'anesthésie sur la peau, avec la solution à 1/2 p. 100.

INJECTION DU PLEXUS BRACHIAL

Sur la bande d'infiltration, piquer avec l'aiguille de 8 cm. presqu'immédiatement au-dessous de la clavicule ; diriger l'ai-

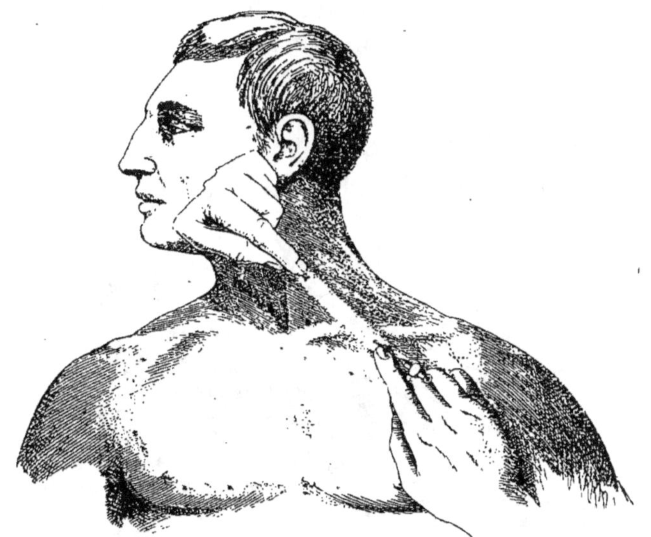

Fig. 13o. — Anesthésie du plexus brachial par voie sous-claviculaire.

Les deux index indiquent « la ligne d'anesthésie ». Le doigt d'un aide appuie sur le tubercule de Chassaignac ; le doigt du chirurgien est placé en dedans de l'apophyse coracoïde, qu'on voit en pointillé. Là, en dedans du doigt, l'aiguille pique immédiatement au-dessous de la clavicule et se dirige dans le plexus brachial ; il sera bon de pousser l'injection en haut, à droite, à gauche et dans la profondeur pour être sûr de baigner les branches du plexus brachial.

guille de façon à ce qu'elle rase le bord postérieur de l'os. Lorsque l'aiguille a légèrement dépassé le niveau de la face supérieure de la clavicule, injecter 10 cc. de NS à 2 p. 100. A ce moment, fléchir le bras comme si on voulait le placer sur la poitrine. Ce faisant, on relâche le plexus brachial et on le porte au devant de l'aiguille.

d) **Voie sus-claviculaire** (Kulenkampff).

C'est celle que nous préférons.

TECHNIQUE

Elle consiste à injecter le plexus brachial au moment où celui-ci croise la première côte, en piquant l'aiguille immédiatement au-dessus de la clavicule, après avoir repéré et écarté du doigt l'artère sous-clavière, afin de ne pas la blesser.

POSITION DU PATIENT

Bien que la position assise soit plus commode pour l'opérateur, nous préférons la position couchée, plus confortable pour le sujet et très rassurante pour l'opérateur.

POSITION DE L'OPÉRATEUR

Toujours du côté à opérer, face à la région sus-claviculaire, la

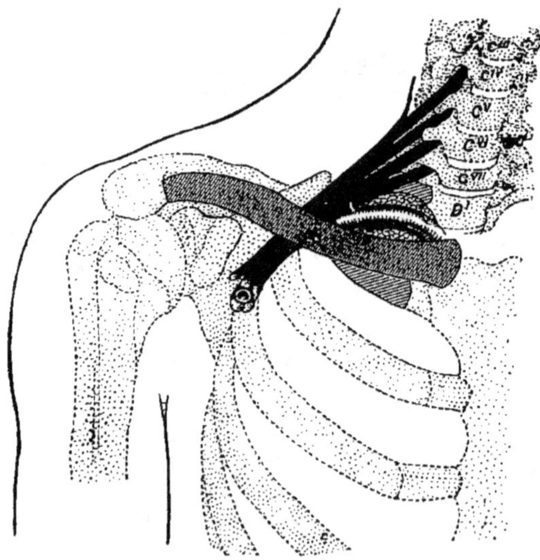

Fig. 131.

Anesthésie du plexus brachial (voie sus-claviculaire).

Schéma I. — Ce que l'opérateur doit avoir « dans l'œil » quand, debout à côté du patient qui est couché, la tête au niveau de l'épaule de celui-ci, face à la région sus-claviculaire, il regarde normalement à la région, vers le milieu de la clavicule; *clavicule et 1re côte forment un angle aigu dans lequel vient se placer le paquet vasculo-nerveux, avant de pénétrer dans l'aisselle.*

tête au niveau de l'épaule du patient et le regard dirigé normalement à la région, vers le milieu de la clavicule ; autrement, les

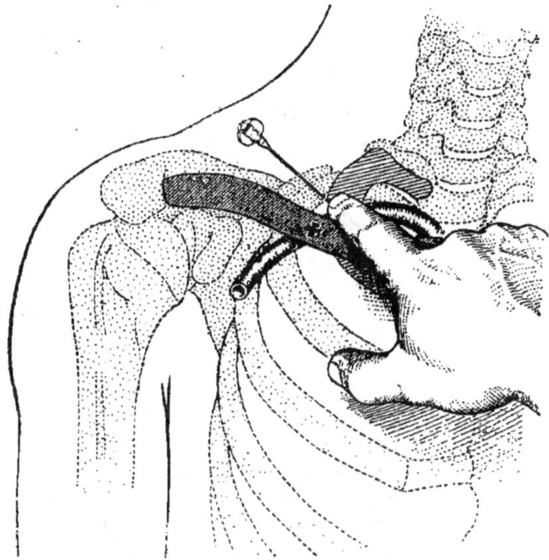

Fig. 132. — Anesthésie du plexus brachial (voie sus-claviculaire).

Schéma II. — L'opérateur doit oublier le plexus nerveux pour ne s'occuper que de l'artère. L'index écarte l'artère en dedans et l'aiguille pique au ras de l'ongle en dehors.

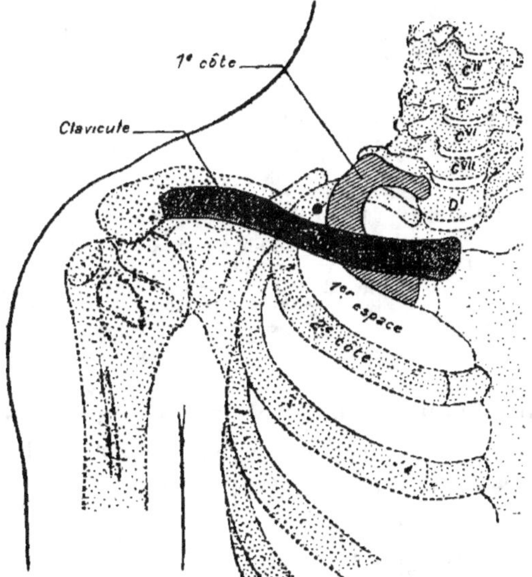

Fig. 133. — Anesthésie du plexus brachial (voie sus-claviculaire).

Schéma III. — Quand l'opérateur sent battre l'artère sous son doigt, il doit oublier qu'elle existe. Donc plus de plexus, plus d'artère ; la première côte devient sa seule préoccupation. Savoir la trouver, c'est réussir.

schémas que nous lui conseillons de graver dans sa mémoire et qui sont pour nous la clé de la technique, seront modifiés au détriment de cette technique. KULENKAMPFF pratiquant l'injection, le patient étant assis, a un schéma qui assure son succès ; nous la pratiquons, le patient couché ; ce schéma change forcément.

Dans cette position réciproque du patient et de l'anesthésiste, les rapports qu'affecte la première côte avec la clavicule

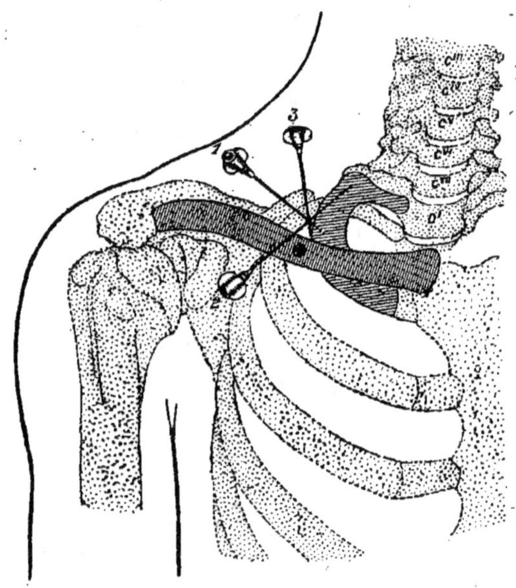

Fig. 134.
Anesthésie du plexus brachial (voie sus-claviculaire).

Schéma IV. — Les trois directions de l'aiguille selon la technique de LABAT. L'aiguille 1 vise la 1re côte ; l'aiguille 2 se couche sur la clavicule, s'enfonce de 15 mm. et injecte au niveau du tubercule de Chassaignac ; l'aiguille 3 pousse la solution sur le bord externe de la 1re côte.

sont particulièrement à retenir et constituent le principal schéma qu'il faut avoir « dans l'œil » : la première côte disposée dans un plan transversal incliné en avant, croise la clavicule vers son tiers interne et les deux os forment un angle aigu ouvert en dehors et en arrière ; dans cet angle, viennent se placer l'artère sous-clavière en dedans et en avant et le plexus brachial en dehors et en arrière. Ces deux éléments, ayant quitté l'espace compris entre les scalènes, sont placés au sommet de l'angle « costo-claviculaire », croisant la face supérieure de la première côte et la face inférieure de la clavicule avant d'entrer dans l'aisselle. L'artère croise le milieu de la clavicule et sa direction est plus oblique que le faisceau nerveux. Ceci constitue un autre schéma important.

POINTS DE REPÈRE

Tracer de chaque côté de la clavicule les articulations sterno-

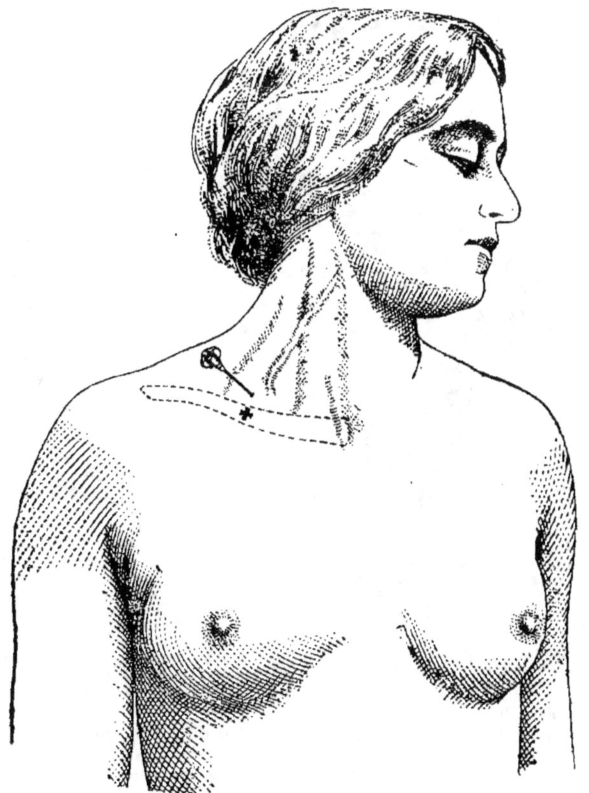

Fig. 135.
Anesthésie du plexus brachial (voie sus-claviculaire).

Prendre le milieu de la clavicule (+) en repérant correctement les articulations sterno et acromio-claviculaire. Ce point est dans le prolongement de la veine jugulaire externe.

claviculaire et acromio-claviculaire ; repérer, entre les deux points, le milieu de la clavicule. Ce point est habituellement dans le prolongement de la veine jugulaire externe et correspond au point de passage de l'artère sous-clavière, derrière la clavicule. Si la veine jugulaire n'est pas visible, elle le devient assez facile-

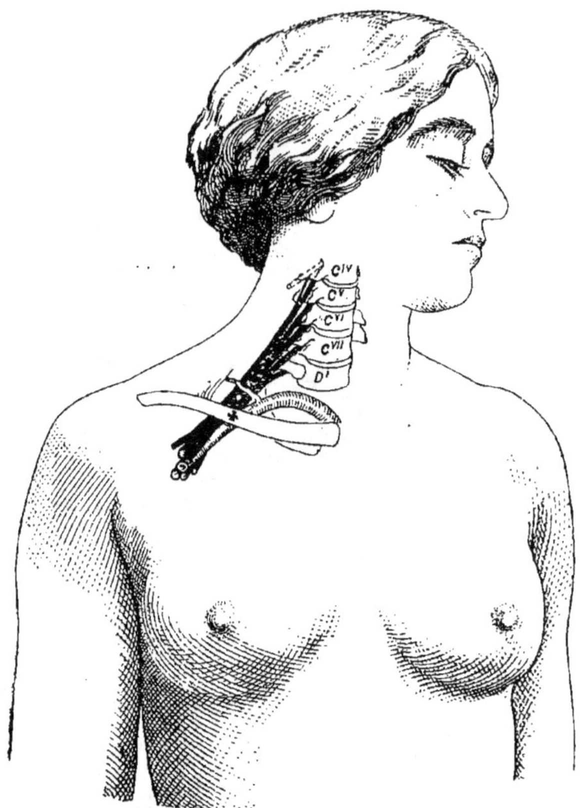

Fig. 136.
Anesthésie du plexus brachial (voie sus-claviculaire).

L'artère sous-clavière et le plexus brachial, en croisant la clavicule, se placent dans l'angle formé par la 1re côte et la clavicule (angle costo-claviculaire). L'artère passe juste au milieu, en dedans du plexus. Ne pas oublier que l'artère sous-clavière transmet souvent ses battements au plexus ; que la cervicale transverse peut être assez grosse pour donner l'impression d'une anomalie de l'artère sous-clavière. Le point blanc sur le plexus indique là où il faut alors piquer pour réussir l'anesthésie.

ment lorsque le sujet, la bouche fermée, gonfle les joues le plus possible. Repérer, avec l'index de la main homonyme au côté à anesthésier, l'artère sous-clavière, dont on sent presque toujours les battements au-dessus et au milieu de la clavicule ; faire à ce niveau un « bouton ». Ne pas oublier que l'artère transmet souvent ses battements au plexus qu'elle croise en avant et en bas et qu'on tient quelquefois le plexus croyant la tenir. Pour éviter

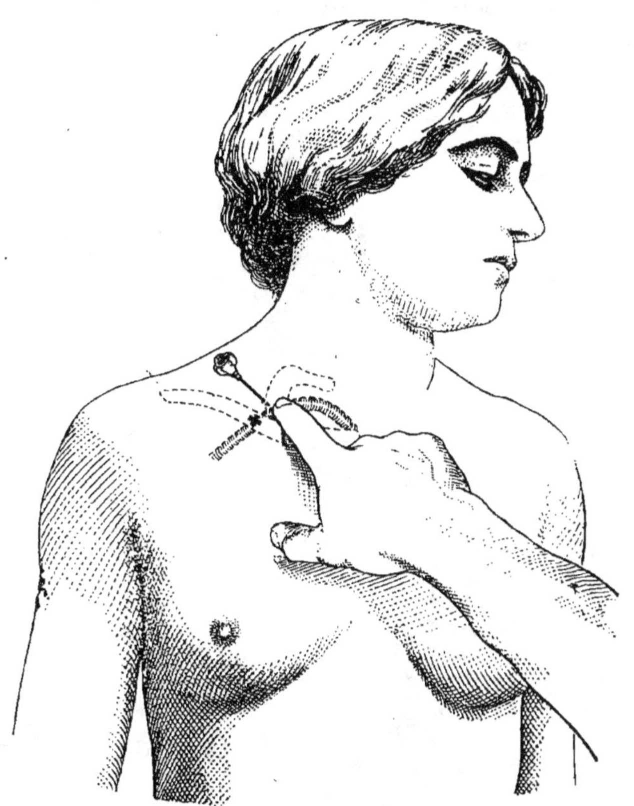

Fig. 137. — Anesthésie du plexus brachial (voie sus-claviculaire).

L'index droit (anesthésie du plexus droit) repère l'artère sous-clavière et l'écarte pendant que l'aiguille, piquée au ras de l'ongle, pénètre à 1 cm. au-dessus de la + qui marque le milieu de la clavicule.

cette erreur, il faut, après l'avoir repérée, promener l'index de dehors en dedans, jusqu'à ce que les battements cessent, puis revenir en arrière jusqu'à ce qu'ils soient perçus nettement. A ce moment, le doigt sent l'artère et le niveau de l'ongle est le point où l'aiguille doit pénétrer.

PONCTION ET INJECTION

1er *temps*. — Prévenir le malade qu'il doit signaler toute sen-

sation qu'il éprouvera dans la main ; prendre l'aiguille de 6 cm.,
la piquer au ras de l'ongle, à travers le « bouton », l'enfoncer
doucement en la dirigeant *en bas, en dedans et en arrière*, comme
pour viser l'apophyse épineuse de la deuxième ou de la troisième
vertèbre dorsale.

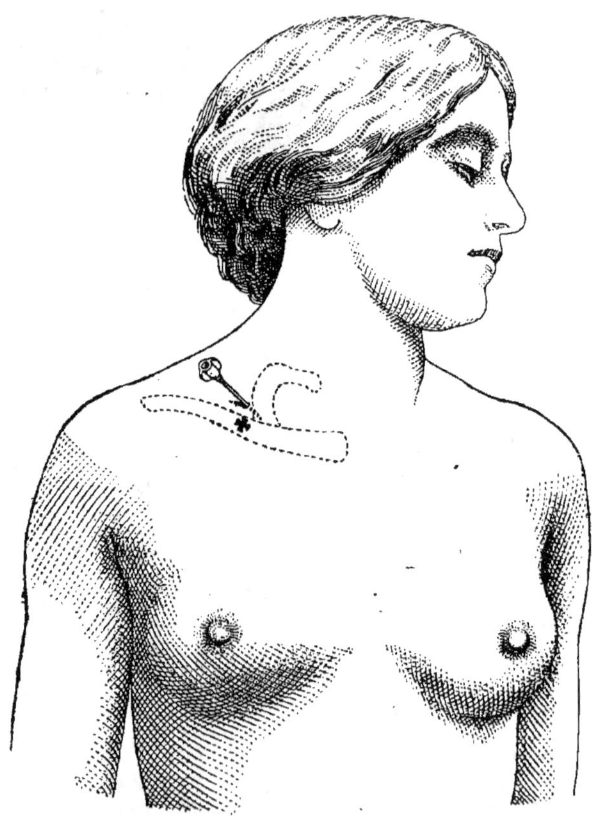

Fig. 138.
Anesthésie du plexus brachial (voie sus-claviculaire).

L'opérateur, oubliant le plexus et l'artère, ne voit que la 1re
côte vers laquelle il dirige son aiguille. Il est alors en plein dans
le plexus, qu'il atteint après avoir traversé la peau et l'aponévrose.

En réalité, on ne vise rien ; l'aiguille est dirigée sur la 1re
côte, située à une faible profondeur (2 à 3 cm., suivant l'embonpoint du patient). C'est le *seul point de repère* profond qui indique que l'aiguille ne s'égare pas. Si au delà de 15 à 20 mm., jusqu'à 30 mm., on n'a pas rencontré la face supérieure de la pre-

mière côte, retirer l'aiguille et prendre une direction *plus oblique et plus en dedans* : le défaut du débutant est de passer trop haut ou trop en dehors en dirigeant très souvent l'aiguille soit horizontalement, à travers les scalènes moyen et postérieur, passant par le fait au-dessus du plexus, soit dans le premier espace intercostal. Il est presque impossible de viser l'apophyse épineuse d'une vertèbre dorsale, en partant de la clavicule ; ce n'est là qu'une façon de représenter la direction à donner à l'aiguille ; c'est la *première côte qu'il faut que l'aiguille « sente »*, afin qu'elle ne s'égare pas. Cette première côte est assez large pour être atteinte avec facilité. Chercher ce repère; en dehors, on tomberait dans la pyramide axillaire ; en dedans, il faudrait aller trop loin pour atteindre le dôme pleural dont la ponction, du reste, s'annonçant par le passage de l'air n'a aucune importance ; on retirerait l'aiguille sans plus s'inquiéter que si on ponctionnait un vaisseau. Ce vaisseau ne serait pas la sous-clavière, puisqu'elle est sous l'index qui l'écarte.

Si l'aiguille est arrêtée par la première côte, sans que le malade ait rien senti, c'est qu'elle a passé entre les troncs nerveux ; modifier légèrement la direction de l'aiguille, jusqu'à ce que des paresthésies s'observent, dans le domaine du médian ou du radial ; il est rare qu'en piquant l'aiguille ,on ne tombe pas d'emblée sur un des troncs du plexus. Le malade accuse une sensation de picotements ou d'engourdissement, « une douleur-signal » fulgurante ou un soubresaut, preuve caractéristique que l'aiguille est bien placée. Alors, adapter la seringue et pousser 10 cc. de la solution à 2 p. 100.

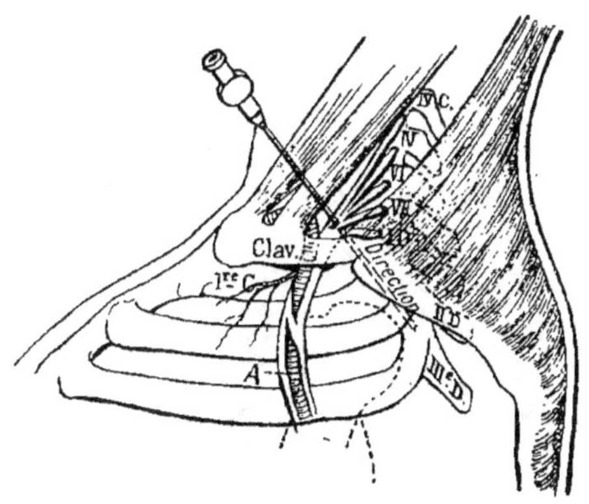

Fig. 139. — Anesthésie du plexus brachial (voie sus-claviculaire).

L'aiguille, en visant l'apophyse épineuse de la 3e vertèbre dorsale, prend la bonne direction. S'exercer ainsi sur le cadavre, pour apprendre à trouver la 1re côte avant d'injecter le plexus.

Ne jamais injecter avant que le malade ait accusé la « douleur-signal ».

Certes il est inutile de « larder » la région dans tous les sens, pour obtenir cette « douleur-signal ». Après deux ou trois essais infructueux, injecter quand même les 10 cc. de solution et passer au deuxième temps.

2ᵉ temps. — Reculer l'aiguille de 8 mm. à peine ; abaisser le

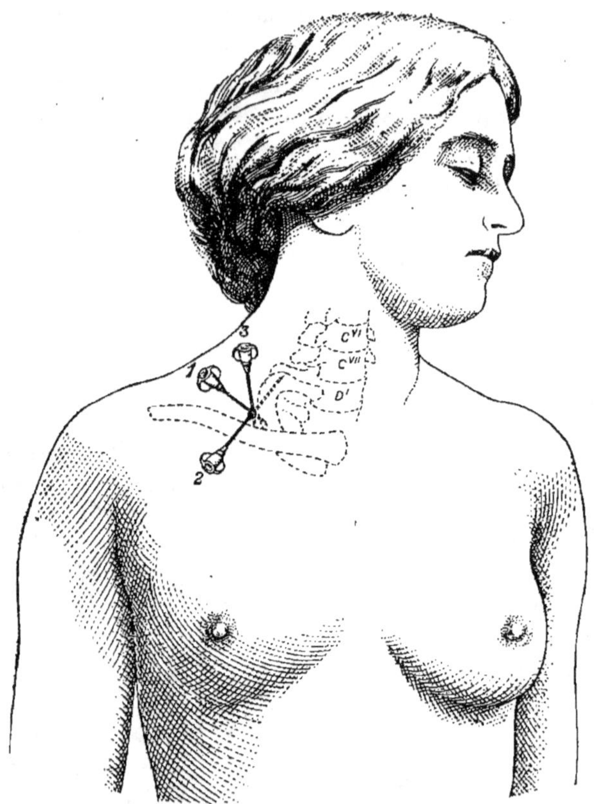

Fig. 140. — Anesthésie du plexus brachial (voie sus-claviculaire).

L'aiguille 1, piquée à 1 cm. au-dessus et au milieu de la clavicule, *dirigée vers la 1ʳᵉ côte*, doit rencontrer le plexus aussitôt après avoir perforé l'aponévrose cervicale. Si après deux ou trois essais on n'obtient pas la « douleur-signal », injecter 10 cc. de solution à 2 p. 100, puis coucher l'aiguille sur la clavicule, viser le tubercule de Chassaignac, l'enfoncer de 15 mm. et pousser 5 cc. de la même solution. Dans un 3ᵉ temps, repérer le bord externe de la 1ʳᵉ côte et là, injecter encore 5 cc. Il est rare que, dans ces trois temps, on n'obtienne pas de paresthésies.

pavillon jusqu'à toucher la clavicule, et diriger l'aiguille obliquement en haut et en dedans comme pour viser le tubercule de Chassaignac. Après l'avoir introduite de 15 mm., environ, pousser 5 cc. de la même solution. Cette deuxième injection haute, se faisant sur le parcours même du plexus, a pour but *soit* de déterminer la « douleur-signal » non obtenue dans la première position, ce qui indiquera alors qu'on est en bonne voie, *soit* d'attein-

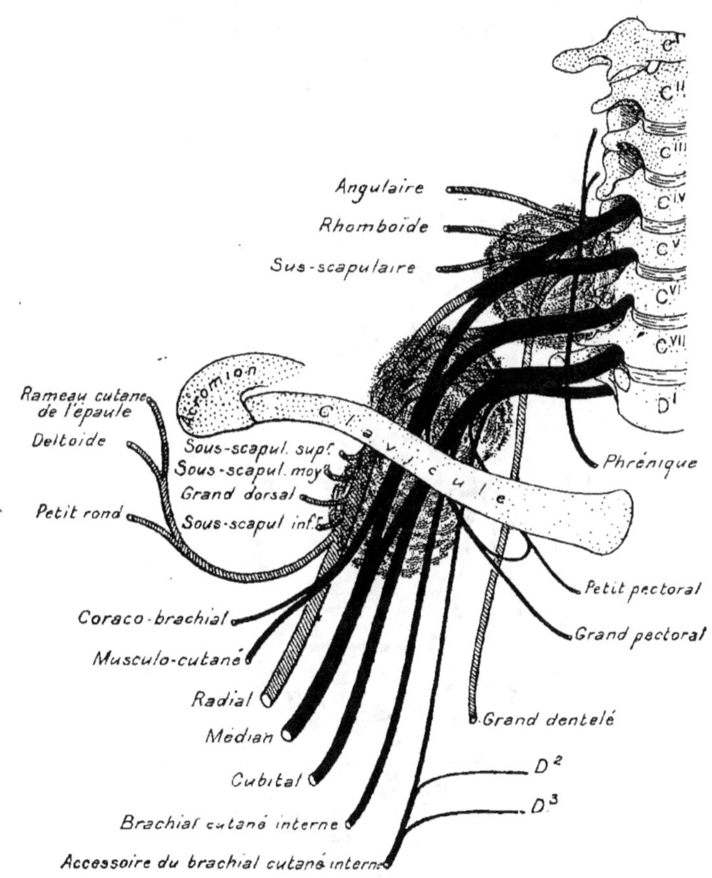

Fig. 141. — Anesthésie du plexus brachial (voie sus-claviculaire).

Schéma montrant les zones d'infiltration du plexus. L'injection haute, au niveau du tubercule de Chassaignac anesthésie les nerfs qui viennent de Civ et Cv ; indispensable pour la désarticulation de l'épaule et la cure radicale du sein cancéreux.

dre l'émergence haute des branches collatérales du plexus : nerfs angulaire, rhomboïde, grand dentelé, etc., et surtout le nerf radial, branche postérieure du plexus.

3e *temps*. — Repérer de nouveau la première côte, aussi près

que possible de l'artère sous-clavière et au niveau du bord externe de la côte, injecter encore 5 cc. de la même solution. Cette
dernière injection est faite dans le but de compléter l'anesthésie
en cas d'anomalies, telle que passage d'une des branches nerveuses au devant de l'artère sous-clavière et que l'on tiendrait sous
le doigt qui écarte cette artère ; l'injection poussée ainsi passe
au-dessous de la clavicule, dans la pyramide axillaire et rejoint

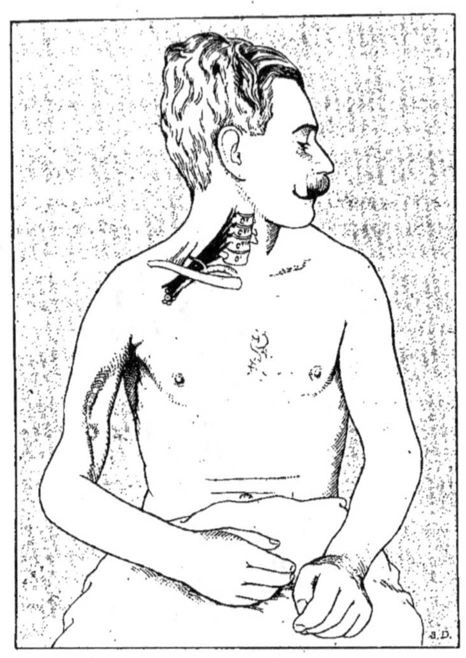

Fig. 142.
Anesthésie du plexus brachial
(voie sus-claviculaire).

Dans certains cas l'artère cervicale transverse
soulève la région par ses battements et peut être
prise pour la sous-clavière. La reconnaître par
sa direction oblique en dehors et en arrière. Piquer l'aiguille entre elle et la clavicule.

cette branche vagabonde au moment où elle rallie son plexus. *Le
massage de la région est toujours indiqué.*

Il est exceptionnel que dans ces trois temps, le malade n'accuse pas de paresthésies.

Il nous est arrivé quelquefois de ne pas sentir battre la sous-
clavière ; il faudra alors prendre la jugulaire externe comme re-

père, appuyer l'index juste sur elle, en déprimant profondément la région en dedans, afin d'écarter l'artère et piquer l'aiguille légèrement en dehors de la veine. D'autres fois, c'est l'artère cervicale transverse qui est très grosse ou passe en avant du plexus et soulève la région par ses battements. On la reconnaîtra par sa direction oblique en dehors et en arrière. Dans ce cas, piquer l'aiguille entre elle et le point qui marque le milieu de la clavicule.

Si l'on a obtenu la « douleur-signal », en une à trois minutes.

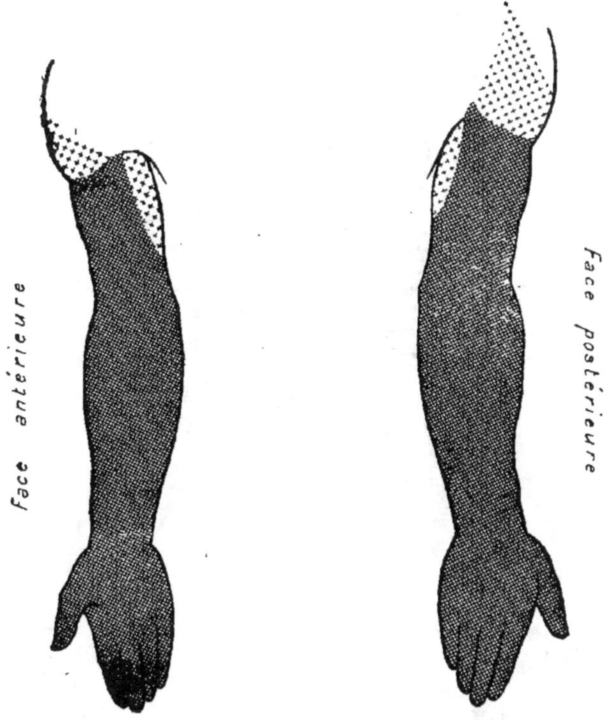

Fig. 143.
Zones d'anesthésie du plexus brachial
(voie sus-claviculaire).

L'hypo-esthésie (petites croix) de l'épaule est due au plexus cervical, celle de la face interne du bras aux intercostaux qu'il faudra bloquer en infiltrant l'aisselle.

l'anesthésie est complète ; sinon, il faudra attendre de cinq à dix minutes. Le succès se manifeste par une hyperémie du bras, due à la paralysie des vaso-moteurs. Tous les muscles innervés par le plexus sont en résolution, mais non paralysés, car le malade conserve le fonctionnement de son membre pendant toute la durée de l'anesthésie qui couvre une période de une à deux heures. Il y a *parésie, lourdeur, fourmillements*, mais non pas paralysie, tout au moins avec la solution que nous employons, à 2 p. 100 et à la dose de 20 cc.

ZONES D'ANESTHÉSIE

L'anesthésie du plexus brachial par voie axillaire porte en même temps sur les anastomoses venues des intercostaux ; celle

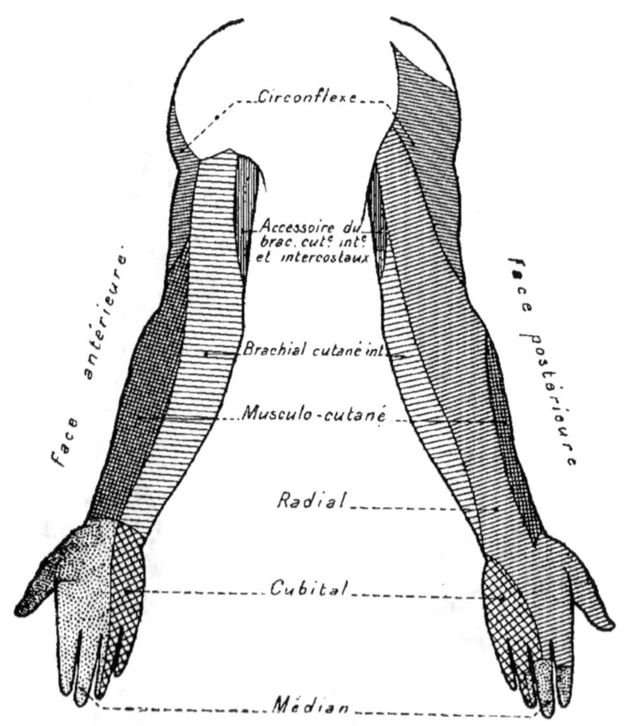

Fig. 144. — Zones d'anesthésie des diverses branches du plexus brachial.

par les autres procédés nécessite l'infiltration de l'aisselle pour que l'analgésie du membre depuis l'aisselle soit obtenue.

L'épaule est hypo-esthésiée dans le domaine du nerf circonflexe, grâce à la sensibilité « en pèlerine » qu'apporte à la partie haute du tronc le plexus cervical superficiel. (Voir *Anesthésie du plexus cervical*).

INDICATIONS

Toutes les interventions sur le membre supérieur. Ablation totale du sein, avec anesthésie complémentaire paravertébrale dorsale, ou infiltration périphérique de la région mammaire.

CHOIX DU PRODÉDÉ

Nous conseillons : **La voie sus-claviculaire de Kulenkampff.**

1° L'anesthésie du plexus brachial par voie paravertébrale (ANGLADA-SANTONI) nécessite plusieurs piqûres et l'anesthésie individuelle des troncs qui entrent dans la constitution du plexus. Il faut être prudent et prendre, sans jamais le perdre, le contact osseux des masses latérales à 4 ou 5 cm, dans la profondeur ; elle sera trop difficile et incertaine entre les mains d'un novice.

2° **La voie axillaire (Hirschel)** est dangereuse, car on risque de percer l'artère ou le paquet veineux volumineux dans cette région. Il faudrait tantôt enfoncer l'aiguille en avant de l'artère que l'on écarterait en arrière, tantôt diriger l'aiguille en arrière de l'artère en accrochant celle-ci du doigt pour l'éloigner de la pointe qui pénètre sans guide. C'est justement en arrière et en dedans que siège le gros paquet veineux de l'aisselle. De plus, le temps de la technique consistant à injecter la solution tout en poussant l'aiguille profondément, demande beaucoup de prudence, le plus habile pourrait faire une injection intra-veineuse de la solution forte et provoquer des accidents. En dernier lieu, les hématomes qui s'y développent rendent l'anesthésie inefficace. (Voir le chapitre : *Accidents.*)

Nous ne la conseillons pas.

3° **La voie sous-claviculaire (Louis Bazy)** est intéressante. Il faut injecter la ligne correspondant au trajet du plexus, derrière la clavicule ; c'est un procédé plus délicat que celui de Kulenkampff; il nécessite la présence d'un aide. Cependant, ce procédé est à la portée du débutant, car il n'offre aucun risque, les points de repère ayant été bien pris.

4° **L'anesthésie du plexus brachial par voie sus-claviculaire (Kulen-**

kampff) est le procédé de choix. Il s'appuie sur trop de points de repère squelettiques pour être dangereux. Le doigt étant posé à l'angle « costo-claviculaire », il n'est plus question d'artère et l'aiguille va droit sur la côte si elle n'a pas, chemin faisant, obtenu des paresthésies.

Nos schémas guideront sûrement le débutant s'ils sont suivis rigoureusement.

—————

ANESTHÉSIE DU NERF MÉDIAN

ANATOMIE

Le nerf médian provient de C^6, C^7, C^8 et D^1. Il naît du plexus brachial, dans l'aisselle, par deux cordons volumineux qui sont ses racines.

La racine externe donne naissance au nerf musculo-cutané ; la racine interne, aux nerfs cubital et brachial cutané interne.

a) Dans l'aisselle, tous ces nerfs se touchent et sont facilement abordables. Le médian est situé en arrière du tendon du grand pectoral, en avant et un peu en dehors de l'artère axillaire ; tout contre le vaisseau, en dehors du médian, descend le musculo-cutané ; en dedans, cheminent le cubital, le brachial cutané interne et son accessoire. Ce paquet vasculo-nerveux est en rapport intime avec la face interne du muscle coraco-brachial, muscle satellite de l'artère axillaire. Ces nerfs cheminent d'abord ensemble, puis se séparent pour gagner leur territoire respectif.

b) Au pli du coude, le médian est devenu solitaire ; après avoir accompagné l'artère humérale verticalement le long de la face interne du bras, il s'est séparé d'elle et s'est placé un peu plus en dedans, au niveau de l'épitrochlée ; les autres nerfs ont suivi chacun un trajet différent. Le N. médian est là, sous-aponévrotique avant de passer entre les faisceaux épitrochléen et coronoïdien du rond pronateur.

c) Au poignet. Du coude au poignet, le N. médian contribue avec le cubital à l'innervation de la loge antérieure de l'avant-bras, et de profond devient superficiel. Il siège alors entre le tendon du grand palmaire et celui du petit palmaire, sous la peau et l'aponévrose. De là, il passe sous le ligament annulaire antérieur et va contribuer, toujours avec le cubital, à l'innervation de la plus grande partie de la main.

C'est donc dans l'*aisselle*, au *pli du coude* et au *poignet* que le nerf médian sera le plus accessible.

ANESTHÉSIE DU NERF MÉDIAN
dans l'aisselle

TECHNIQUE

POSITION DU PATIENT

Couché, le bras tenu par un aide, dans l'extension à angle

droit et en supination. L'opérateur se tient entre le tronc et le bras du patient.

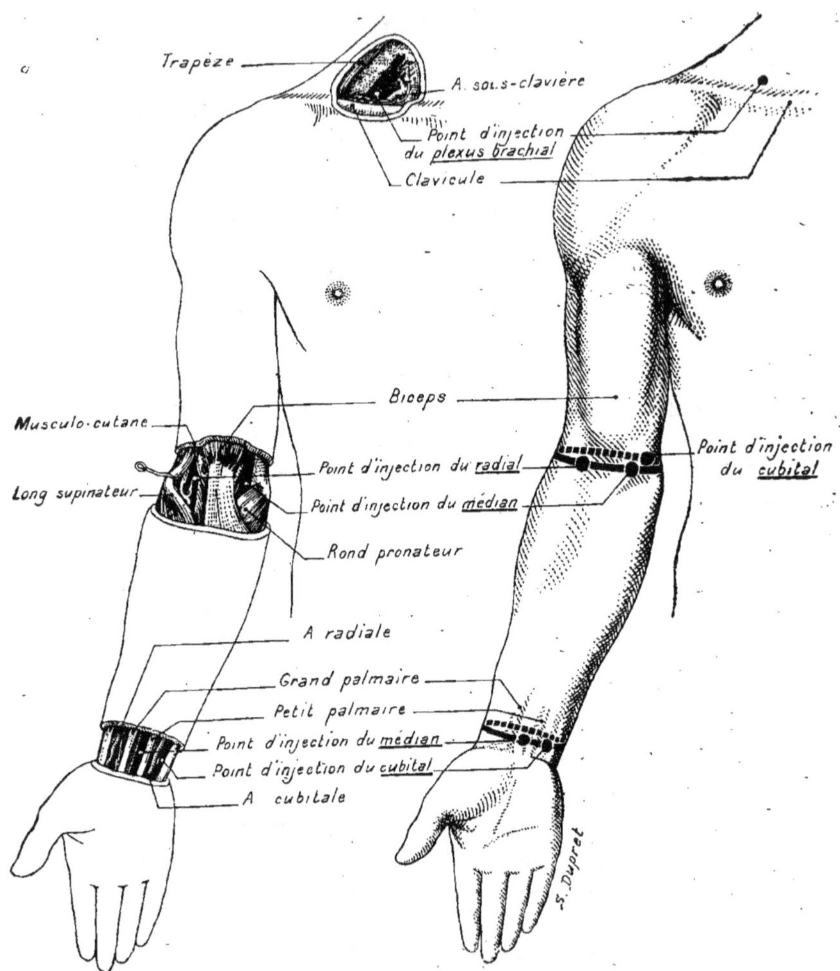

Fig. 145. — Anesthésie du plexus brachial et de ses branches terminales.

PONCTION ET INJECTION

Placer l'index le plus haut possible dans l'aisselle, écarter en bas et en dedans l'artère axillaire dont on sent les battements ; prendre l'aiguille de 8 cm. *non montée*, de l'autre main, la piquer dans l'angle antéro-externe du creux de l'aisselle, l'enfoncer suivant l'axe du bras, derrière le tendon du grand pectoral, entre le doigt qui palpe et ce tendon. (Voir figure 127). Quand elle aura pénétré de 3 cm. environ, adapter la seringue chargée de 10 cc. de solution à 2 p. 100 et pousser lentement l'injection en avançant jusqu'à 6 cm. de profondeur. Cette injection progressive distend le tissu cellulaire et trace le chemin à l'aiguille qui *s'avance « dans le vide »*. Dix minutes après, le nerf est bloqué et souvent avec lui le musculo-cutané, le cubital, le brachial cutané interne et son accessoire. Ne pas compter sur cette technique pour faire avec succès l'anesthésie du plexus brachial.

ZONES D'ANESTHÉSIE

Loge antérieure du bras et de l'avant-bras et région palmaire (si le cubital a été touché).

INDICATIONS

Opérations sur toute la loge antérieure du membre, depuis le pli du coude, jusqu'aux doigts. L'éminence thénar n'est qu'hypo-esthésiée, en raison du filet thénarien de Lejars venu du radial.

Il est plus simple et plus sûr de faire l'anesthésie sus-claviculaire du plexus brachial.

ANESTHÉSIE DU NERF MÉDIAN
au pli du coude

TECHNIQUE

POSITION DU PATIENT

Couché, le bras en abduction, extension et supination, reposant sur une table ou maintenu par un aide. L'opérateur se place en dedans du membre.

POINTS DE REPÈRE

Déterminer le milieu du pli du coude, à égale distance entre l'épicondyle et l'épitrochlée ; ce point correspond au bord interne du tendon du biceps, reconnaissable à la palpation chez les sujets maigres et par le pincement chez les sujets gras. « D'une main

» fléchissez le coude à angle droit, de l'autre, pincez le pli du
» coude entre le pouce et l'index, puis étendez en supination :

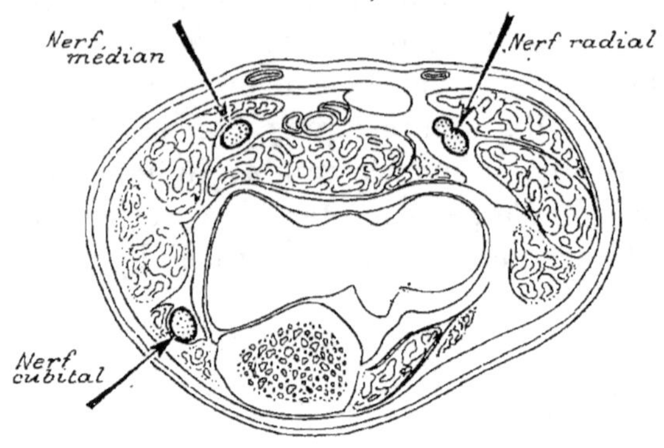

Fig. 146.
Coupe au niveau de l'interligne du coude (FARABEUF).

» le biceps que vous avez saisi, relâché, vous échappe en se ten-
» dant ». (A. BROCA.)

PONCTION ET INJECTION

En dehors de l'épitrochlée, à égale distance entre celle-ci et le
point ainsi repéré, c'est-à-dire le bord interne du tendon du
biceps, faire un « bouton » et piquer l'aiguille de 4 centimètres
non montée. Traverser la peau et l'aponévrose ,l'expansion du
biceps quelquefois, et chercher à tâtons, dans le sens transversal,
à obtenir des paresthésies. Puis, injecter 3 cc. de la solution
à 2 p. 100.

ZONES D'ANESTHÉSIE

L'anesthésie porte sur la partie externe de l'avant-bras et de
la région palmaire (hypo-esthésie de l'éminence thénar) ; jointe
à l'anesthésie du cubital et du radial au coude et au bracelet sus-
épitrochléen, elle anesthésie l'avant-bras et la main.

INDICATIONS

L'anesthésie du N. médian au pli du coude ne s'emploie
presque jamais isolément, à moins d'une suture nerveuse.

ANESTHÉSIE DU NERF MÉDIAN
au poignet

TECHNIQUE

POSITION DU PATIENT

Assis ou couché ; le bras en abduction et en supination, reposant sur une table et fixé par un aide.

POINTS DE REPÈRE

Faire saillir le tendon du petit palmaire, en priant le malade

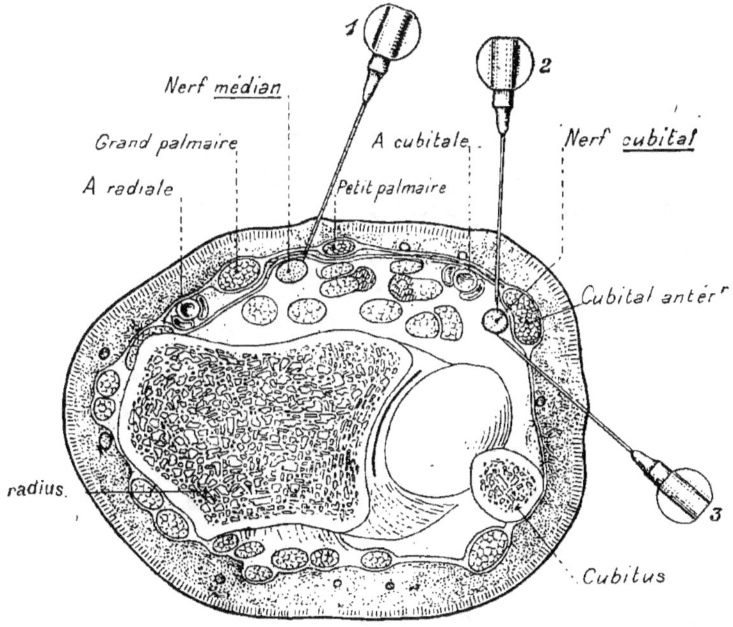

Fig. 147. — Anesthésie des nerfs médian et cubital, au poignet.

Coupe au niveau de l'apophyse styloïde du cubitus. L'aiguille 1, piquée entre le grand et le petit palmaire, traverse la peau et l'aponévrose et atteint le nerf médian, en s'inclinant un peu vers le grand palmaire. L'aiguille 2 anesthésie le nerf cubital en passant en dehors du tendon du cubital antérieur ; l'aiguille 3 atteint le nerf en passant au-dessous du même tendon.

de fléchir le poignet pendant que l'opérateur s'oppose à cette flexion, et tracer une ligne transversale antérieure au poignet, au niveau de l'apophyse styloïde du cubitus.

PONCTION ET INJECTION

Prendre l'aiguille de 2 centimètres, *montée* sur la seringue. Faire un « bouton » en dehors de ce tendon, sur la ligne transversale ; ce point correspond à la ligne médiane du poignet et est situé entre le grand et le petit palmaire. Enfoncer l'aiguille d'avant en arrière, un peu obliquement vers le tendon du grand palmaire ; après avoir traversé peau et aponévrose superficielle, des paresthésies sont perçues par le malade. Injecter 3 cc. de solution à 2 p. 100.

ZONES D'ANESTHÉSIE

Région palmaire (partie externe, hypo-esthésie de l'éminence thénar).

INDICATIONS

Ne s'emploie presque jamais seule ; jointe à l'anesthésie du cubital, elle permet toutes les interventions sur la région palmaire et le bord cubital de la main.

ANESTHÉSIE DU NERF CUBITAL

ANATOMIE

a) Dans l'aisselle. Le nerf cubital naît de la racine interne du médian, puis descend verticalement en arrière du médian, coupe la loge du triceps et arrive au coude.

b) Au coude. Il passe tout à fait superficiellement dans la gouttière épitrochléo-olécranienne, séparé de la peau par la bandelette du même nom ; il descend à la face postérieure du coude, contourne le côté interne de la diaphyse du cubitus et pénètre dans la loge antérieure du bras pour gagner le poignet ; il prend part, avec le médian, à l'innervation de la loge antérieure du bras.

c) Au poignet. Chose importante, l'artère cubitale que le N. cubital a rejointe en passant dans la loge antérieure de l'avant-bras, longe son côté externe. Le nerf, après s'être dégagé du muscle cubital, est maintenant situé sur le côté externe de son tendon. Il passe ensuite en avant du ligament annulaire et va contribuer, avec le médian, à l'innervation de la main (région palmaire et bord cubital).

C'est donc dans l'*aisselle*, au *coude* et au *poignet* qu'on injectera le N. cubital. (Voir figure 145).

ANESTHÉSIE DU NERF CUBITAL
dans l'aisselle
TECHNIQUE

La technique est la même que celle déjà décrite pour le N. médian ; nous ne conseillons pas le procédé qui consiste à refouler en avant et en dedans l'artère axillaire pour passer l'aiguille sur son côté interne (HIRSCHEL) ; cette manœuvre risquerait de blesser les gros vaisseaux, surtout le paquet veineux qui s'y trouve et de créer un hématome qui, quoique négligeable, pourrait fausser l'anesthésie. (Voir le chapitre *Accidents*.)

ANESTHÉSIE DU NERF CUBITAL
au coude
TECHNIQUE

POSITION DU PATIENT

Couché, debout ou assis. Le bras en *extension* et en supina-

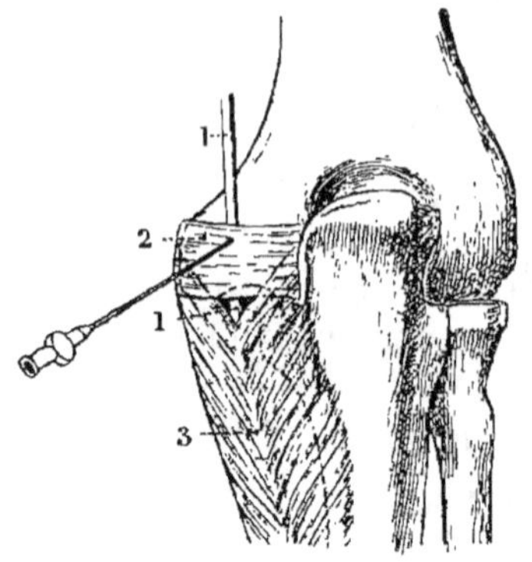

Fig. 148.
Anesthésie du nerf cubital.

1. Nerf cubital dans la gouttière épitrochléo-olécranienne. — 2. Arcade fibreuse épitrochléo-olécranienne. — 3. Muscle cubital antérieur.

tion, tenu par un aide ou reposant sur une petite table. Remarquer que chez certains sujets, le cubital est en avant de l'épitrochlée dans la flexion, tandis qu'il passe en arrière de cette saillie lorsque l'avant-bras se met en extension.

POINTS DE REPÈRE

Palper l'épitrochlée, l'olécrane, reconnaître la gouttière épitrochléo-olécranienne. Chez la plupart des sujets, le N. cubital est

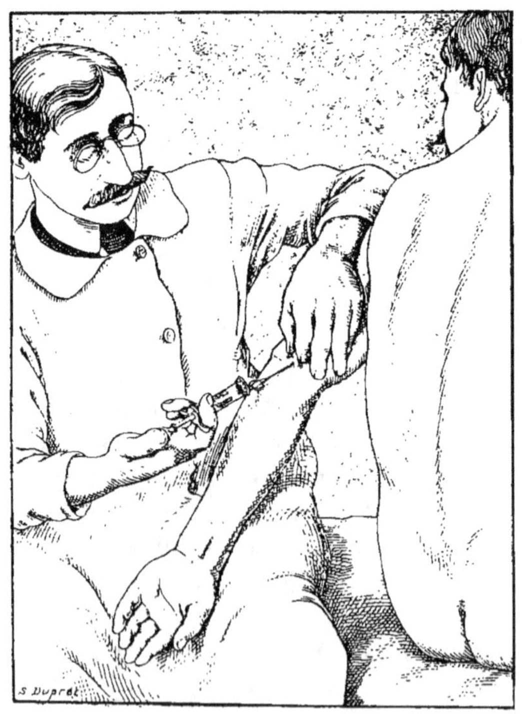

Fig. 149. — Anesthésie du nerf cubital.
Immobiliser le nerf dans la gouttière épitrochléo- olécranienne, entre le pouce et l'index ; piquer l'aiguille presque parallèlement à la peau, traverser obliquement l'aponévrose et atteindre le nerf à angle très aigu pour ne pas le blesser.

perceptible immédiatement au-dessous de l'épitrochlée ; on le fait rouler sous le doigt.

PONCTION ET INJECTION

Fixer le nerf entre le pouce et l'index de la main gauche, prendre une aiguille fine et courte (4 cm.) montée préalablement sur la seringue et la piquer presque tangentiellement à la peau, jusqu'au nerf. Le malade accuse alors les mêmes fourmillements qu'à l'occasion de la compression du nerf.

Injecter 3 cc. de la solution à 2 p. 100.

L'anesthésie est presque immédiate.

ZONES D'ANESTHÉSIE

Partie de la loge profonde de l'avant-bras, bord cubital de la main (éminence hypo-thénar, petit doigt et son métacarpien).

INDICATIONS

Pour la désarticulation du cinquième doigt et autres opérations dans cette région, *il n'y a pas de procédé plus simple.*

ANESTHÉSIE DU NERF CUBITAL
au poignet

TECHNIQUE

POSITION DU PATIENT

Assis ou couché, le membre reposant sur une petite table ; l'avant-bras et la main bien fixés par un aide.

POINTS DE REPÈRE

1° L'apophyse styloïde et le tendon du cubital qui passe en avant de cette apophyse.

2° Le pisiforme.

PONCTION ET INJECTION

a) Prendre l'aiguille de 2 centimètres, montée sur la seringue, et piquer *entre l'apophyse styloïde du cubitus et le tendon du cubital*, en dirigeant l'aiguille contre ce tendon, un peu d'arrière en avant, tangentiellement à sa face postéro-externe. A un centimètre à peine, une paresthésie indique que le nerf a été atteint. (Voir fig. 145 et 146.)

Injecter 2 cc. de solution à 2 p. 100.

b) Piquer l'aiguille *en dehors du tendon du cubital antérieur*, au même niveau que précédemment, diriger l'aiguille en dedans et en arrière, en rasant le tendon ; après avoir traversé les deux aponévroses accolées qui recouvrent le paquet vasculo-nerveux, injecter 2 cc. de solution à 2 p. 100.

c) Repérer le pisiforme et piquer l'aiguille d'avant en arrière, immédiatement en dehors de cet os, dans la gouttière carpienne.

Injecter 3 cc. de solution à 2 p. 100.

ZONES D'ANESTHÉSIE

Le bord cubital de la main (éminence hypo-thénar, petit doigt et son métacarpien).

INDICATIONS

1° Désarticulation du 5° doigt et autres opérations sur le bord cubital de la main. 2° Jointe à l'anesthésie du médian, elle convient à toutes les opérations de la région palmaire principalement. 3° Jointe à l'anesthésie du médian, au poignet, et à l'infiltration de la loge postérieure de l'extrémité inférieure de l'avantbras, elle permet d'opérer sur toute la main. (Voir chapitre : *Anesthésie segmentaire*.)

ANESTHÉSIE DU NERF RADIAL

ANATOMIE

Le nerf radial, branche postérieure du plexus brachial, naît d'un tronc commun avec le circonflexe. Il se dirige vers l'angle postéro-externe de l'aisselle, où il repose directemnt sur les tendons réunis du grand dorsal et du grand rond. De là, il contourne en spirale la face postérieure de l'humérus, puis son bord externe, à 10 centimètres environ au-dessus de l'épicondyle, pour venir se placer dans la gouttière bicipitale externe, entre le brachial antérieur et le long supinateur. Dans ce long parcours du bord interne de l'humérus à la gouttière bicipitale externe, le radial est appliqué contre l'os dans la gouttière de torsion. Il perfore ensuite le court supinateur, passe dans la loge postérieure de l'avant-bras, et va se distribuer à la peau de la main, après avoir innervé les muscles postérieurs de l'avant-bras.

Le nerf radial peut donc être injecté *dans l'aisselle*, au *bord externe de l'humérus* et *dans la gouttière bicipitale*.

ANESTHÉSIE DU NERF RADIAL
dans l'aisselle

TECHNIQUE

POSITION DU PATIENT

Couché. Bras en abduction, extension, supination. Opérateur en dedans du bras.

PONCTION ET INJECTION

Faire un « bouton » à l'angle postéro-externe de l'aisselle et à travers ce « bouton », piquer l'aiguille de 8 cm. Repérer d'une main l'artère axillaire que l'on repousse en haut et en avant vers le grand pectoral, pendant que de l'autre main, on enfonce l'aiguille suivant l'axe du bras. (Voir fig. 128.)

Injecter 10 cc. de la solution à 2 p. 100.

ANESTHÉSIE DU NERF RADIAL
dans la gouttière de torsion

TECHNIQUE

POSITION DU PATIENT

La même que précédemment, mais ici l'opérateur se tient en dehors du bras.

POINTS DE REPÈRE

Repérer l'épicondyle et faire un « bouton » à 10 cm. au-dessus, sur la ligne médiane de la face externe du bras.

PONCTION ET INJECTION

Prendre l'aiguille de 8 cm. et la piquer à travers le « bouton » en l'enfonçant jusqu'à l'os.

Injecter en éventail une ligne d'environ 6 à 8 cm. au contact de l'os, sans chercher à toucher le nerf.

Injecter 15 cc. de solution à 1 p. 100. Des paresthésies s'obtiennent souvent.

ANESTHÉSIE DU NERF RADIAL
dans la gouttière bicipitale externe

TECHNIQUE

POSITION DU PATIENT

La même que précédemment. L'opérateur se tient en dehors.

POINTS DE REPÈRE

Tracer le pli du coude et faire un « bouton » sur cette ligne, à un cm. en dehors du milieu de ce pli (voir fig. 145).

PONCTION ET INJECTION

Piquer l'aiguille de 4 cm. à travers le « bouton » et à 2 ou

3 cm. de profondeur, prendre le contact osseux. Chercher transversalement à obtenir les paresthésies.

Injecter 5 cc. de solution à 2 p. 100.

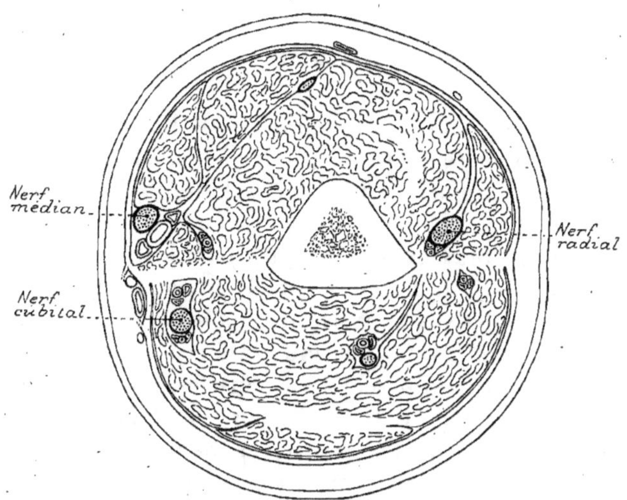

Fig. 150.

Coupe du bras à 10 centimètres au-dessus du pli du coude :
Situation des nerfs médian, cubital et radial. (D'après FARABEUF.)

ZONES D'ANESTHÉSIE

1° Suivant la technique de l'aisselle : région médiane de la face postérieure du bras, loge profonde du bras et de l'avant-bras.

2° Suivant la technique latérale (gouttière de torsion) : région médiane de la face dorsale de l'avant-bras (superficielle et profonde). Partie de la face dorsale de la main.

3° Suivant la technique « bicipitale externe » : moitié dorsale de la main, à l'exception des dernières phalanges des deuxième et troisième doigts.

INDICATIONS

Opérations portant sur les zones ci-dessus. Mais il ne faut pas s'attendre dans la pratique à obtenir de bons résultats par l'anesthésie tronculaire du nerf radial seulement, à moins que ce soit pour une réparation nerveuse. On la combine à d'autres formes d'anesthésie (voir le chapitre : *Anesthésie du membre supérieur*, page 243).

ANESTHÉSIE DU NERF GRAND SCIATIQUE
et de ses branches terminales

ANATOMIE

Le nerf grand sciatique est, comme nous l'avons vu, la branche terminale du plexus sacré constitué par les *trois premiers nerfs sacrés*, le *tronc lombo-sacré*, (deux dernières paires lombaires), et *une anastomose de S*⁴.

Ainsi formé, le plus gros tronc du système nerveux sort par la grande échancrure sciatique sur le bord inférieur du muscle pyramidal qui quitte le bassin avec le nerf pour venir s'insérer sur le grand trochanter. Le N. grand sciatique innerve les muscles de la face postérieure de la cuisse, en descendant dans les plans profonds contre la ligne âpre où il se loge entre le biceps, en dehors et les muscles demi-membraneux et demi-tendineux, en dedans. Il se dirige ainsi vers le creux poplité où il devient sous-aponévrotique et se bifurque en *sciatique poplité externe* et *sciatique poplité interne*.

Le N. sciatique poplité interne, après avoir donné des rameaux articulaires, musculaires et cutanés, passe dans la loge postérieure de la jambe, sous le nom de N. tibial postérieur ; il va se distribuer à la plante du pied et aux orteils sous les noms de plantaires. interne et externe, en passant derrière la malléole interne, en dehors de l'artère qui est plus superficielle.

Le N. sciatique poplité externe, longe le tendon du biceps crural, contourne le péroné juste au-dessous de sa tête et entre dans la loge antérieure de la jambe, sous le nom de tibial antérieur, descend, suivant l'axe du membre, sur le cou-de-pied où il est situé entre les tendons du jambier antérieur et de l'extenseur propre du gros orteil, en dedans de l'artère tibiale antérieure. Il va se distribuer au dos du pied et au gros orteil, en s'anastomosant avec le musculo-cutané. Avant de contourner le péroné, le N. sciatique poplité externe a déjà jeté deux collatérales : l'accessoire du saphène externe et le cutané-péronier. En le contournant, il donne le musculo-cutané, considéré quelquefois comme la branche terminale du nerf sciatique poplité externe, qui innerve les péroniers latéraux, devient superficiel au tiers inférieur de la jambe et contribue à l'innervation du dos du pied et des orteils.

Le *N. petit sciatique*, l'une des branches pariétales du plexus sacré, émerge du bassin au bord inférieur du muscle pyramidal, sur la face postérieure du N. grand sciatique, descend verticalement sous l'aponévrose fémorale, jusqu'au creux poplité où il devient sous-cutané, puis descend jusqu'à la partie moyenne de la face postérieure de la jambe et porte la *sensibilité* à toute la région cutanée qu'il traverse.

Or, nous ne trouvons qu'un *lieu d'élection* pour l'anesthésie tronculaire du *N. grand sciatique* : à la région fessière.

Le N. petit sciatique est, en même temps, interrompu par l'injection poussée au niveau du N. grand sciatique.

Un *lieu d'élection* pour l'anesthésie du *N. sciatique poplité interne* : au creux poplité.

Un seul pour le *N. tibial postérieur* : derrière la malléole interne.

Deux lieux d'élection pour le *N. sciatique poplité externe : a)* au creux poplité. *b)* à la tête du péroné.

Un *lieu d'élection pour le N. tibial antérieur* : au niveau du cou-de-pied.

ANESTHÉSIE DU NERF GRAND SCIATIQUE
à la région fessière

TECHNIQUE

POSITION DU PATIENT

Couché sur le côté opposé, la cuisse du côté intéressé en lé-

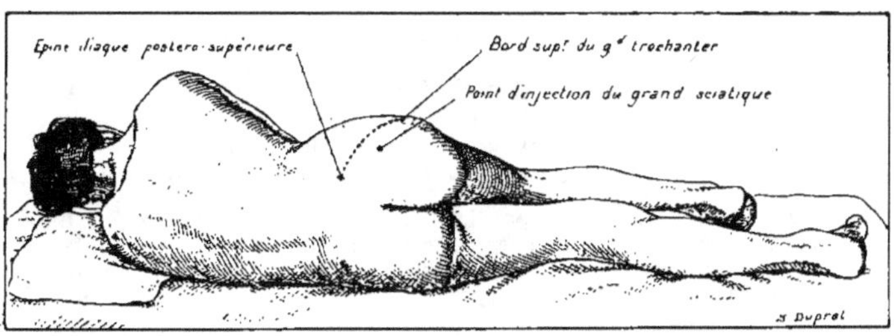

Fig. 151. — Anesthésie du nerf grand sciatique.
Position du patient. Cuisse fléchie à 135° sur le tronc.

gère flexion (135°) sur le tronc et la jambe fléchie sur la cuisse, de façon à relâcher les muscles.

POINTS DE REPÈRE

Repérer l'épine iliaque postérieure et supérieure, ainsi que

le bord supérieur du grand trochanter. La ligne qui réunit ces
deux points est la ligne ilio-trochantérienne supérieure, passant
par le bord supérieur du muscle pyramidal. Tracer dans la direction de l'ischion une perpendiculaire coupant le milieu de cette

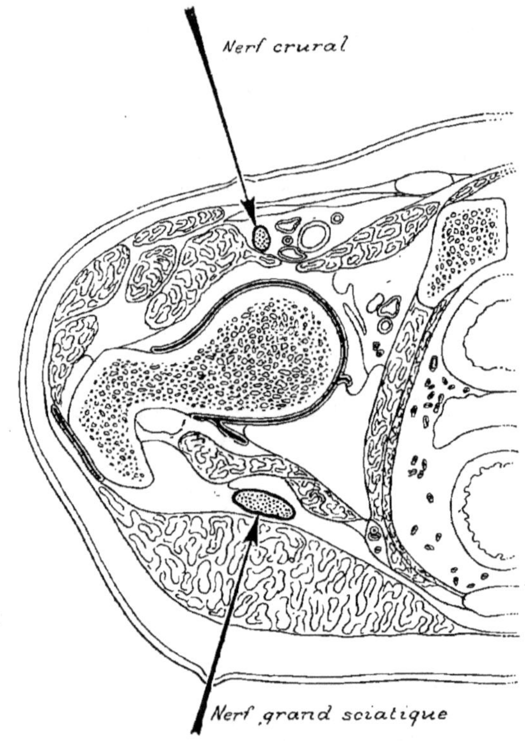

Fig. 152. — Coupe horizontale du bassin
passant par la partie supérieure de la symphyse pubienne.

En avant, elle passe par la base du triangle de Scarpa. En
arrière, elle montre le nerf Grand Sciatique, sous le grand fessier, et séparé de l'épine sciatique par les muscles pelvi-tro-
chantériens.

ligne et prendre sur cette perpendiculaire un point à trois centimètres au-dessous.

PONCTION ET INJECTION

Faire à ce point un « bouton », prendre l'aiguille de 10 cm.
non montée et l'enfoncer à travers ce « bouton », normalement à
la surface cutanée jusqu'au contact du plan osseux qui sera

l'*ischion* ou l'*épine ischiatique*. Après deux ou trois tâtonnements, des paresthésies rayonnent jusqu'aux orteils ; on pousse

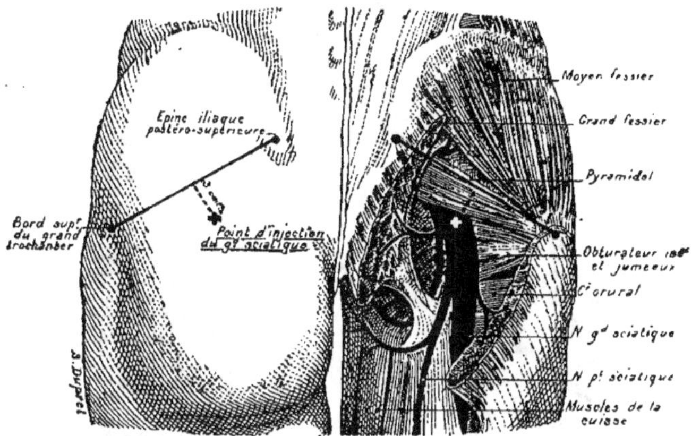

Fig. 153. — Anesthésie du nerf grand sciatique.

A gauche, tracé pour obtenir le point d'injection : sur la perpendiculaire menée au milieu et au-dessous de la ligne ilio-trochantérienne supérieure, prendre un point (+) situé à 3 cm. de cette ligne.
Piquer l'aiguille normalement à la peau, l'enfoncer profondément à
la rencontre du nerf.

A droite, le tracé est reporté sur la dissection. Le petit sciatique
est anesthésié du même coup.

alors lentement 10 cc. de la solution à 2 p. 100 ; 5 minutes après,
l'anesthésie est complète dans le domaine du nerf.

ZONES D'ANESTHÉSIE

1° Pour étendre la zone d'anesthésie à tout le membre, depuis sa racine, il faudra y joindre l'anesthésie des N. fémoro-
cutané, crural, obturateur et une infiltration sous-cutanée à la
racine du membre, pour interrompre les rameaux perforants du
génito-crural.

2° L'anesthésie de la jambe s'obtiendra en y ajoutant « la
jarretière » (1) d'infiltration sous-cutanée au-dessous du genou,
pour interrompre les filets cutanés venus du crural et de l'obturateur.

(1) La « jarretière » est une infiltration sous-cutanée faite autour du membre
juste au-dessous du plateau tibial, au niveau de la tubérosité antérieure.

INDICATIONS

Névralgies sciatiques.

Opérations sur la région médiane de la face postérieure de la

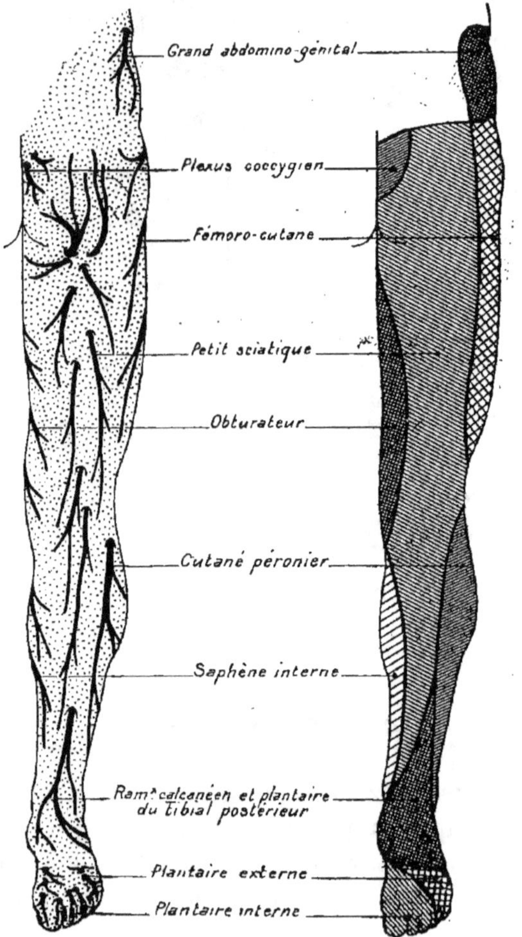

Fig. 154.

Zones d'anesthésie de la face postérieure du membre inférieur.

cuisse, du genou et de la jambe et sur la loge des péroniers. Interventions sur tout le pied, sauf sur la peau de la région interne.

ANESTHÉSIE DES NERFS SCIATIQUE POPLITÉ INTERNE ET SCIATIQUE POPLITÉ EXTERNE
au creux poplité

POSITION DU PATIENT

Couché sur le ventre.

POINTS DE REPÈRE

Délimiter le losange poplité et tracer sur la peau ses limites supérieures et sa diagonale verticale. Le N. sciatique poplité externe longe le bord du biceps et le N. sciatique poplité interne suit la diagonale ; l'artère poplitée est en dedans du nerf, contre le plan profond osseux ; la veine est intermédiaire au nerf et à l'artère. Prendre un point sur le bord du biceps, à 4 travers de doigt au-dessus du pli du genou et y faire un « bouton ».

PONCTION ET INJECTION

1er *temps*. — Piquer l'aiguille de 4 centimètres à travers le « bouton », traversant seulement la peau, la couche graisseuse sous-cutanée et l'aponévrose ; chercher un peu à ce niveau : les douleurs caractéristiques indiquent que le nerf est atteint.

Injecter alors 5 cc. de solution à 2 p. 100.

2e *temps*. — Retirer l'aiguille jusqu'à ce que la pointe soit sous la peau et la diriger obliquement en dedans, vers le *plan médian* qu'indique la diagonale tracée et que la pointe ne devra *jamais dépasser* dans la profondeur. Traverser l'aponévrose et chercher transversalement, un peu plus profondément que le sciatique poplité externe. Aussitôt après les paresthésies, injecter 5 cc. de solution à 2 p. 100. Cependant, après deux ou trois essais, il est inutile d'insister pour obtenir des paresthésies ; pousser la solution et *faire un massage de la région* : cela suffit à produire l'anesthésie.

ZONES D'ANESTHÉSIE

1° Toute *la jambe* (parties molles et squelette), *sauf la surface cutanée* du côté interne et de la région médiane de la jambe et celle du bord interne du pied, sous la dépendance des N. saphène interne et petit sciatique.

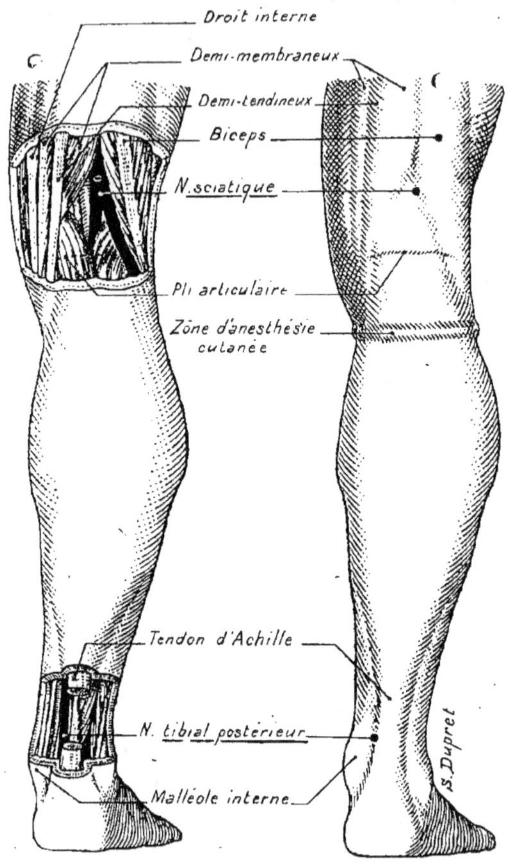

Fig. 155.
Anesthésie des nerfs sciatique poplité interne,
sciatique poplité externe et tibial postérieur.

L'injection des sciatiques poplités à 4 travers de doigt
au-dessus du pli articulaire, jointe à l'infiltration de la
« jarretière » au-dessous du genou, donne l'anesthésie
de la jambe et du pied.

2° Avec « la jarretière » au-dessous du genou, on obtient
l'anesthésie complète de la jambe et du pied.

INDICATIONS

Opérations sur la loge postérieure de la jambe et celle des

péroniers. Toutes les interventions sur le pied, sans aller jusqu'au bord interne.

ANESTHÉSIE DU NERF SCIATIQUE POPLITÉ EXTERNE
au péroné

TECHNIQUE

POSITION DU PATIENT

Couché sur le côté opposé et la jambe intéressée fléchie. C'est
pour nous la meilleure position.

POINTS DE REPÈRE

Repérer la saillie latérale de la tête du péroné, puis le creux

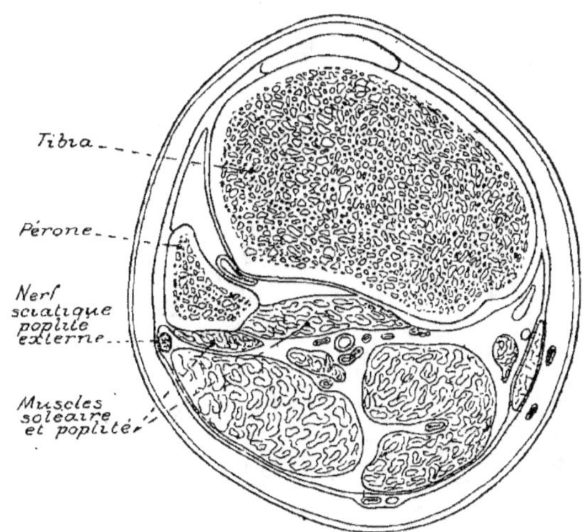

Fig. 156.

Coupe de la région poplitée inférieure, un peu au-dessus du col
du péroné pour montrer combien le nerf sciatique poplité externe est superficie¹, derrière le péroné dont il va contourner le
col.

au-dessous. En appuyant un peu fort à ce niveau, on provoque
souvent une douleur due à la compression du nerf.

PONCTION ET INJECTION

Prendre l'aiguille de 4 cm. et la piquer à travers un « bouton » infiltré juste au-dessous de la tête du péroné, latéralement. Enfoncer l'aiguille jusqu'à l'os et chercher à provoquer les paresthésies en piquant légèrement le long de l'os.

Injecter 3 cc. de solution à 2 p. 100.

ZONES D'ANESTHÉSIE

Tous les plans profonds de la *loge antérieure de la jambe, du cou-de-pied et du pied.*

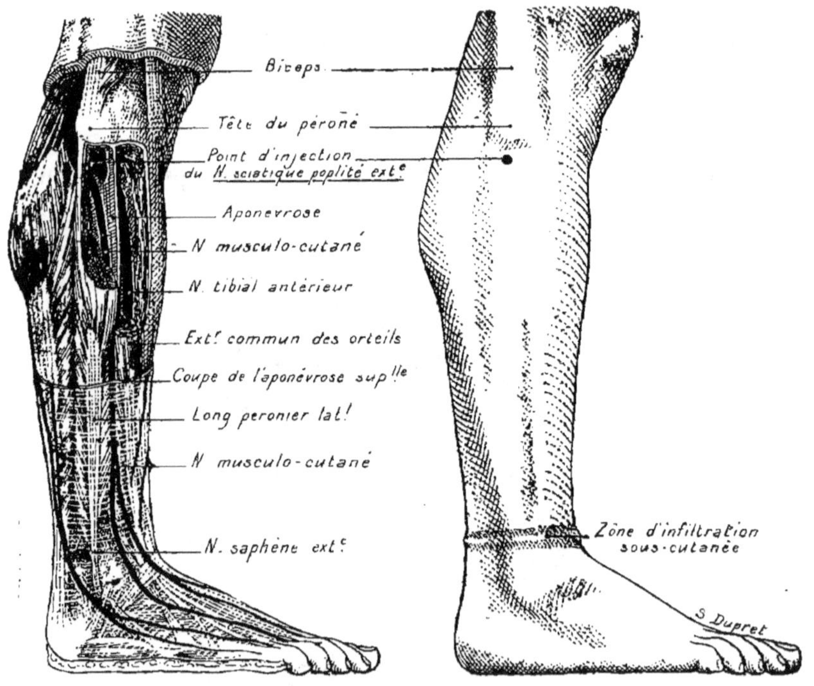

Fig. 157. — Anesthésie du sciatique poplité externe, au péroné.

Piquer immédiatement au-dessous de la tête du péroné et pousser l'injection en éventail contre l'os. Les paresthésies s'obtiennent souvent. Jointe à l'infiltration sous-cutanée (bracelet sus-malléolaire), on obtient l'anesthésie de la face dorsale du pied, jusqu'au squelette exclusivement.

Au pied, sa zone cutanée se confond avec celle du musculo-cutané.

Avec « la jarretière » au-dessous du genou, on obtient l'anesthésie complète de la moitié antérieure de la jambe et de la face dorsale du pied, sauf le bord externe innervé par le plantaire externe.

INDICATIONS

Opérations sur la jambe et le pied.

Cette technique s'emploie toujours associée à la « jarre-tière », pour les opérations sur la loge antérieure de la jambe et la zone médiane de la face dorsale du pied.

Pour opérer sur le squelette du pied, il faudra anesthésier le tibial postérieur à la malléole interne.

ANESTHÉSIE DU NERF TIBIAL ANTÉRIEUR
au coup-de-pied

TECHNIQUE

POSITION DU PATIENT

Couché sur le dos, la jambe fléchie et la plante du pied reposant sur la table. L'aide se tient du côté intéressé, passe un bras par-dessus la cuisse du malade, dans le creux poplité et immobilise ainsi la jambe. De l'autre main, placée sur le tibia, il achève de fixer le pied.

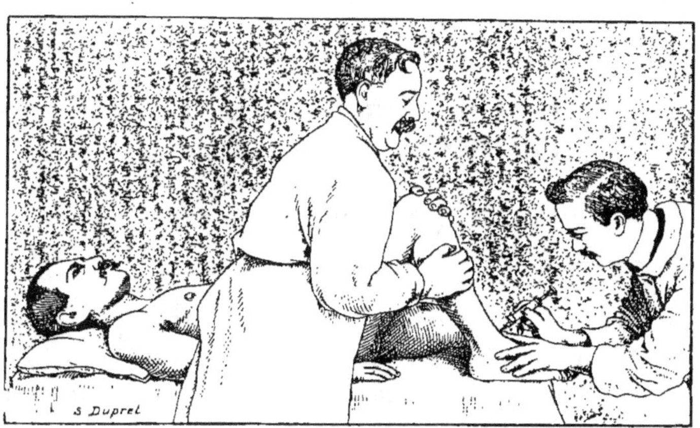

Fig. 158. — Anesthésie du nerf tibial antérieur au cou-de-pied.

POINTS DE REPÈRE

Repérer le bord externe du tendon du jambier antérieur, au milieu de la ligne qui relie la base des deux malléoles.

PONCTION ET INJECTION

Piquer l'aiguille à travers un « bouton dermique » fait sur le bord externe du tendon ainsi repéré, chercher tout contre le tendon, dans l'interstice qui le sépare de celui de l'extenseur propre du gros orteil et injecter 5 cc. de solution à 2 p. 100 aussitôt les paresthésies obtenues. L'aiguille pourra être *montée* sur la seringue que l'on tiendra comme une plume à écrire.

ZONES D'ANESTHÉSIE

A la peau, elle *se confond avec celle du musculo-cutané.*

Jointe au « bracelet » sus-malléolaire, on obtient l'anesthésie du dos du pied jusqu'au plan osseux *exclusivement.*

Jointe à l'anesthésie du N. tibial postérieur derrière la malléole interne et au bracelet sus-malléolaire, on obtient l'anesthésie du pied entier.

INDICATIONS

Opérations sur le pied (voir page 346).

Cette technique s'emploie associée à celle du N. tibial postérieur et au « bracelet sus-molléolaire ». On peut alors opérer sur le pied tout entier.

ANESTHÉSIE DU NERF TIBIAL POSTÉRIEUR
derrière la malléole interne

TECHNIQUE

POSITION DU PATIENT

Le patient pourra prendre la même position que pour l'anesthésie du N. tibial antérieur au cou-de-pied (page 191). Ou bien, se coucher sur le ventre, le pied hors de l'extrémité de la table et solidement fixé par un aide.

POINTS DE REPÈRE

Repérer le *tendon d'Achille*, au niveau de la base de la malléole interne ; faire un « bouton » sur le *bord interne* de ce tendon.

PONCTION ET INJECTION

Prendre l'aiguille de 6 centimètres *non montée*, la piquer au ras du tendon et la diriger d'arrière en avant, vers le tibia ; elle sera *légèrement inclinée en dehors* (côté péronéal), vers le plan médian du pied qu'elle ne dépassera pas. Après avoir traversé la loge graisseuse pré-tendineuse, et perforé l'aponévrose, injecter 5 cc. de solution à 2 p. 100, quand les paresthésies auront été obtenues.

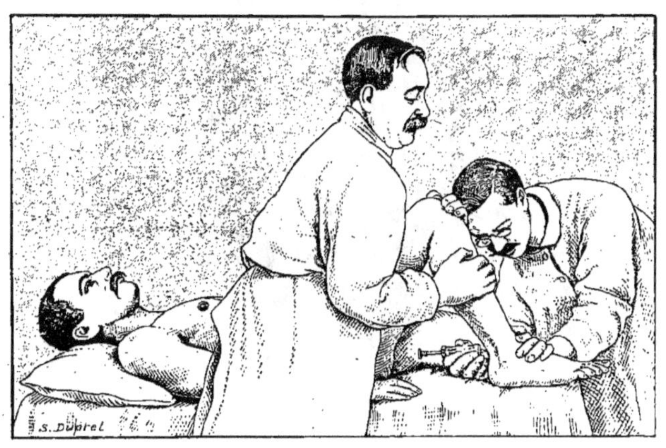

Fig. 159.

Anesthésie du nerf tibial postérieur derrière la malléole interne.

L'*artère et la veine* sont dans le voisinage immédiat du nerf, *en dedans* de lui (côté tibial), et dans le plan antéro-postérieur tangent au bord interne du tendon d'Achille. Il ne faudra donc *pas* que l'aiguille soit enfoncée dans un plan parallèle au plan médian antéro-postérieur du talon. L'essentiel est de dépasser l'aponévrose profonde sous laquelle se trouve le paquet vasculo-nerveux. En inclinant l'aiguille légèrement en dehors, si le nerf n'est pas embroché d'emblée (paresthésies) on ne risque de piquer que le tendon du fléchisseur propre, ce qui n'a aucun inconvénient. La solution, déversée à son contact, diffuse autour du nerf.

ZONES D'ANESTHÉSIE

Toute la plante du pied, depuis la peau jusqu'aux os, à l'exception d'une faible zone cutanée sur le bord interne du pied. Les interosseux sont innervés par les plantaires.

Jointe à l'anesthésie du N. tibial antérieur au cou-de-pied et

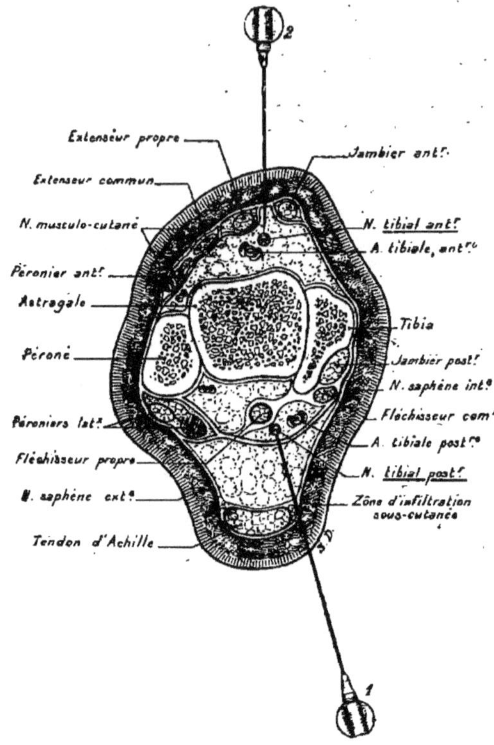

Fig. 160.

Anesthésie des nerfs tibial antérieur et tibial postérieur.

Coupe passant par les malléoles. L'aiguille 1 pique au ras et en dedans du tendon d'Achille. L'aiguille 2 passe entre les tendons du jambier antérieur et de l'extenseur propre. Remarquer la direction des aiguilles par rapport au plan antéro-postérieur de la coupe.

au « bracelet sus-malléolaire », elle fournira l'anesthésie complète du pied.

INDICATIONS

Les mêmes que pour le N. tibial antérieur (page 192).

ANESTHÉSIE DU NERF FÉMORO-CUTANÉ
au pli de l'aine

ANATOMIE

Le N. fémoro-cutané, venu de la *deuxième paire lombaire*, quitte l'abdomen au pli de l'aine, entre les deux épines iliaques antérieures et passe à la cuisse dans un dédoublement de l'aponévrose fémorale. Immédiatement après, il jette un rameau transversal à la région fessière et continue sa route jusqu'au genou en portant la *sensibilité à la région externe de la cuisse*.

TECHNIQUE

POSITION DU PATIENT

Couché sur le dos.

POINTS DE REPÈRE

Palper et repérer l'*épine iliaque antérieure et supérieure*, et à un travers de doigt en dedans et au-dessous de cette épine, faire un « bouton » (voir fig. 161).

PONCTION ET INJECTION

Prendre l'aiguille de 4 cm. montée sur la seringue, tenue comme une plume à écrire. Piquer à travers le « bouton », traverser la peau, le tissu cellulaire sous-cutané et l'aponévrose. Injecter sous cette aponévrose une bande de 5 cm. suivant une direction parallèle à l'arcade crurale.

Injecter 5 cc. de solution à 1 p. 100.

Revenir dans le tissu cellulaire sous-cutané et y faire une autre bande d'infiltration parallèle à la première, avec 5 cc. de solution à 1 p. 100.

ZONES D'ANESTHÉSIE

La région superficielle antéro-externe de la cuisse, jusqu'au genou.

Jointe à l'anesthésie du crural, de l'obturateur et des N. grand et petit sciatiques, on obtiendra l'anesthésie de tout le membre inférieur depuis sa racine.

INDICATIONS

Interventions sur la peau de la région antéro-externe de la cuisse, depuis sa racine jusqu'au genou.

ANESTHÉSIE DU NERF CRURAL
au pli de l'aine

ANATOMIE

Le N. crural est destiné aux muscles de la loge antérieure de la cuisse et à la peau de la face antéro-interne du membre jusqu'au pied.

Il naît des 2e, 3e et 4e paires lombaires et forme un gros tronc nerveux qui, après le trajet que nous connaissons déjà (page   ) quitte l'abdomen au-dessous de l'arcade fémorale, immédiatement en dehors de l'artère fémorale, dont il n'est séparé que par la bandelette ilio-pubienne. Le N. crural, jusque-là dans la gaine du psoas, perfore cette gaine et s'épanouit immédiatement au-dessous de l'arcade en quatre branches terminales qui sont : les nerfs *musculo-cutané externe*, et *musculo-cutané interne*, le nerf du *quadriceps* et le nerf *saphène interne*.

Le N. *musculo-cutané interne* donne des rameaux au couturier et porte, par ses perforants, la sensibilité à la peau.

Le N. *musculo-cutané interne* se divise en rameaux musculaires pour le pectiné et le moyen adducteur, et rameaux cutanés pour la partie interne et supérieure de la cuisse.

Le N. *musculo-cutané interne* se divise en rameaux musculaires pour le pectiné et le moyen adducteur, et rameaux cutanés pour la partie interne et supérieure de la cuisse.

Le N. *du quadriceps* est musculaire, articulaire et osseux. Il régit donc la *sensibilité profonde seulement*.

Le N. *saphène interne* accompagne l'artère fémorale dans sa gaine, jusqu'à l'anneau du troisième adducteur; là il se divise en rameau rotulien et en rameau jambier. Le premier reste au genou, pendant que le second croise le tendon du couturier, traverse l'aponévrose jambière à ce niveau et devient satellite de la veine saphène interne pour aller se terminer sur le bord interne du pied.

TECHNIQUE

POSITION DU PATIENT

Couché sur le dos ; l'opérateur, face au malade, se tient du côté homonyme à l'injection.

POINTS DE REPÈRE

Repérer l'artère fémorale dont on sent toujours les battements au niveau de l'arcade fémorale et faire un « bouton » sur son bord externe ; l'index gauche palpera l'artère du côté gauche et l'index droit, celle du côté droit.

PONCTION ET INJECTION

Prendre l'aiguille de 6 cm. *non montée*, de la main libre ;

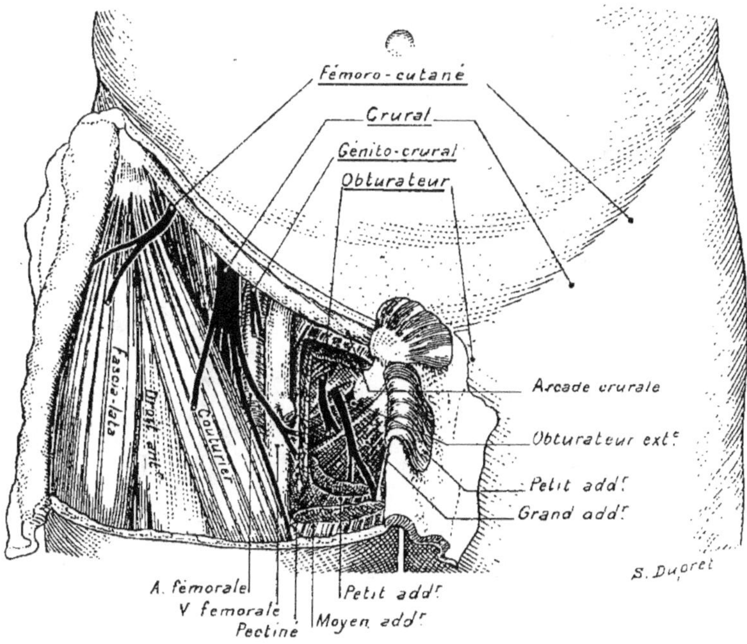

Fig. 161. — Anesthésie des nerfs fémoro-cutané, crural et obturateur.

Remarquer le génito-crural, qui souvent échappe à l'infiltration du crural à ce niveau et fausse l'anesthésie du triangle de Scarpa.

l'enfoncer à travers le « bouton » pendant que l'index écarte l'artère ; pousser la pointe jusqu'à la bandelette ilio-pubienne qui est *assez résistante :* la traverser pour atteindre le nerf.

Injecter 5 cc. de la solution à 2 p. 100, en imprimant à l'aiguille un léger mouvement de va-et-vient, si des paresthésies n'ont pas encore apparu dans la cuisse.

Il est toujours bon d'attendre l'apparition de ces paresthésies pour injecter. Le nerf est là si gros et si bien repéré qu'on l'atteint généralement vite.

ZONES D'ANESTHÉSIE

Toute la région superficielle et profonde de la *face antérieure*

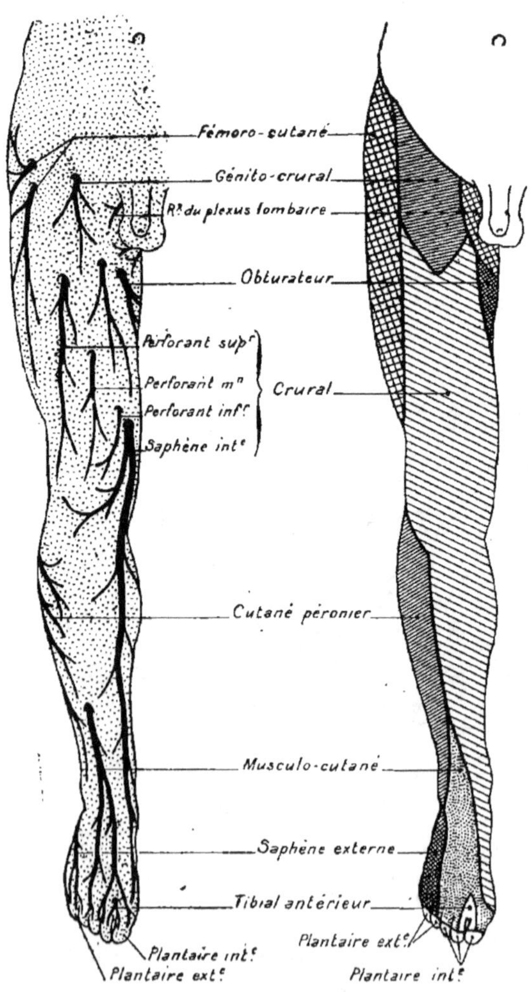

Fig. 162.
Zones d'anesthésie de la face antérieure du membre inférieur.

de la cuisse et du genou, la région interne du genou, la surface cutanée du côté interne de la jambe et du bord interne du pied sont hypo-esthésiées grâce à l'anastomose que l'obturateur envoie au N. saphène interne.

Jointe à l'anesthésie du fémoro-cutané et de l'obturateur, à celle des nerfs grand et petit sciatiques, elle donne l'anesthésie de tout le membre, à partir de ses deux tiers supérieurs.

INDICATIONS

Opérations sur le quadriceps.

ANESTHÉSIE DU NERF OBTURATEUR
au pli de l'aine

ANATOMIE

Le nerf obturateur tire son origine du plexus lombaire, par les 2ᵉ, 3ᵉ et 4ᵉ paires qui se réunissent en un tronc dans l'épaisseur du psoas ; de là, ce tronc suit un trajet déjà décrit (page   ) et quitte le bassin par le canal sous-pubien du trou obturateur, pour passer à la cuisse. A son entrée dans le canal sous-pubien, il innerve le muscle obturateur externe ; l'anesthésie de ce muscle sera donc douteuse par la technique que nous allons donner.

Dans le canal sous-pubien, où il est placé au-dessus des vaisseaux, il se partage en deux branches qui sont musculaires pour le droit interne et les adducteurs, articulaires pour les articulations de la hanche et du genou, et sensitifs pour la face interne de la cuisse et du genou et de la jambe par son anastomose avec le N. Saphène interne.

TECHNIQUE DE C. LABAT

POSITION DU PATIENT

Couché sur le dos, le membre du côté intéressé en légère abduction ; l'opérateur se tenant du côté à opérer.

POINTS DE REPÈRE

Palper et repérer correctement l'épine du pubis, (en dehors du cordon spermatique chez l'homme) ; faire un « bouton » immédiatement en dehors et au-dessous de cette épine.

PONCTION ET INJECTION

Prendre l'aiguille de 8 cm., *non montée :* la piquer à travers le « bouton », d'avant en arrière, vers la branche horizontale du pubis. Quand on aura repéré cette branche, retirer un peu l'aiguille, obliquer le pavillon légèrement (30° environ) en dedans et

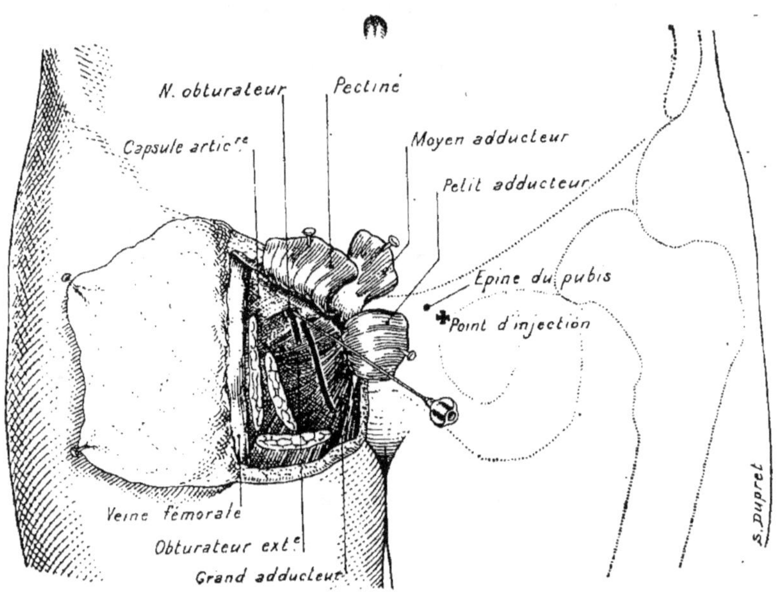

Fig. 163. — Anesthésie du nerf obturateur (LABAT).

L'aiguille pique en dehors et au-dessous de l'épine du pubis, prend contact avec l'os, se dirige obliquement (30°) en dehors et en haut, passe dans le canal sous-pubien, en gardant contact intime avec la voûte du canal. Pénétrer de 2 cm. avant d'injecter.

reprendre le contact osseux un peu plus loin. Contourner le bord inférieur de l'os et pénétrer dans le trou obturateur, au niveau de l'orifice externe du canal sous-pubien. Enfoncer l'aiguille de 2 cm., après avoir contourné ce bord et injecter 10 cc. de solution à 1 p. 100, en imprimant à l'aiguille un léger mouvement de va-et-vient. Dans ces manœuvres, il ne faut pas perdre le contact osseux de la voûte du canal sous-pubien, car le nerf est tout contre cette face.

La direction de l'aiguille, au moment de l'injection, sera la suivante : oblique d'avant en arrière, de dedans en dehors et de bas en haut. Il y a là, autour du paquet vasculo-nerveux, beau-

coup de tissu cellulaire adipeux, ce qui facilite la diffusion péri-
nerveuse du liquide. Il est inutile d'attendre les paresthésies pour
injecter.

ZONES D'ANESTHÉSIE

Les adducteurs surtout et une faible bande cutanée sur la
face interne de la cuisse.

Le côté interne du genou, de la jambe et du pied ne sont
qu'hypo-esthésiés grâce à l'anastomose venue du saphène interne.

Jointe à l'anesthésie des nerfs fémoro-cutané, crural et des
sciatiques, elle insensibilise tout le membre inférieur depuis sa
racine.

INDICATIONS

Ne s'emploie jamais isolément, mais combinée comme ci-
dessus, elle permettra d'intervenir sur tout le membre. Utile pour
la hernie crurale.

CHAPITRE IV

ANESTHÉSIE SEGMENTAIRE

ANESTHÉSIE DE LA TÊTE ET DU COU

La chirurgie de la tête et du cou intéresse le chirurgien général et trois spécialistes : l'ophtalmologiste, l'oto-rhino-laryngologiste et le stomatologiste.

A ces régions, la sensibilité est fournie par le trijumeau et le plexus cervical ; l'action du trijumeau est prédominante à la

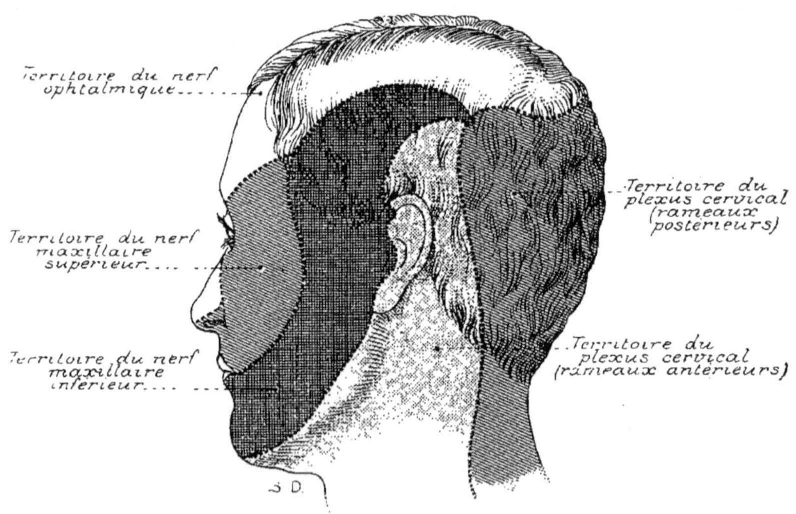

Fig. 164. — Les territoires sensitifs de la tête.

face. Comme plusieurs branches concourent souvent à innerver une région, il est souvent nécessaire de combiner l'anesthésie tronculaire et l'infiltration périphérique.

La figure 164 montre les zones d'anesthésie du trijumeau et de chacune de ses branches.

ANESTHÉSIE DU CRANE

Les nerfs sensitifs qui desservent la peau du front, de la région temporale et du cuir chevelu, passent tous à peu près sur une ligne encerclant le crâne, depuis les arcades sourcillières, jusqu'à la protubérance occipitale externe ; ils émergent au niveau de ce cercle, pour se porter vers le vertex où ils s'épanouissent, cheminant sous la peau et sous l'aponévrose épicrânienne ; il est très facile de les atteindre par une injection circulaire. Ces nerfs

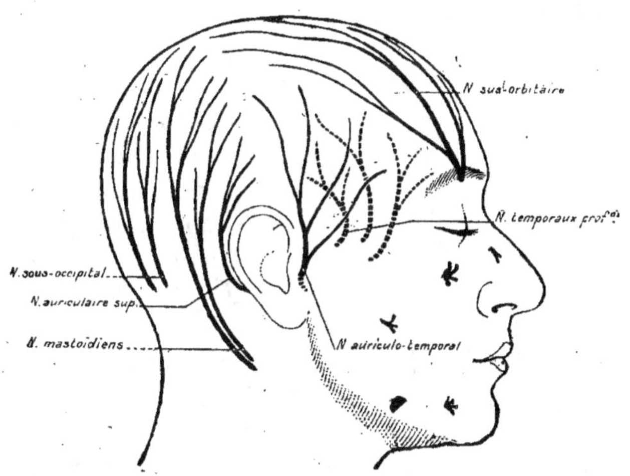

Fig. 165. — Anesthésie du crâne.

Tous les nerfs sensitifs du crâne, à l'exception des nerfs temporaux profonds (pointillé) cheminent sous la peau, au niveau d'une ligne encerclant le crâne, passant par les sourcils et la protubérance occipitale externe.

n'insensibilisent pas seulement la peau et l'épicrâne, mais aussi les os de la voûte du crâne et leur périoste. La dure-mère n'est sensible à la douleur que vers la base du crâne, tandis que sous la voûte, les actes opératoires n'y éveillent jamais aucune sensibilité douloureuse ; c'est pourquoi la simple injection circonférentielle sous la peau et sous l'épicrâne, suffit pour faire des trépanations et des opérations sur le cerveau.

Quand des muscles recouvrent les os du crâne, sur la ligne d'injection, il faut en infiltrer la tranche. Un bandeau d'infiltration parti des arcades sourcilières, passant par les fosses temporales et se poursuivant au-dessus du pavillon de l'oreille, insensibilise la voûte crânienne entière. Il n'est pas nécessaire de faire d'injections sous-périostées.

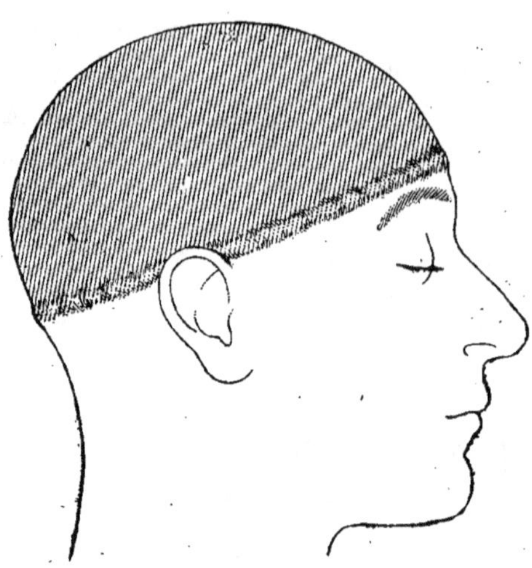

Fig. 166. — Anesthésie du crâne.

Bandeau anésthésique, résultant d'une infiltration sous-cutanée de solution à 1 p. 100 faisant le tour du chapeau. La partie grise indique la zone d'anesthésie, qui s'étend jusqu'à la dure-mère.

Ce bandeau anesthésique a un autre avantage : les artères de la voûte crânienne montent comme les nerfs, en rayonnant vers le vertex, sous la peau, sous l'épicrâne ou comme les artères temporales, dans les muscles. La surrénine les rétracte, le champ opératoire est ischémié, les divers modes d'hémostase préventive ou provisoire sont superflus ; parfois, les grosses artères saignent un peu et doivent être pincées; les petites artères ne donnent rien.

Pour les petits champs opératoires, la solution à 1/2 p. 100 suffit ; pour les grands lambeaux très vasculaires, la solution à 1 p. 100 est préférable. Elle donne une meilleure hémostase et détermine moins de tension douloureuse, parce que employée en plus faible quantité.

Les « boutons » qui marquent les points d'introduction de l'aiguille doivent être d'autant plus rapprochés les uns des autres que la courbure de la calotte crânienne ne permet pas à l'aiguille de ramper très bien sous la peau.

ANESTHÉSIE DE LA FACE

L'innervation sensitive des parties molles de la face est assurée par les trois branches du trijumeau, qui intriquent leurs rameaux d'un même côté et empiètent sur le territoire du côté opposé, au niveau de la ligne médiane, de sorte que l'infiltration du ganglion de Gasser d'un côté, ne donne qu'une anesthésie incomplète, quand l'intervention porte près de la ligne médiane. La sensibilité au niveau des angles de la mâchoire est sous la dépendance du plexus cervical superficiel. Donc, pour anesthésier toute la région cutanée aussi bien que la région profonde, il faudra faire l'anesthésie du ganglion de Gasser (page 33) des deux côtés et y associer une infiltration sous-cutanée suivant le bord inférieur du maxillaire inférieur.

ANESTHÉSIE DE LA RÉGION FRONTALE MOYENNE

La zone frontale est innervée par les branches de l'ophtalmique ; nerfs lacrymal, frontal, nasal, qui montent de bas en haut ; il suffira donc de tracer une ligne d'infiltration horizontale, à la fois sous dermique et sous-périostée, passant au-dessus de la convexité des deux sourcils (voir figure 164).

ANESTHÉSIE DU LOBULE DU NEZ

Le lobule du nez faisant saillie, est aisément rendu insensible au moyen d'une infiltration circulaire le délimitant à sa base adhérente. Soit par exemple, une tumeur du lobule pour laquelle on veut intervenir. On poussera quatre piqûres à travers des « boutons » situés : deux sur les ailes du nez, les autres sur le dos du nez et la lèvre supérieure.

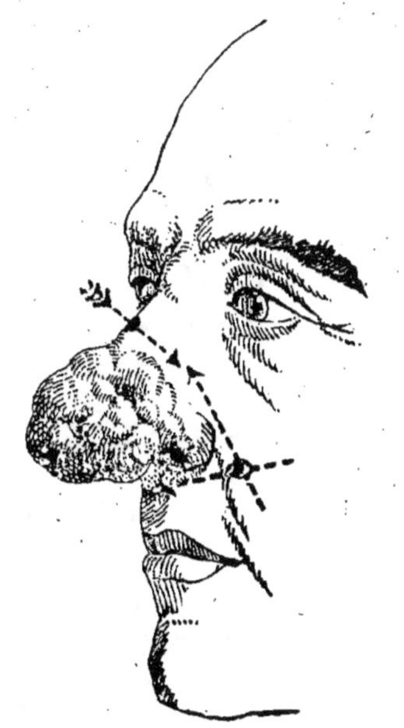

Fig. 167.
Anesthésie du lobule du nez.

Faire trois « boutons » : un sur le dos du nez, un dans chaque sillon nasogénien ; par ces « boutons » faire une injection circonférencielle dans la direction des flèches. Si le nerf naso-lobaire ne peut être atteint ainsi, faire l'infiltration orbitaire interne pour anesthésier le nasal interne dont il provient.

ANESTHÉSIE DE LA LÈVRE SUPÉRIEURE

La lèvre supérieure sera insensibilisée au moyen de trois traits : l'un transversal allant d'un sillon nasogénien à l'autre ; les deux autres verticaux, abaissés des extrémités du précédent sur les commissures labiales. On superposera deux bandes d'infiltration, l'une sous-cutanée et l'autre sous-muqueuse, en dirigeant l'aiguille parallèlement à la muqueuse, au moyen d'un doigt ganté introduit sous la lèvre.

L'infiltration de la lèvre supérieure s'associe très bien avec celle du lobule du nez. On pourra, à volonté, agrandir la surface anesthésiée suivant les nécessités opératoires (comme dans le pentagone fig. 169).

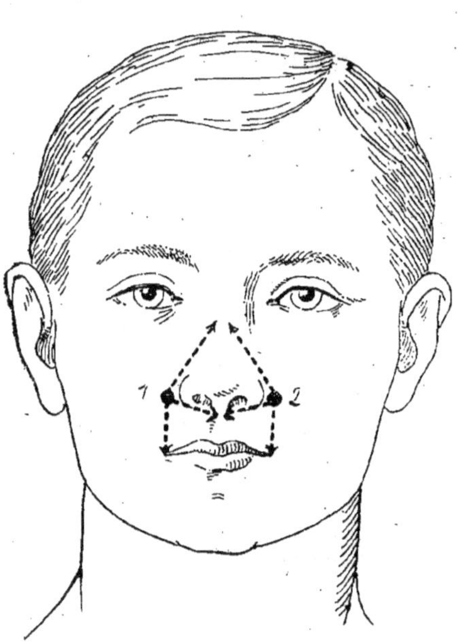

Fig. 168.
Anesthésie du lobule du nez et de la lèvre supérieure.

Par les « boutons » infiltrés dans chaque sillon nasogénien, injecter dans le sens des flèches.

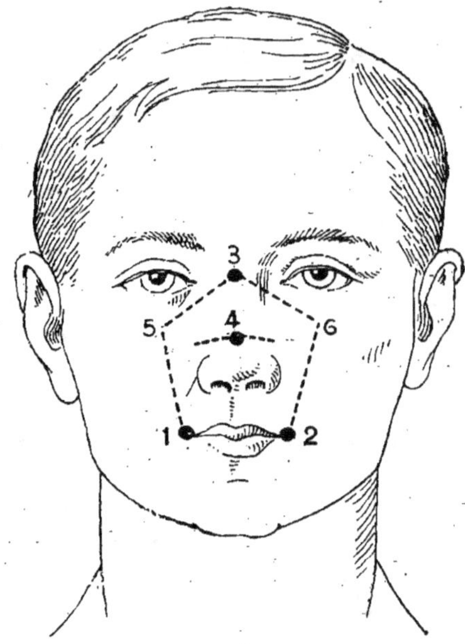

Fig. 169.
Anesthésie pour les réparations de la face.

Deux « boutons » médians, dont un central et supérieur et deux latéraux et inférieurs ; 5 et 6 servent l'anesthésie du nerf sous-orbitaire. Le 4 correspond à l'anesthésie du nerf naso-lobaire. Le pointillé polygonal est une bande d'infiltration à 1 p. 100.

Pour un bec-de-lièvre, infiltrer une bande allant de la commissure des lèvres aux trous sous-orbitaires qu'on rejoint par un trait transversal passant sur le dos du nez. L'anémie produite par la surrénine facilite l'opération ; les tissus ne sont en rien modifiés par l'infiltration périphérique faite à distance.

ANESTHÉSIE DE LA LÈVRE INFÉRIEURE

Marquer un seul « bouton » sur le menton, et de ce point, pousser deux lignes d'infiltration divergentes, à la fois sous la peau et la muqueuse, repérée avec un doigt introduit dans la bouche.

ANESTHÉSIE DU MENTON

Le menton et la symphyse mentonnière sous-jacente seront rendus insensibles :

1° Par une bande d'infiltration en fer-à-cheval, suivant le bord inférieur de l'os maxillaire, à la fois sous-cutanée et sous-périostée.

2° Par l'infiltration du nerf mentonnier des deux côtés, même si l'opération est unilatérale.

ANESTHÉSIE DE LA MACHOIRE SUPÉRIEURE
Résection du maxillaire supérieur

Si les lésions sont étendues et susceptibles de conduire le chi-

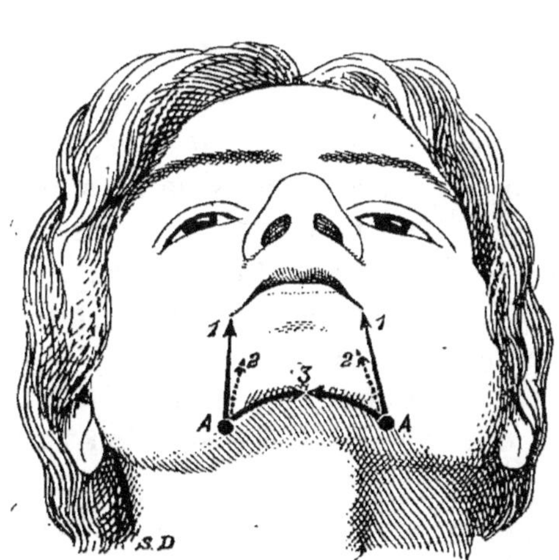

Fig. 170.
Anesthésie du menton et de la lèvre inférieure.

Faire deux « boutons » A, A. Par ces « boutons » infiltrer sous la peau suivant A1, puis les nerfs mentonniers suivant A2. Passer l'aiguille en arrière du maxillaire pour compléter l'anesthésie de l'os et terminer par une injection en fer-à-cheval A3.

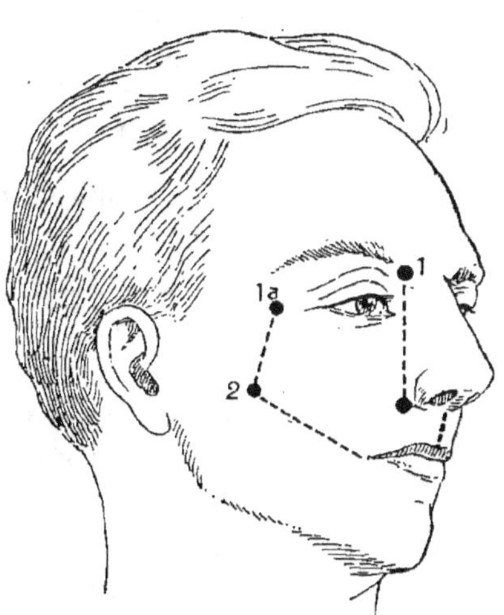

Fig. 171.
Anesthésie de la mâchoire supérieure.

1 et 1a, injections orbitaires interne et externe. — 2. Injection du nerf maxillaire supérieur. Marquer un « bouton » naso-génien et faire une infiltration sous-cutanée suivant le pointillé.

rurgien à dépasser l'os maxillaire supérieur, il peut être justifié de pratiquer l'infiltration du ganglion de Gasser, comme il a été dit plus haut. En général, il suffira de : .

1° Infiltrer le nerf maxillaire supérieur ;

2° Infiltrer le nerf maxillaire inférieur ;

3° Infiltrer les nerfs de l'orbite par les deux piqûres aux angles supéro-interne et supéro-externe.

4° Infiltrer le palais dur et mou, suivant la ligne d'incision.

ANESTHÉSIE DE LA MACHOIRE INFÉRIEURE

Résection du maxillaire inférieur.

Infiltrer, avec la solution à 2 p. 100, le nerf maxillaire inférieur au trou ovale, où les nerfs dentaire inférieur et lingual à l'épine de Spix, et circonscrire par une injection périphérique la zone opératoire avec une solution à 1 p. 100.

On pourra alors intervenir sur l'os pour le suturer, le réséquer. En cas de cancer du bord alvéolaire, on infiltrera les deux nerfs à l'épine de Spix. Pour désarticuler la mâchoire, on fera l'infiltration au trou ovale.

ANESTHÉSIE DE L'ŒIL

L'orbite et le globe oculaire sont innervés par les branches du nerf ophtalmique ; le rameau orbitaire du maxillaire supérieur, par son rameau anastomotique lacrymo-palpébral, dessert la glande lacrymale et l'angle externe de l'œil. Le cône musculaire est innervé par les III, IV et VI. L'anesthésie la plus simple de l'œil, pour cataracte, par exemple, s'obtient en y versant deux ou trois fois, quelques gouttes de la solution à 2 p. 100 ou à 5 p. 100. à une ou deux minutes d'intervalle. Cette solution agit par imbibition.

L'anesthésie profonde de l'orbite se réalisera par l'anesthésie du nerf ophtalmique et de ses branches, dont la technique a été décrite précédemment (voir page   ).

S'il le faut, l'anesthésie sera complétée par l'infiltration du nerf maxillaire supérieur ou d'une partie de ses branches, également décrite déjà (voir page   ).

Pour compléter l'anesthésie qui n'atteint pas les *nerfs ciliaires* ni le *ganglion ciliaire*, infiltrer la pyramide musculaire qui entoure immédiatement le globe oculaire. Pour cela, piquer une aiguille à la commissure externe de la paupière, la pousser entre

la conjonctive et le bulbe ; viser le sommet de l'orbite, en se tenant le plus près possible de la face externe du globe ; puis, un
peu en dedans, à une profondeur de 4 cm. 1/2, c'est-à-dire tout
près du ganglion ciliaire, injecter 3 cc. de solution à 2 p. 100.
Enfin, injecter 1/2 cc. de cette solution forte, sous la conjonctive
autour du bulbe ; de cette façon, quelle que soit l'opération (énucléation du globe oculaire, etc.), l'anesthésie est absolue.

ANESTHÉSIE DES PAUPIÈRES ET DU SAC LACRYMAL

Paupière supérieure. — Quelques gouttes de cocaïne versées
sur la conjonctive, et une injection de 2 cc. de NS à 2 p. 100 près
de la paroi osseuse supérieure suffisent pour anesthésier la paupière supérieure.

Paupière inférieure. — Injecter 2 cc. le long de la paroi orbitaire inférieure, en éventail,
sur 2 cm. de profondeur et 2
cm. de largeur. Infiltrer le
nerf sous-orbitaire (voir page
) et le nerf ethmoïdal antérieur qui fournit la sensibilité
à la partie interne de la paupière inférieure (voir page   ).

Le sac lacrymal est insensibilisé par la technique précédente, du même coup que la
paupière inférieure.

ANESTHÉSIE DE L'OREILLE

L'oreille moyenne reçoit sa
sensibilité du rameau de Ja-
cobson, branche du glosso-
pharyngien et d'un filet du
nerf pétreux superficiel.

*Le tympan et le conduit au-
ditif externe* sont innervés par
deux nerfs qui pénètrent, l'un

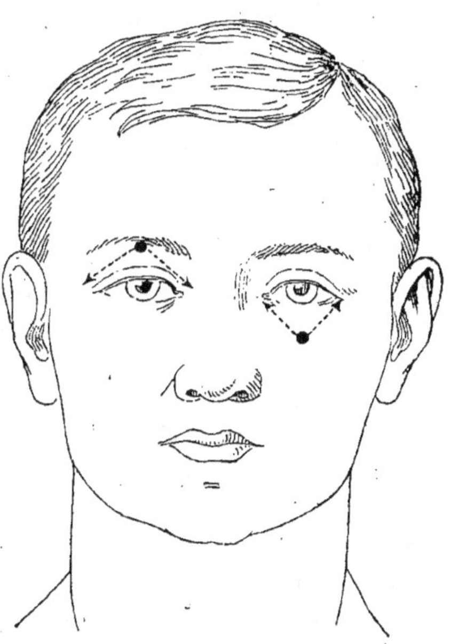

Fig. 172. — Anesthésie des paupières.
Une seule piqûre par un « bouton » suffit
pour chaque paupière.

en avant, l'autre en arrière ; c'est le nerf auriculo-temporal, branche du nerf maxillaire inférieur, qui fournit les filets à la paroi
antéro-inférieure du conduit externe ; en arrière, c'est le rameau

auriculaire du pneumogastrique. Ces nerfs pénètrent dans le conduit. à l'union de la partie cartilagineuse avec la partie osseuse.

Le pavillon est innervé par le nerf auriculaire postérieur, l'auriculo-temporal, le nerf occipital et le rameau auriculaire du pneumogastrique.

La région mastoïdienne reçoit son innervation du nerf sous-occipital, du nerf cervical supérieur, par les branches mastoïdiennes.

Tous ces rameaux nerveux sont plus ou moins intriqués et pratiquement, leurs limites difficiles à préciser.

ANESTHÉSIE DE LA CAISSE ET DU TYMPAN

TECHNIQUE

Dans la caisse, les nerfs sont superficiels, sous la muqueuse, il faut les imbiber *du mélange de Bonain :*

Chlorhydrate de cocaïne ....)
Chlorhydrate de mentol .... } ââ 1 gramme.
Chlorhydrate de phénol ....)
Adrénaline .... 0 gr.001.

On peut ainsi faire, sans douleur, un curettage de bourgeon, une ablation de polypes dans la caisse, ou une paracentèse du tympan. Pour une intervention plus importante (ossiculectomie) faire l'anesthésie du *conduit auditif externe,* par le procédé suivant (NEUMANN) :

Introduire un spéculum large dans le conduit, en lui imprimant quelques mouvements de latéralité, on perçoit ainsi l'union du cartilage et de l'os. À ce niveau, piquer la peau du conduit, en haut et en arrière, à l'union des parois supérieure et postérieure ; pénétrer de 2 mm. ; pousser lentement quelques gouttes de solution ; chercher le contact osseux qu'on suit quelque temps, pour être sûr de pousser le reste de l'injection dans la zone sous-périostée. Cette injection anesthésie la partie supérieure du tympan, la logette et les osselets. Il faut attendre dix minutes avant d'opérer.

Le mode d'action de cette injection s'explique ainsi : au niveau de la membrane de Schrapnel, les deux épithéliums sont accolés, la fibreuse du tympan fait défaut. Une injection de liquide,

suivant l'épithélium du conduit, fuse sous l'épithélium de la
caisse, au niveau de la membrane flaccide, remonte sous la mu-

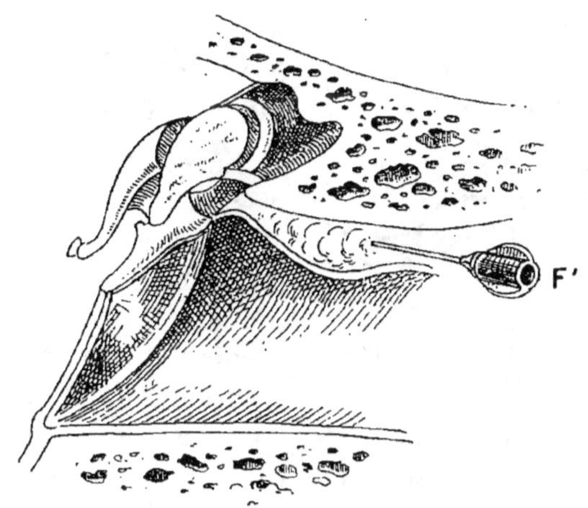

Fig. 173.
Anesthésie du conduit auditif, de l'attique et de la caisse.

Piquer à l'union du cartilage et de l'os, à l'union des
parois supérieure et postérieure. Dès que l'aiguille a pénétré de 2 mm., pousser l'injection à 2 p. 100.

queuse tapissant la logette, puisque, à aucun moment, il ne trouve de barrière qui l'arrête. (MOLIMAR) (1).

ANESTHÉSIE DU CONDUIT AUDITIF EXTERNE

Le conduit auditif externe est innervé par deux nerfs qui
pénètrent en avant et en arrière, à l'union des portions osseuse
et cartilagineuse ; on peut les atteindre par le conduit ou par le
sillon auriculo-mastoïdien.

Diriger l'aiguille en arrière, vers la scissure tympano-mastoï-
dienne, dans la direction du filet pneumogastrique. On injecte la
solution de NS au fur et à mesure qu'on pousse l'aiguille. Puis,
retirant l'aiguille d'un bon centimètre, sans la sortir, pour ne pas
avoir à la repiquer, on la porte en bas, en avant et en dedans,
vers le condyle maxillaire, et on injecte en progressant 2 cc. de

(1) Adolphe MOLIMAR. L'anesthésie locale pour les opérations pratiquées sur
l'appareil auditif.

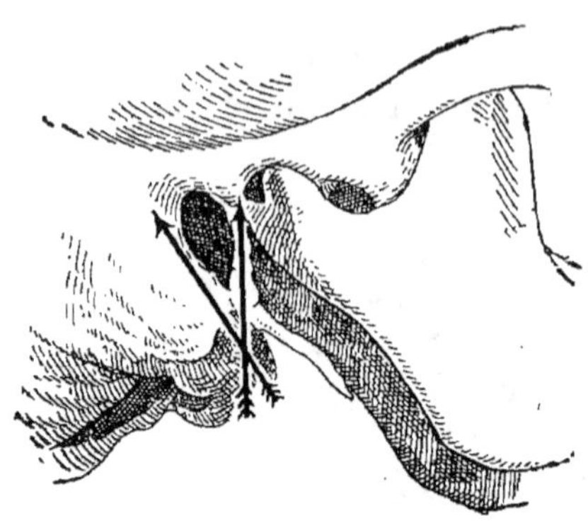

Fig. 174.
Tracé de l'injection en V, par rapport
au squelette.

solution jusqu'à 2 cm. de profondeur maxima. On opère ainsi les furoncles et les exostoses du conduit.

ANESTHÉSIE DU PAVILLON ET DE LA RÉGION MASTOÏDIENNE

Encercler le pavillon et la région mastoïdienne d'une série d'injections qui s'entrecroisent dans les deux sens, et dans les plans superficiels et profonds. Il est inutile de chercher à pénétrer sous le périoste, on n'y parviendrait pas, car il est adhérent ; d'ailleurs, c'est inutile ; l'os reçoit son innervation de dehors en dedans, du cuir chevelu. Ajouter, si l'on veut, l'anesthésie linéaire, suivant le trajet du bistouri.

Remarques. — Ces différents procédés : application du mélange de Bonain sur le tympan ou dans la caisse, infiltration de la caisse par le conduit ; infiltration des nerfs auriculo-temporal et branche auriculaire du pneumogastrique ; anesthésie périphérique autour du pavillon et de la mastoïde, représentent toute une gamme nécessaire et suffisante pour toutes les interventions : suivant les cas, on fera jouer l'une ou l'autre, ou on les combinera.

Prenons quelques exemples :

1° *Paracentèse du tympan*. — Application de Bonain, qui blanchit les parties atteintes, indiquant à l'opérateur les points anesthésiés qu'il peut attaquer ;

2° *Ossiculectomie*. — Infiltration de la caisse, de la paroi supérieure du conduit, et application de Bonain.

3° *Furoncle du conduit*. — Infiltration des nerfs antérieur et postérieur par une piqûre dans le sillon auriculo-mastoïdien.

4° *Plastique sur le pavillon*. — Anesthésie périphérique circonférencielle, autour du pavillon pris comme centre.

5° *Mastoïdite*. — Même procédé circulaire.

6° *Evidement*. — Combinaison de tous les moyens préconisés : injection périphérique encerclant pavillon et mastoïde ; injection sur la ligne opératoire ; infiltration des nerfs auriculo-temporal et branche auriculaire du pneumogastrique ; infiltration de la caisse par le conduit ; application directe du mélange de Bonain sur le fond de la caisse.

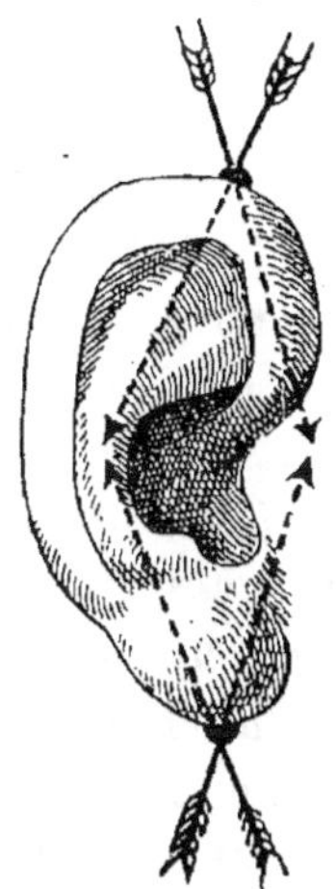

Fig. 175.
Anesthésie du pavillon de l'oreille.

Faire deux « boutons » un supérieur et un inférieur, puis pousser l'injection dans le sens des flèches, de façon à décrire un losange, qui circonscrit le pavillon.

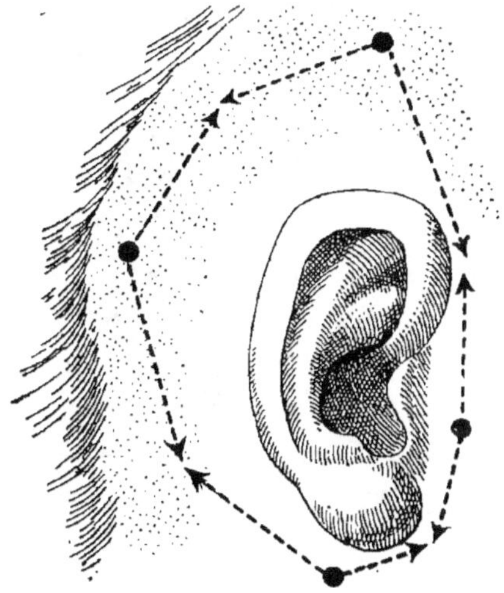

Fig. 176. — Evidemment mastoïdien.

Injecter par quatre « boutons » un polygone d'infiltration sous-cutanée et pousser les injections dans le sens des flèches.

ANESTHÉSIE DE LA CAVITÉ BUCCALE

Le nerf lingual innerve les 2/3 antérieurs de la langue et le plancher buccal ; la partie postérieure de la langue, la région de l'amygdale et le pharynx sont desservis par le *glosso-pharyngien* ; le palais mou et les piliers antérieurs du voile par le nerf *maxillaire supérieur*, et l'épiglotte par le nerf *laryngé supérieur*.

Nous pourrons donc infiltrer les troncs suivants :

1° Le nerf lingual en dedans de l'épine de Spix, ce qui insensibilise les 2/3 antérieurs de la langue et le plancher (page 75).

2° Le nerf laryngé supérieur, dans l'espace thyro-hyoïdien (voir page 77).

3° On évitera l'infiltration des glosso-pharyngien et pneumogastrique, parce que dangereuse, on y supléera par des *in-filtrations périphériques*.

Compléter par un badigeonnage à la cocaïne au 10ᵉ.

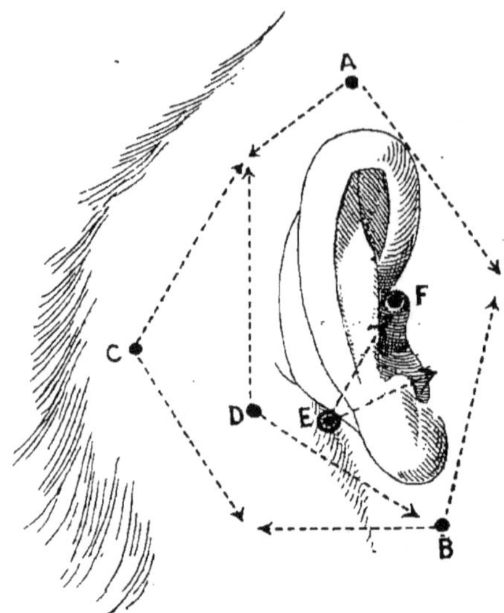

Fig. 177. — Évidemment pétro-mastoïdien,
Après avoir infiltré, comme dans la figure 166, faire trois nouveaux « boutons » et injecter dans le sens des deux flèches C, et des flèches E-F.

pour le tubage. Infiltrer d'abord ce trajet verti-cal ; par le même « bou-ton », injecter successive-ment de bas en haut et de plus en plus en dehors au tant de colonnes qu'il en faudra pour créer une tranche infiltrée en éven-tail, étendue sur les côtés jusqu'aux maxillaires, « sectionnant » ainsi tous les nerfs de la partie anté-rieure de la langue.

c) Anesthésie pour pe-tites interventions sur le plancher buccal.

ANESTHÉSIE DE LA LANGUE

a) Anesthésie pour petite tumeur de la langue.

Limiter par deux bandes d'infiltration en V, un trian-gle comprenant la tumeur, qu'on peut exciser sans hé-morragie.

b) Anesthésie de la lan-gue et du plancher buccal pour cancer étendu ou gros kyste du plancher.

Piquer une longue aiguille sous le menton, au-dessus de l'os hyoïde, la pousser verticalement vers la base de la langue, la recevoir sur l'index gauche introduit dans la bouche, comme

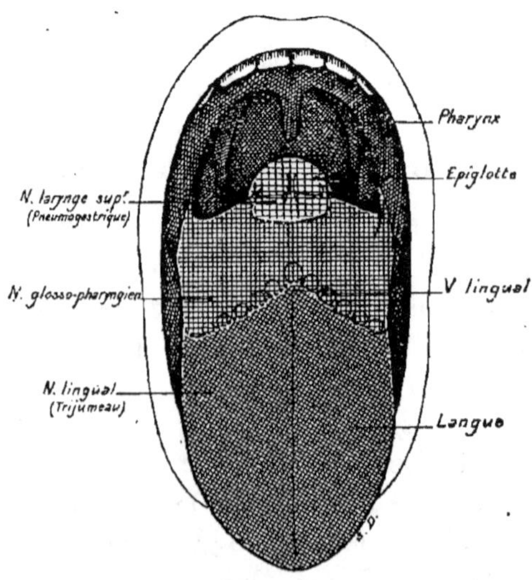

Fig. 178. — Territoires sensitifs de la langue.

Les petites tumeurs du plancher de la bouche seront infiltrées circulairement par une piqûre faite sous le menton, l'aiguille toujours guidée par le doigt intra-buccal.

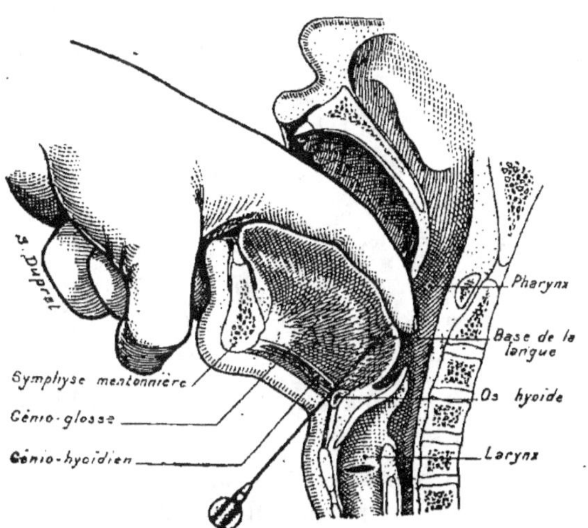

Fig. 179. — Anesthésie de la langue.

L'aiguille piquée au-dessus de l'os hyoïde va à la rencontre de la pulpe de l'index et infiltre en éventail toute
la base de la langue.

ANESTHÉSIE DES DENTS

Les dents de la mâchoire supérieure sont innervées par le
nerf maxillaire supérieur. *Le nerf maxillaire supérieur* avant
d'entrer dans le canal sous-orbitaire, donne les *nerfs dentaires
supérieurs et postérieurs* qui, après avoir cheminé sur la face extérieure de la tubérosité du maxillaire, la pénètrent et vont
s'anastomoser au-dessus des molaires avec les nerfs moyens et
antérieurs. Ils innervent les *grosses molaires*, les *alvéoles*, le
périoste et la *muqueuse du sinus maxillaire*. Dans le canal sous-
orbitaire, le nerf maxillaire supérieur émet les nerfs dentaires
moyens et antérieurs qui vont former le plexus dentaire, d'où
partent de nombreux filets destinés aux pré-molaires, aux canines et aux incisives. Le nerf sous-orbitaire, branche terminale
du nerf maxillaire supérieur, donne aussi des filets aux *incisives*
et aux *canines*.

En bas, *les dents de la mâchoire inférieure* sont innervées
par le *nerf dentaire inférieur* qui pénètre dans l'os maxillaire in-

férieur au niveau de l'épine de Spix, forme le plexus dentaire inférieur, d'où partent des filets pour les molaires et les canines, puis se divise en deux branches terminales, l'une intra-osseuse, nerf incisif pour les incisives, l'autre nerf mentonnier, se distribue à la région mentonnière et à la lèvre inférieure. La gencive inférieure ou linguale est innervée par des rameaux issus des nerfs dentaire inférieur, mentonnier et lingual, plus ou moins intriqués les uns dans les autres.

1° *Infiltration des rameaux dentaires de la mâchoire supérieure.*

a) Pour les *incisives*, on infiltrera la sous-muqueuse, sur la ligne médiane, au niveau du frein ; ou encore sur le plancher nasal, près de la cloison, ou encore aux deux endroits simultanément.

b) Pour la *canine* et les *prémolaires*, on infiltrera au-dessus de la canine.

c) Pour les *grosses molaires*, infiltrer très en arrière, sur le bord externe de la tubérosité maxillaire, et même sur la face postérieure, si on possède une aiguille courbée, ou, si l'on croit devoir piquer par voie externe, sur la joue, à 2 cent. 1/2 de profondeur, dans la direction du nerf maxillaire supérieur.

Pour infiltrer commodément, on fait écarter par un aide la commissure labiale, avec un écarteur de Farabeuf. Si l'on doit travailler sur un demi-arc maxillaire, on fera une traînée parallèle à l'arcade, sur toute la longueur.

En principe, on ne doit pas infiltrer le tronc même du nerf maxillaire supérieur, mais on n'hésiterait pas à le faire, en cas de septicité buccale très accusée.

2° *Infiltration des dents de la mâchoire inférieure.*

A la partie médiane, quand il s'agit des *incisives* et *canines*, on peut procéder comme pour la mâchoire supérieure : infiltrer la sous-muqueuse et atteindre ainsi les ramifications du nerf mentonnier et du nerf incisif.

Pour les autres dents, ce procédé donnerait un résultat insuffisant, parce que le nerf dentaire inférieur est au centre de l'os maxillaire, très épais à ce niveau ; en revanche, on pourra infiltrer son tronc à l'épine de Spix comme il a été décrit plus haut (voir page 208).

Si le milieu buccal est trop septique, infiltrer le nerf dentaire inférieur par voie externe, suivant la technique de l'anesthésie du nerf maxillaire inférieur (page   ), ou bien pousser 2 cc. d'anesthésique sous le collet des dernières molaires, pour infiltrer les rameaux gingivaux du buccinateur, d'ailleurs inconstants et peu importants.

L'injection unilatérale sous-gingivale pour les incisives inférieures est insuffisante, à cause de l'anastomose des deux nerfs incisifs ; pour obtenir une insensibilité complète, il faut donc infiltrer les deux nerfs, même pour intervenir d'un seul côté. On infiltre 2 cc. de la solution, de chaque côté de la ligne médiane ; il y a à ce niveau une petite fossette, dont la paroi mince et canaliculée permet l'absorption de la novocaïne.

La solution sera concentrée à 2 p. 100 parce qu'il suffit de 2 à 10 cc., suivant qu'on anesthésie une dent ou toute une moitié de la mâchoire. L'injection est d'autant plus facile et sa réussite d'autant plus assurée, que les rameaux dentaires sont superficiels, immédiatement sous la muqueuse, à la hauteur du repli gingival. Le point d'infiltration variera suivant les dents.

ANESTHÉSIE DU COU

Il faut distinguer trois zones : l'antérieure, la latérale et la postérieure.

Région antérieure. — Limitée en haut par le maxillaire inférieur, en bas par les clavicules et le sternum, sur les côtés par les bords antérieurs du sterno-mastoïdien, l'anesthésie de cette région se fera soit :

1° Par l'anesthésie du plexus cervical, des deux côtés, qui bloquera tout le champ superficiel et profond, sauf la muqueuse laryngée (page 85).

2° Par l'anesthésie du plexus cervical superficiel, le long du sterno-cléido-mastoïdien, jointe à l'anesthésie profonde des tissus de chaque côté du larynx.

3° En circonscrivant le champ opératoire par une zone d'infiltration sous-cutanée et profonde, de chaque côté du larynx.

Il faudra combiner, à chacune de ces formes, l'anesthésie des nerfs laryngés supérieurs et inférieurs, et l'anesthésie locale, par pulvérisation et attouchement du pharynx par de la cocaïne (page 77).

Région latérale. — Faire l'anesthésie du plexus cervical, soit par voie latérale directe (page 85) quand aucune raison pathologique n'en interdira l'accès, soit par la voie paravertébrale postérieure, plus favorable en cas de déformation de la région.

Région postérieure. — La nuque s'anesthésie habituellement, soit par circonscription profonde et sous-cutanée du champ opératoire, en pyramide ou en tranches (page 28), soit par la technique paravertébrale cervicale (page 85), plus difficile.

ANESTHÉSIE DU TRONC

ANESTHÉSIE DU THORAX

Il faut distinguer deux régions :
1° La cage thoracique.
2° Le contenu du thorax, c'est-à-dire les viscères.

ANESTHÉSIE D'UNE OU DE PLUSIEURS COTES

Tout le thorax pourrait être anesthésié par la paravertébrale D' à D'' (page 95) ; mais comme il faudra rarement anesthésier toutes les parties du tronc à la fois, les nerfs intercostaux sont habituellement bloqués en nombre suffisant pour permettre l'intervention sur une région limitée.

Il faudra tenir compte du fait que les territoires sensitifs empiètent les uns sur les autres, de telle sorte que l'*anesthésie d'un seul nerf*, nous l'avons déjà dit, *est illusoire*.

Pour anesthésier un certain nombre de côtes, il faudra blo-

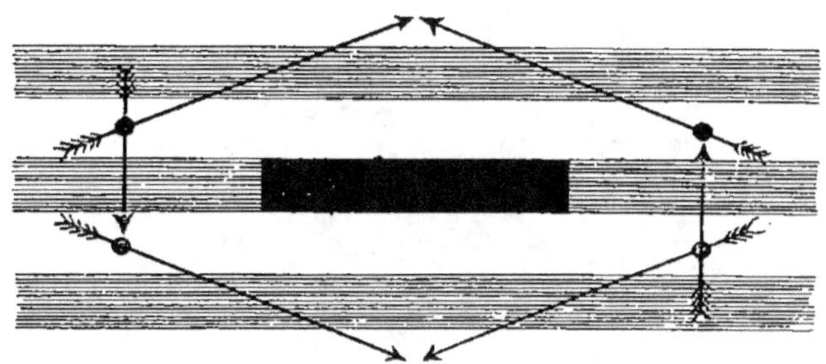

Fig. 180. — Anesthésie d'une côte.

Injection dans les espaces intercostaux adjacents, en avant et en arrière de la partie à réséquer ; puis infiltration périphérique sous-culanée et intra-musculaire.

quer au moins un nerf au-dessus et un nerf au-dessous. Mais un moyen plus simple nous permet d'avoir une anesthésie absolue d'une région quelconque de la cage thoracique. La figure 180 permettra de suivre la technique que nous employons toujours avec succès. Cette figure représente trois côtes adjacentes : sur celle du milieu, la partie noire doit être réséquée, soit deux espaces intercostaux à anesthésier.

Marquer quatre « boutons » par lesquels injecter 5 cc. de solution à 1 p. 100 dans l'épaisseur des muscles intercostaux. La pointe de l'aiguille cherche la côte supérieure et en suit le rebord inférieur, pour tomber dans l'espace. Infiltrer les muscles et le tissu sous-cutané avec 30 ou 40 cc. de la solution à 1 p. 200 dans la direction des flèches. L'anesthésie est absolue. Néanmoins, il faut être prévenu du fait que le malade se plaindra si l'on exerce sur les côtes une *traction* produisant l'entorse des ligaments costo-vertébraux. Le tiraillement brutal des côtes arrachera des plaintes au patient et des *reproches justifiés* à l'opérateur. Cela ne se produit pas avec l'anesthésie paravertébrale.

La figure 181 montre le tracé d'infiltration, suivant le pro-

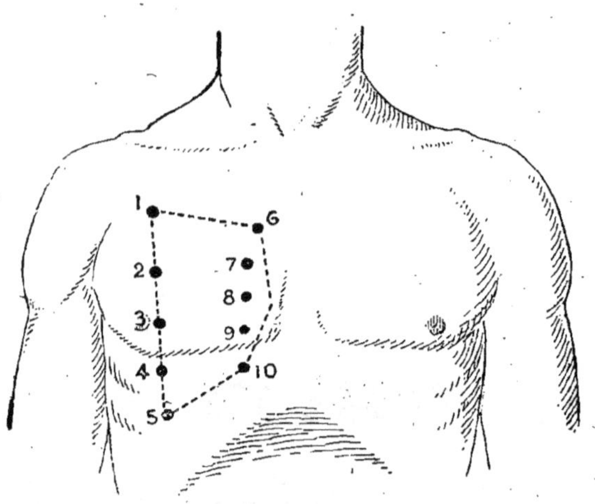

Fig. 181.
Anesthésie pour résection des cartilages costaux.

Tracé de l'infiltration pour la mobilisation des côtes (emphysème). Les points 1 à 10 marquent les espaces intercostaux dans lesquels on pousse l'injection et le pointillé, l'infiltration sous-cutanée.

cédé que nous venons de décrire et qui sert pour la mobilisation des côtes (emphysème).

On pourra, de la même façon, obtenir l'anesthésie du rebord costal pour le prélèvement d'un copeau cartilagineux.

ANESTHÉSIE DU STERNUM

a) Elle s'obtient par la paravertébrale D^1 à D^8 (page 95), jointe à une infiltration sus-claviculaire et sus-sternale, pour bloquer le plexus cervical superficiel.

b) Mais, un procédé analogue à l'anesthésie des côtes suffit

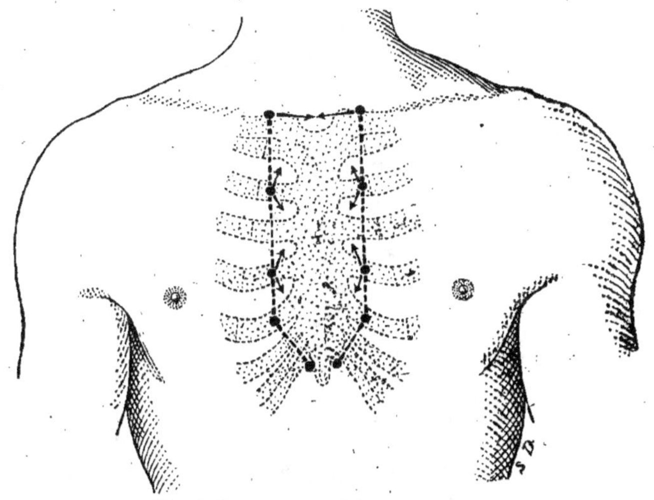

Fig. 182. — Anesthésie du sternum.

Les points représentent les « boutons » au niveau des cartilages, de chaque côté du sternum ; les flèches donnent la direction de l'aiguille pour l'infiltration des espaces et de la fourchette ; le pointillé marque l'infiltration sous-cutanée circonscrivant le sternum.

toujours ; dans chaque espace intercostal, tout près du sternum, injecter 5 cc. de solution à 1 p. 100. puis faire une infiltration péri-sternale, sous-cutanée de solution à 1/2 p. 100, 30 à 40 cc. suffisent.

ANESTHÉSIE DU DOS

Employer la paravertébrale dorsale, en tenant compte de la zone d'innervation du plexus cervical en haut, ou bien faire l'infiltration en pyramide, de tous les tissus mous.

Le premier procédé donnera l'anesthésie du squelette et permettra une laminectomie.

ANESTHÉSIE DES VISCÈRES THORACIQUES

Pour l'anesthésie des viscères, consulter la figure 183 qui

donne les nerfs intercostaux qu'il faudra bloquer pour intervenir sur chacun d'eux. On sera obligé d'y joindre une infiltration périphérique du champ d'élection de la voie d'accès sur le viscère intéressé. Ce sera une ou plusieurs côtes, ou le sternum suivant les besoins de l'opération.

ANESTHÉSIE DES LOMBES

Faire la paravertébrale lombaire (page 110) ou bien l'infiltration en tranches (page 28) circonscrivant le champ opératoire.

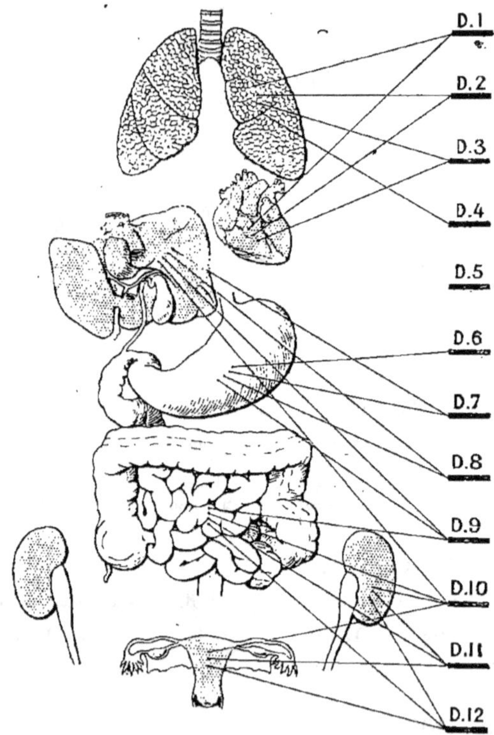

Fig. 183. — Anesthésie paravertébrale des viscères.

L'opérateur voit d'ici les points dorsaux qu'il faut infiltrer pour anesthésier le viscère correspondant. En pratique, il faut injecter plus haut et plus bas. Le poumon, le rein, les voies biliaires, la rate sont anesthésiés par l'injection d'un seul côté. Pour les autres organes, il faut injecter des deux côtés.

ANESTHÉSIE DE L'ABDOMEN

Il faut, dans cette région, distinguer deux parties :

La *paroi* abdominale ;

La *cavité* abdominale et les *viscères* y renfermés.

La *paroi* seule peut être infiltrée suivant des tracés qui varient avec l'opération à exécuter et l'étendue de l'insensibilisation nécessaire. L'anesthésie reste alors limitée à la paroi, elle n'atteint aucunement les viscères.

L'anesthésie des *viscères* peut être obtenue en même temps que celle de la paroi par l'injection paravertébrale ; les viscères peuvent être anesthésiés *seuls* par l'infiltration de leurs mésos ou par celle des plexus solaire et mésentériques : c'est ce qu'on appelle *l'anesthésie des splanchniques.*

Pour opérer sur l'abdomen, contenant et contenu, on associe l'anesthésie de la paroi à l'anesthésie des splanchniques.

INFILTRATION PARAVERTÉBRALE

L'injection paravertébrale, pratiquée des deux côtés, depuis la 6ᵉ dorsale jusqu'à la 3ᵉ lombaire, anesthésie toute la paroi abdominale, depuis l'appendice xiphoïde jusqu'au pubis ; si l'injection est faite assez au ras du trou de conjugaison pour que l'infiltration gagne les *rami communicantes*, les viscères sont insensibilisés.

Pour anesthésier la région sus-ombilicale, il suffit de faire l'injection paravertébrale bilatérale de D^6 à D^{12}.

Pour opérer sur les viscères latéraux, foie et voies biliaires, rein, rate, appendice et colon ascendant, colon descendant, il suffit de faire la paravertébrale unilatérale de D^6 à L^3.

Pour l'estomac, le colon transverse, l'intestin grêle, il faut faire l'injection bilatérale.

Ce procédé donne une anesthésie sûre et complète ; il a l'inconvénient d'exiger un grand nombre de piqûres, neuf de chaque côté pour l'anesthésie totale, ce qui ne laisse pas de fatiguer ou d'énerver les sujets, même patients, ainsi qu'une dose assez forte de solution anesthésique à 1 p. 100.

ANESTHÉSIE DES SPLANCHNIQUES

Elle consiste à baigner le plexus solaire et les plexus mésentériques, au niveau de la région coeliaque, dans le tissu cellulaire latéro et pré-vertébral rétro-péritonéal.

Combinée à l'infiltration de la paroi abdominale antérieure, elle permet toutes les interventions, même longues, difficiles, laborieuses, sur les viscères abdominaux.

ANATOMIE

Les deux nerfs Grands Splanchniques, après s'être détachés du sympathique thoracique et avoir traversé le diaphragme, pénètrent dans la région coeliaque et se jettent sur les ganglions Semi-lunaires.

Les nerfs Petits Splanchniques accompagnent généralement de très près les Grands Splanchniques et aboutissent soit au ganglion semi-lunaire, soit à un ganglion aortico-rénal ; bien souvent ils se perdent dans le plexus solaire.

Des ganglions Semi-lunaires émanent de nombreux filets anastomosés entre eux qui constituent le Plexus Solaire, vaste nappe nerveuse, dont le réseau inextricable forme une véritable tunique nerveuse, qui enlace les trois branches du tronc coeliaque, les artères mésentériques, capsulaires, rénales et leurs ramifications. On rencontre, au milieu de ce plexus, de multiples renflements ganglionnaires.

Ganglions semi-lunaires et plexus solaire sont donc situés tout contre la paroi abdominale postérieure, représentée à ce niveau par les piliers du diaphragme et l'aorte abdominale avec ses branches : tronc coeliaque, mésentériques, rénales, etc... Par leur intermédiaire, ils s'appliquent contre la partie supérieure du corps de la première vertèbre Lombaire et même contre le disque qui sépare D 12 de L 1.

Splanchniques, ganglions et plexus se trouvent baignés dans le tissu cellulaire, assez dense et abondant situé de part et d'autre de l'aorte, au-dessus des artères rénales. Ce tissu, dont l'épaisseur à ce niveau atteint près d'un travers de doigt, est facile à infiltrer, n'offrant aucune résistance à l'aiguille ni au piston.

L'anesthésie du plexus solaire peut être réalisée par *deux voies* : la voie antérieure et la voie postérieure.

a) Voie antérieure.

Nous ne retenons point la technique de WENDLING qui propose d'atteindre l'épiploon gastro-hépatique au-dessus de tronc coeliaque, en enfonçant, à travers la cavité péritonéale et le lobe gauche du foie, une aiguille piquée un peu au-dessous et à gauche de l'appendice xiphoïde. Mais la paroi épigastrique ayant été incisée après infiltration locale, il est possible d'infiltrer les pédicules et les mésos de solution qui diffusera jusqu'au plexus solaire. Cette infiltration peut être pratiquée en deux points.

1° Dans l'épiploon gastro-hépatique : relever le lobe gauche du foie et récliner l'estomac en bas et à gauche; au-dessus de la petite courbure, reconnaître l'aorte, dont les battements sont aisément perceptibles et enfoncer l'index sur le flanc droit de l'aorte, jusqu'au contact du rachis, ce qui refoule l'aorte à gauche, la veine cave vers la droite. Entre les deux, immédiatement au-dessus du pancréas, à travers l'épiploon gastro-hépatique, piquer l'aiguille et injecter, dans le tissu prévertébral peri-aortique

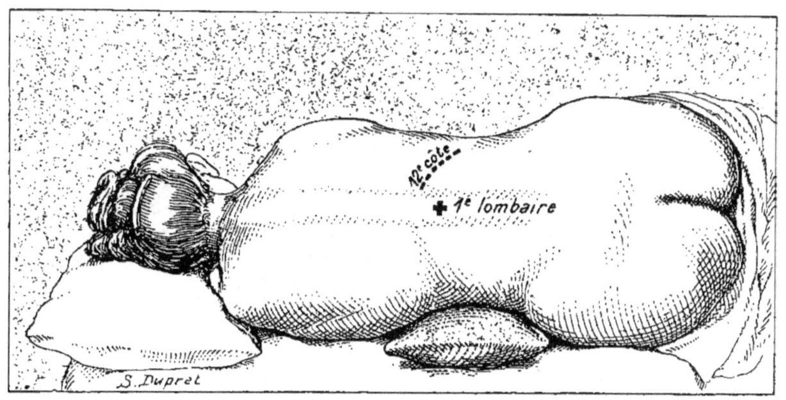

Fig. 184. — Anesthésie splanchnique.

Position du patient. — Couché sur le côté, dans l'attitude « en chien de fusil », un coussin sous le flanc, pour corriger la déformation du tronc due au décubitus
L'aiguille doit être piquée sur le bord inférieur de la 12e côte, verticalement au-dessus de la + indiquant l'apophyse épineuse de la 1re vertèbre lombaire. Ce point est à quatre travers de doigt de la ligne médiane inter-épineuse.

50 à 60 cc. de sol. à 1 p. 200 ou 20 à 40 cc. de sol. à 1 p. 100 (BRAUN, FINSTERER).

2° Dans la racine du mésentère : relever le mesocolon transverse ; sur le versant droit de l'origine du mésentère, sous la racine du mesocolon transverse, là où l'artère mésentérique supérieure quitte la face antérieure du duodénum pour s'engager entre les deux feuillets du mésentère, injecter 20 cc. de sol. à 1 p. 200. En dirigeant l'aiguille vers le haut, pour qu'elle s'engage légèrement sous la racine du mesocolon transverse, le liquide se répand derrière le pancréas, imbibe l'aorte, le plexus mésentérique supérieur, les plexus rénaux et solaire. Injecter 50 cc. (ROUSSIEL.)

b) **Voie postérieure.**

Le sujet est assis, en travers de la table, les pieds reposés sur un escabeau, le dos légèrement courbé en avant ; il peut être aussi couché sur le côté, cuisses fléchies sur le bassin et cou fléchi, en chien de fusil, pour arrondir le dos ; pour éviter l'incurvation

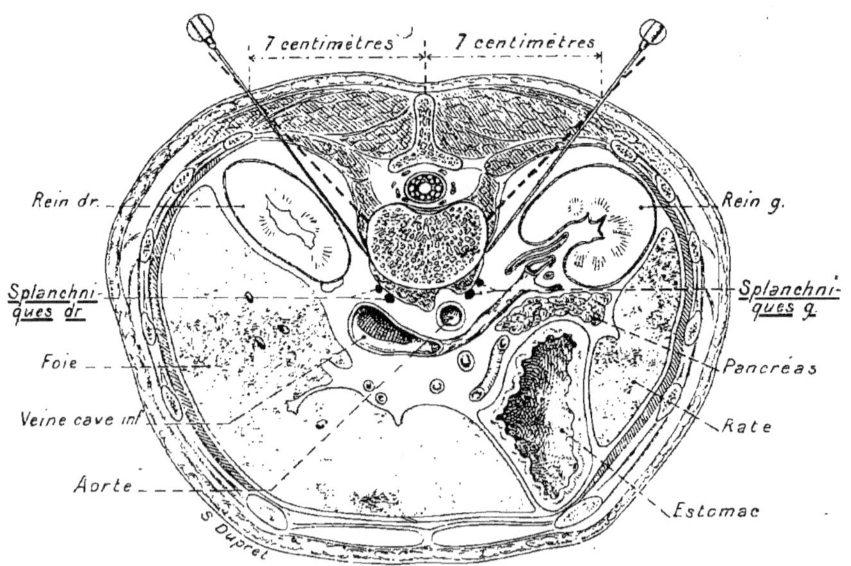

Fig. 185. — Anesthésie splanchnique.

Position de l'aiguille, au moment de l'injection. — L'aiguille, piquée à 7 centimètres (4 travers de doigt) de la ligne médiane, forme avec le plan médian du corps un angle inférieur à 45° ; elle est tangente au corps vertébral.

Le pointillé montre la première direction de l'aiguille (45°) et la prise de contact du corps vertébral, en avant du trou de conjugaison.

latérale du rachis, un petit coussin est glissé sous l'hiatus costo-iliaque.

Tracer la ligne des apophyses épineuses ; repérer la 12° côte; sur son bord inférieur, à 7 centimètres de la ligne inter-épineuse, faire un bouton dermique.

Prendre l'aiguille de 12 centimètres, la piquer dans le bouton et l'enfoncer doucement, dans le plan transversal du corps mais

en l'inclinant de 45° environ sur le plan médian antéro-postérieur, de façon qu'elle vienne buter, à 7, 8 ou 9 centimètres de
profondeur, contre le corps vertébral, un peu en avant du trou
de conjugaison. Retirer alors l'aiguille jusqu'au tissu cellulaire
sous-cutané pour changer de direction et l'enfoncer de nouveau,
sous un angle inférieur à 45°, de telle sorte qu'elle passe tangentiellement au corps vertébral. Répéter au besoin la manœuvre
deux ou trois fois, en diminuant progressivement l'obliquité de
l'aiguille, tout en gardant constamment le contact avec le corps
vertébral, dont il ne faut pas s'écarter sous peine de s'égarer. Au
moment précis où l'aiguille, bien tangente au corps vertébral,
passe en le frôlant, elle sort des masses musculaires dans lesquelles elle cheminait jusqu'alors pour glisser dans un espace celluleux qui n'offre plus de résistance : cette sensation tactile, qu'il
faut recueillir, indique que le but est atteint. L'aiguille est enfoncée encore de un centimètre ; elle est à onze centimètres de
profondeur environ, distance qui varie moins qu'on pourrait le
croire avec les sujets. S'il ne s'écoule pas de sang par le pavillon
de l'aiguille, adapter la seringue et aspirer un peu pour bien s'assurer que la pointe n'est pas dans un vaisseau. Injecter 25 à 30
cc. de solution à 1 p. 100. Recommencer la même technique du
côté opposé, après avoir fait retourner le sujet s'il était couché
sur le côté. Pour le côté gauche, au lieu de piquer à 7 cm. de la
ligne médiane, on piquera à 4 cm. de cette ligne, toujours sous la
12ᵉ côte, donc un peu plus haut qu'à droite.

L'infiltration gagne le tissu celluleux pré-vertébral latéro-
aortique et l'anesthésie s'établit en 10 à 15 minutes.

Cette technique, bien réglée, est facile et sûre, comme l'indiquent les détails anatomiques ci-dessous (BILLET). Ils montrent
combien la crainte communément exprimée de blesser l'aorte ou
la veine cave est peu justifiée. L'opérateur qui suit la voie postérieure pour amener son aiguille au niveau du plexus solaire,
doit traverser et se représenter les plans et organes suivants :

1° Téguments ; muscles de la paroi abdominale postérieure;
au point indiqué, ils remplissent et débordent même l'angle dièdre formé par les apophyses épineuses et transverses avec les
corps vertébraux de sorte que l'aiguille ne quitte pas les masses
musculaires.

2° Colonne vertébrale, représentée par la partie inférieure

de la 12ᵉ dorsale et la 1ʳᵉ lombaire ; piliers du diaphragme ; insertions vertébrales des muscles Psoas et Carré lombaire. La tendance du débutant est de prendre le contact du rachis trop près de la face postérieure de la vertèbre ; en introduisant l'aiguille trop obliquement vers le rachis, il atteint l'apophyse transverse et, croyant que c'est le corps vertébral, il dépasse cette apophyse de 1 cm. et pousse l'injection dans les masses musculaires. L'ai-

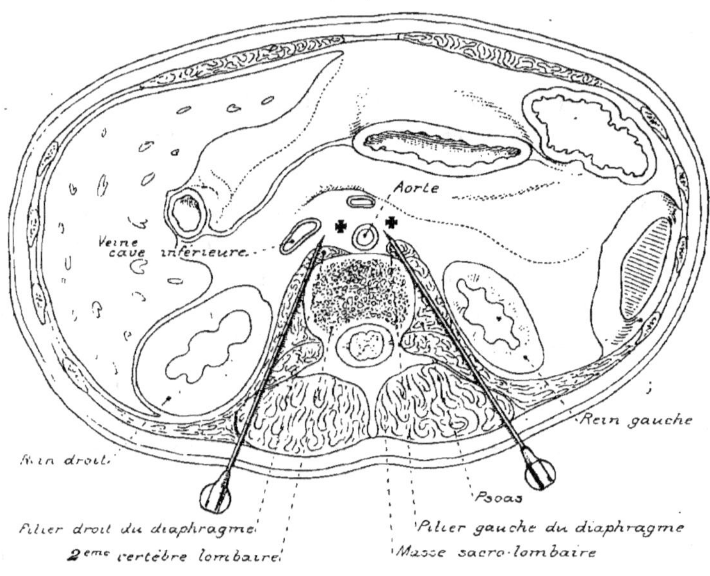

Fig. 186. — Coupe transversale de l'abdomen, segment supérieur de la coupe. (Fig. inédite de Billet.)

Montre comment la vertèbre, dont la coupe est plutôt quadrangulaire que circulaire, protège, par son arête antéro-latérale, l'aorte de l'aiguille quand celle-ci est introduite avec l'obliquité correcte. La veine cave, elle, reste en dehors de l'aiguille correctement dirigée.

Les croix noires indiquent l'emplacement exact où débouchait, sur le sujet qui a servi à établir ce dessin, l'aiguille de 12 centimètres de longueur, enfoncée à 7 centimètres en dehors de l'apophyse épineuse et rasant tangentiellement la vertèbre.

guille qui, piquée à quatre travers de doigt de la ligne médiane, prend le contact osseux à moins de 7 à 9 cm. de profondeur, n'est pas sur le flanc du corps vertébral ; il faut changer légèrement de direction et l'introduire profondément.

3° L'aorte : appliquée contre la colonne vertébrale, parallèlement à l'axe de cette dernière mais quelque peu déportée à gauche, elle n'atteint cependant point, de son bord gauche, le rebord

correspondant du corps vertébral, rebord bien marqué, arête
plus ou moins mousse plutôt que quart de circonférence, en retrait de laquelle l'aorte reste distante de près de un demi centimètre et qui protège complètement le vaisseau quand l'aiguille

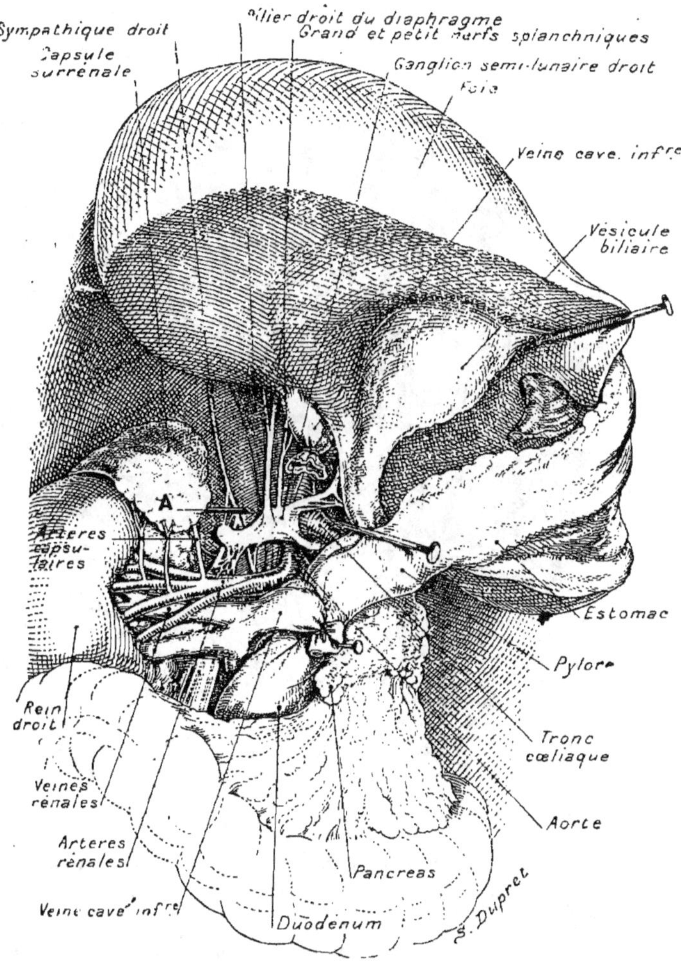

Fig. 187. — Anesthésie du nerf splanchnique droit.

En A, l'aiguille enfoncée à 7 centimètres de la ligne médiane, sous
la côte XII, passe en arrière et en dedans de la veine cave, atteint le
ganglion semi-lunaire droit. Bonne position, bonne anesthésie.

pénètre tangentiellement au flanc de la vertèbre. Pour la piquer,
il faudrait donner à l'aiguille une direction invraisemblablement
oblique en dedans, après avoir perdu tout contact avec le corps

vertébral et pénétrer à une profondeur exagérée. A droite, l'aorte est plus protégée encore qu'à gauche.

De l'aorte se détachent, à angle droit, les artères rénales :

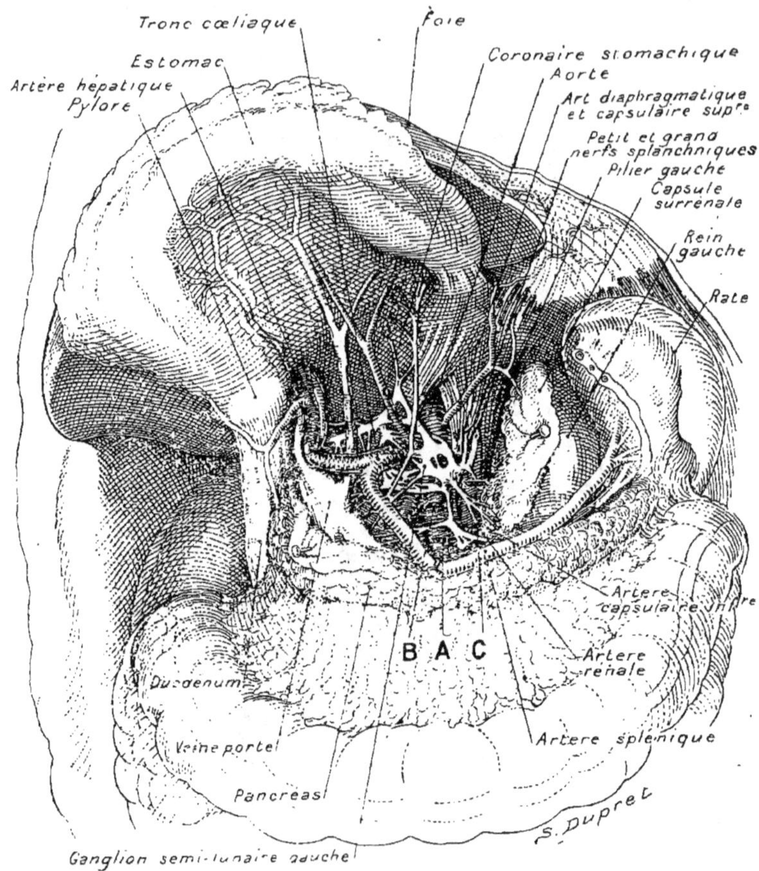

Fig. 188. — Anesthésie du nerf splanchnique gauche.
L'aiguille pique juste sous la douzième côte, mais plus ou moins loin de la ligne médiane.
En A, l'aiguille enfoncée à 7 centimètres, pique l'artère rénale qui se trouve sous le ganglion. Mauvaise position, mauvaise anesthésie.
En B, l'aiguille enfoncée à 5 centimètres, atteint le bord externe de l'aorte, se trouve encore au-dessous du ganglion. Mauvais.
En C, à 3 cm. 5, laisse l'aorte en dedans, atteint le ganglion semi-lunaire. La position est bonne, l'anesthésie sera bonne..
(D'après les recherches de Billet, Jalifier, Laborde.)

entre le diaphragme et les rénales, les artères capsulaires et dia-phragmatiques, de petit calibre ; de la face antérieure de l'aorte partent le tronc cœliaque et la mésentérique supérieure.

4° La veine cave inférieure : située à droite de l'aorte, elle est sur le même plan qu'elle et lui est accolée intimement dans la partie inférieure de la région (3° lombaire) ; mais elle s'en sépare pour se porter *à droite et en avant* devenant, par rapport à l'opérateur, *plus profonde*, au moment où elle croise l'artère rénale droite, en même temps qu'elle délimite, en divergeant de l'aorte, un espace triangulaire à sommet inférieur. Au niveau de la première lombaire, la veine cave se trouve donc *en dehors* de l'aiguille poussée en bonne direction ; elle ne peut être atteinte que si la piqûre est faite parallèlement au plan antéro-postérieur et trop profondément. Son inclinaison à droite et en avant la met presque en dehors de la loge du ganglion semi-lunaire droit, qu'elle affleure tout au plus de son bord gauche.

5° Le pédicule rénal artériel : il faut considérer le côté droit et le côté gauche.

A droite, l'artère chemine derrière la veine cave puis derrière la veine rénale, passe par dessus le bord supérieur de cette dernière et se divise (mais à ce niveau, elle est loin de la ligne médiane) ; c'est donc l'artère qui se présente à l'aiguille avant la veine.

A gauche, l'artère rénale est derrière la veine rénale dont elle surcroise ensuite le bord supérieur ; là aussi, l'artère se présente la première à l'aiguille. Mais c'est de ce côté, plus qu'à droite, qu'elle est exposée à être atteinte, à cause de la position plus élevée du rein gauche. De plus, l'injection se trouve souvent poussée, dans ces conditions, notablement au-dessous du ganglion semi-lunaire. Il y a donc intérêt à remonter un peu le siège de la piqûre, à gauche, et même à droite, ce qui équivaut, en raison de l'obliquité de la 12° côte, à se rapprocher de la ligne médiane. C'est à 4 ou 5 cm. de la ligne des apophyses épineuses qu'il faut piquer pour atteindre le ganglion semi-lunaire gauche.

Chez le sujet dessiné fig. 187 et 188, l'aiguille B, enfoncée à 5 cm. de la ligne médiane, se trouve à 15 millimètres au-dessus de l'aiguille A ; elle arrive au voisinage du ganglion, mais risque encore d'embrocher l'artère rénale.

La veine rénale gauche, dans laquelle débouche la veine spermatique gauche, est plus exposée à être atteinte que la veine cave, car elle passe en écharpe, de gauche à droite, d'arrière en avant et de bas en haut, pour se jeter dans la veine cave ; mais

elle est, comme cette dernière, très antérieure, très profonde ;
elle ne saurait être touchée que si l'aiguille était enfoncée de plus
de onze centimètres, presque verticalement, et, comme elle est
nettement plus bas située que les ganglions semi-lunaires, il faudrait que l'aiguille fut piquée ou dirigée trop bas, ce qui est une
faute. La veine splénique est au-dessus de la veine rénale gauche, mais sur un plan plus antérieur encore, donc protégée plus
encore que la rénale par celà même.

6° C'est dans le tissu cellulaire, assez lâche et abondant, situé de part et d'autre de l'aorte, au-dessus des artères rénales.
que se trouvent les nerfs splanchniques et les ganglions semi-
lunaires, qu'on peut disséquer, au milieu d'une véritable nappe
nerveuse d'anastomoses qui entoure le tronc coeliaque et les artères mésentériques. Les ganglions semi-lunaires occupent chacun une sorte de loge, sur les côtés et en avant de l'aorte abdominale.

Le tissu celluleux paravertébral, épais d'un travers de doigt
environ, lâche, facile à infiltrer, donne la sensation spéciale de
vide quand l'aiguille l'atteint, à onze centimètres de profondeur,
au sortir des piliers du diaphragme. Le point terminus de l'aiguille poussée au ras de la 12° côte, correspond à la moitié supérieure de la deuxième vertèbre lombaire ou au disque qui sépare
la première lombaire de la deuxième, donc un peu plus bas que
les ganglions semi-lunaires. La solution anesthésique est donc
déversée un peu au-dessous des nerfs splanchniques, mais elle
infiltre sans peine toute la zone celluleuse qui baigne le plexus
solaire et le sympathique abdominal. Même quand l'injection est
unilatérale, l'infiltration gagne et déborde la ligne médiane et les
tentatives d'anesthésie par une seule piqûre sont assez souvent
suivies de succès, à condition d'injecter davantage de solution et
de lui laisser le temps de diffuser, une demi-heure environ.
(ROUSSIEL.)

ANESTHÉSIE DU PLEXUS MÉSENTÉRIQUE INFÉRIEUR

L'infiltration de plexus mésentérique inférieur assure l'anesthésie de l'étage inférieur de l'abdomen, coecum et appendice,
colon pelvien et rectum supérieur. Elle est obtenue par la voie
postérieure, calquée sur celle utilisée pour l'infiltration des
splanchniques.

Sujet assis en travers de la table ou couché sur le côté. Repérer l'apophyse épineuse de la 3ᵉ vertèbre lombaire ; faire un bouton dermique à 4-5 centimètres de chaque côté de cette apophyse. Prendre l'aiguille de 9 ou 12 cm.

Piquer à 4-5 cm. en dehors de l'apophyse épineuse de L₃ et enfoncer l'aiguille obliquement en dedans à 45° vers le corps vertébral ; on rencontre l'apophyse transverse de la vertèbre inférieure, à 4 ou 5 centimètres de profondeur : franchir son bord supérieur. Continuer à se porter en dedans jusqu'au contact du corps de la 3ᵉ lombaire : s'y arrêter et injecter 20 à 30 cc. de la solution à 1 p. 100. Ne pas quitter le contact du corps vertébral, à cause du voisinage de l'aorte et de la veine cave inférieure. La solution diffuse à travers les arcades du tissu sous-péritonéal et le plexus mésentérique. (ROUSSIEL.)

SENSIBILITÉ DES VISCÈRES ET DU PÉRITOINE (1)

Les viscères : estomac, intestin grêle, colon, cœcum, appendice, rectum sont, à l'état normal, insensibles aux manœuvres douloureuses, contact, piqûres, coupures, etc., mais non aux tractions. Lorsque ces viscères sont le siège de lésions inflammatoires chroniques ou aiguës, leur sensibilité est exaltée et les manœuvres mal tolérées.

Le péritoine. — Le *péritoine pariétal* non anesthésié réagit douloureusement au palper, au grattage, au tiraillement, à la thermo-cautérisation, à la ligature des artères, à l'incision, à la suture. Si l'opérateur a anesthésié la paroi abdominale seule, l'ouverture du ventre est indolore, mais le fait d'introduire ou d'enlever des compresses abdominales, de libérer des adhérences péritonéales, éveille une douleur intense ; le nettoyage à l'éther, l'exploration de la cavité abdominale avec la main, provoquent des réactions violentes et nécessitent une narcose temporaire au kélène ou au protoxyde d'azote.

L'anesthésie spinale ou la paravertébrale seules communiquent l'anesthésie complète aux viscères.

Le péritoine viscéral est normalement insensible. L'opérateur peut pincer, brûler, couper une anse intestinale, l'estomac,

(1) Gaston LABAT, L'Anesthésie paravertébrale en chirurgie gastrique et intestinale, A Legrand, Ed. 1920.

le foie, etc., sans faire souffrir le malade, pourvu qu'il n'exerce pas de tractions sur les mésos qui rattachent ces viscères à la paroi abdominale.

Les épiploons sont insensibles.

Le mésentère est insensible dans les parties adjacentes à l'intestin, c'est-à-dire là où s'exercent les manipulations au cours d'une opération, mais si l'on exerce des tractions sur la ligne d'implantation du mésentère à la paroi postérieure de l'abdomen, le patient souffre. C'est ainsi que, au cours de la gastro-entérostomie, seules l'exploration et l'extériorisation de l'anse jéjunale sont douloureusement perçues par le patient. La douleur disparaît aussitôt que la manœuvre de traction a cessé. Il en est de même du méso-colon transverse. La brèche faite au bistouri à travers le méso se fait sans douleur, le décollement colo-épiploïque est indolore, tant qu'aucune traction n'est exercée sur les vaisseaux et leur gaine nerveuse.

Pendant l'appendicectomie, l'anesthésie du méso-appendice par infiltration directe de quelques gouttes de solution avant la ligature donne quelquefois de bons résultats.

Nous voyons donc que *seules les tractions sont douloureuses:* elles le sont pour les raisons suivantes :

1° Le pneumo-gastrique, les splanchniques et le phrénique contribuent à former le plexus solaire, origine des plexus et des filets nerveux qui se rendent aux viscères.

2° Ces viscères sont privés de toute sensibilité. Les mésos sont insensibles, puisqu'une brèche faite au bistouri à travers le méso-colon ne provoque aucune douleur. Seules les tractions sur les pédicules viscéraux reliés à la paroi sont douloureuses.

3° Le sympathique reçoit des intercostaux des rameaux anastomotiques (rami-communicantes). Le péritoine pariétal reçoit son innervation du réseau sous-péritonéal des nerfs intercostaux, lombaires et sacrés. Le fascia sous-péritonéal est lâche et permet le glissement du péritoine et par le fait l'élongation et l'excitation du réseau nerveux qu'il contient.

Il n'y a donc rien d'étonnant que les tractions exercées sur les pédicules viscéraux, l'écartement des viscères dans la profondeur, la mise et le retrait des compresses, en déplaçant le péritoine pariétal, déterminent un clivage du plan sous-péritonéal nerveux et provoquent de la douleur.

Cependant, nous avons maintes fois observé que l'anesthésie paravertébrale d'un certain nombre de nerfs intercostaux, en baignant les rami-communicantes de solution anesthésique, permettait d'intervenir sur certains viscères, sans qu'il soit possible de dire quelle était la part que prenait le sympathique dans l'analgésie obtenue. C'est ainsi qu'en pratiquant l'anesthésie paravertébrale D^7-D^{12} et L^1-L^3 d'un seul côté, une néphrectomie est aussi indolore que sous anesthésie générale. Il en est de même des interventions sur les voies biliaires qui nécessitent l'anesthésie de D^6 à D^{12}, ou bien de D^7 à D^{10}, d'un seul côté, cette dernière jointe à une infiltration pariétale autour du champ opératoire.

Nous sommes donc en droit d'admettre :

1° Que les manœuvres de tractions provoquent de la douleur au niveau du péritoine pariétal, par tiraillement du réseau nerveux sous-péritonéal.

2° Que l'anesthésie d'un certain nombre de nerfs intercostaux suffit à insensibiliser chaque viscère, pourvu que les tractions ne s'étendent pas au delà de la zone anesthésiée.

ANESTHÉSIE DE LA PAROI POUR LAPAROTOMIES
MÉDIANE ET PARA-MÉDIANE

Ne pas infiltrer la ligne blanche seule, car on ne peut écarter sans douleur les lèvres de la plaie. Il faut interrompre les intercostaux avant que ceux-ci aient innervé les grands droits, afin d'obtenir la résolution musculaire qui permet l'emploi d'un écarteur ; voici comment on procédera :

1° Faire un bouton au niveau de l'appendice xiphoïde, deux autres à l'insertion costale du grand droit, un de chaque côté, au dixième cartilage costal environ, puis deux autres plus haut que l'ombilic, un de chaque côté, sur le bord externe du grand droit.

Piquer l'aiguille de 10 cm. à travers ces « boutons », l'enfoncer dans la gaine des grands droits jusqu'à la face postérieure du muscle, d'abord perpendiculairement, puis obliquement, en infiltrant toute la tranche de tissu, depuis le muscle jusqu'à la peau. Relier tous les « boutons » entre eux, sauf les deux derniers, par une infiltration sous-cutanée (fig. 190).

Injecter 80 à 100 cc. de solution à 1 p. 200.

2° On pourrait aussi faire un « bouton » sus ou sous-ombi-

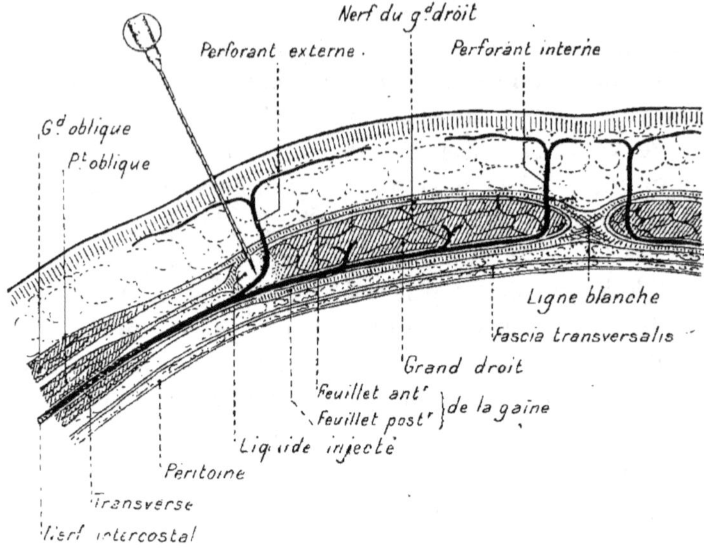

Fig. 189. — Anesthésie de la paroi abdominale.

L'aiguille, piquée sur le bord externe du grand droit, pénètre dans sa gaine et infiltre les branches terminales des nerfs intercostaux avant que celles-ci aient innervé le muscle.

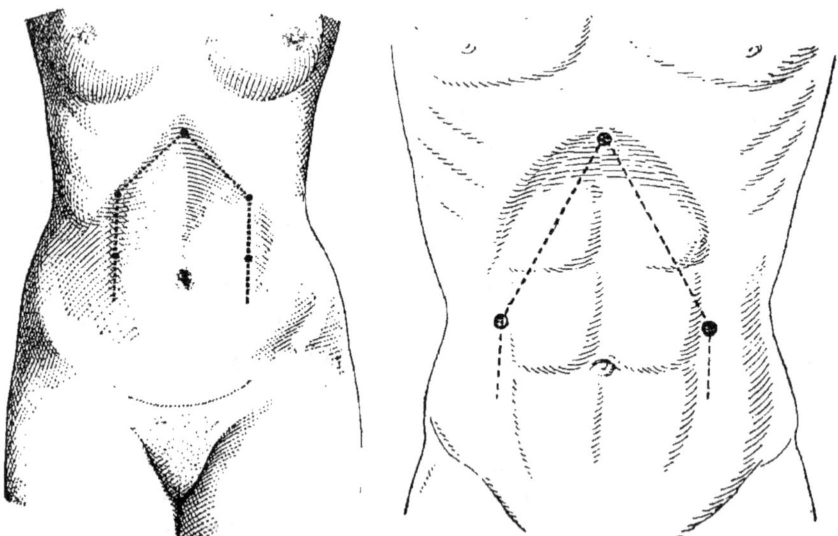

Fig. 190.
Anesthésie de la paroi abdominale.

L'infiltration superficielle et profonde suivant le pointillé (rebord costal et rebord externe des grands droits) relâche la paroi et permet l'emploi des écarteurs sans douleur.

Fig. 191.
Anesthésie de la paroi abdominale.

Autre schéma suivant lequel la paroi pourra être infiltrée en vue d'une laparotomie sus-ombilicale.

lical et circonscrire un champ losangique ou hexagonal, selon la longueur de l'incision (fig. 192).

On continuera l'infiltration le long des grands droits, jusqu'à leur insertion pubienne, si l'incision doit porter sur toute la hauteur de l'abdomen.

On fera ainsi l'anesthésie pour toutes les opérations n'intéressant que la paroi (éventration), pour les gastro-entérostomies, en n'exerçant pas de tractions sur les viscères intéressées ; les résections faciles de l'intestin, les hernies de la ligne blanche.

On peut l'employer pour une laparotomie exploratrice ; en y ajoutant une inhalation de protoxyde d'azote, de kélène ou d'éther pendant les manœuvres pénibles.

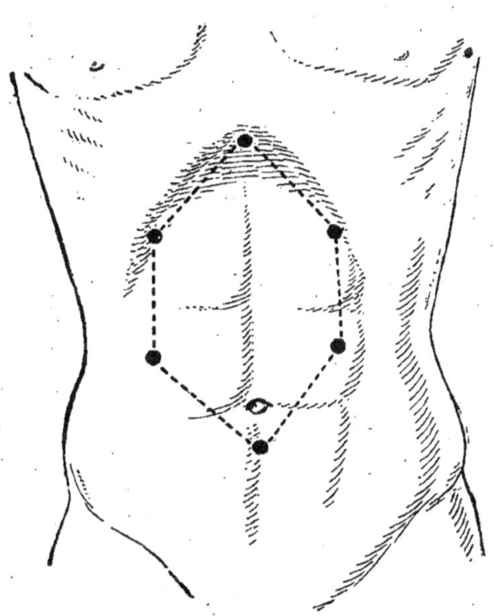

Fig. 192. — Anesthésie de la paroi abdominale

Ici les deux points inférieurs de la figure 190 ont été reliés à un point médian sous-ombilical et l'injection circonférentielle prend la forme d'un hexagone.

ANESTHÉSIE DE LA RÉGION ILÉO-CÆCALE

1° De même que pour la région sterno-pubienne, on anesthésie la région iléo-cæcale, en faisant la paravertébrale D^{10} à D^{12} et de L^2 à L^3, du côté droit seulement.

2° En circonscrivant cette région par une infiltration losangique en tranches ; dans ce cas, faire quatre « boutons », le premier au niveau de la crête iliaque, à deux travers de doigt au-dessus et en arrière de l'épine iliaque antérieure et supérieure ; le second verticalement au-dessus au niveau du rebord thoracique ; le troisième, en regard du premier, sur le bord externe du grand droit et le quatrième faisant face au second, suivant la ligne d'incision (figure 193).

Infiltrer toute la tranche de tissu, depuis la peau jusqu'au péritoine, et relier les quatre points par une infiltration sous-cutanée.

Injecter 100 cc. de solution à 1/2 p. 100.

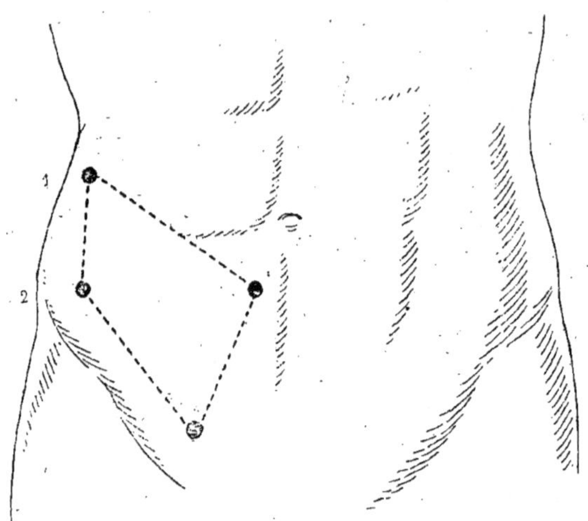

Fig. 193. — Anesthésie de la région iléo-cæcale.

De 1 à 2, et par deux « boutons », infiltrer l'épaisseur de la paroi. Infiltrer sous la peau et dans les muscles un losange circonscrivant la future incision (Appendicite, résection iléo-cæcale, anus contre-nature).

Cette anesthésie permettra :

1° De faire une résection iléo-cæcale, en donnant une bouffée de protoxyde d'azote, de chlorure d'éthyle ou d'éther, pendant les manœuvres douloureuses.

2° De créer un anus cæcal (on pourra cependant infiltrer un losange plus petit).

3° De faire une appendicite à froid, en s'aidant après avoir accroché l'appendice, *soit* d'une injection de N. S. à 1 p. 100 dans le méso, *soit* d'une bouffée de protoxyde d'azote ou de chlorure d'éthyle.

4° De faire la plicature du cæcum : elle n'est pas douloureuse et l'anesthésie pariétale suffit.

5° D'inciser un abcès appendiculaire ; cependant l'infiltration de la ligne d'incision à la Reclus donne d'aussi bons résultats.

L'anesthésie paravertébrale devra toujours être préférée.

ANESTHÉSIE DE LA RÉGION INGUINO-ABDOMINALE

Cette anesthésie est intéressante surtout pour la herniotomie.

On pourra employer deux procédés :

1° L'anesthésie paravertébrale qui est le procédé de choix, même chez les obèses. On injectera D^{11}, D^{12}, L^1 à L^4 (pages 95 à 118), d'un seul côté, quel que soit le volume de la hernie.

2° L'infiltration localisée plus facile jouit de la faveur de la plupart des chirurgiens.

La sensibilité de la région inguino-abdominale provient du plexus lombaire : les deux abdomino-génitaux (L^1) et le génito-crural (L^2) sont les nerfs qui la traversent et l'innervent.

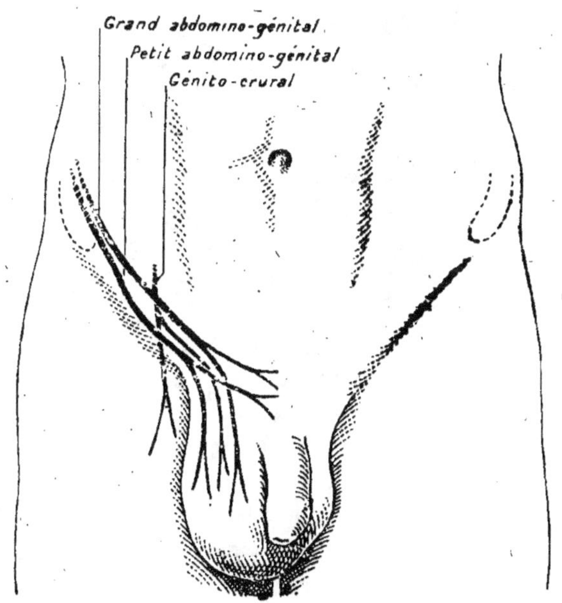

Fig. 194. — Innervation de la région inguino-abdominale.

Les abdomino-génitaux doivent être infiltrés à l'épine iliaque antérieure et supérieure, tandis que le génito-crural n'est atteint que dans le trajet inguinal. Remarquer l'émergence de ces nerfs.

Le N, *grand abdomino-génital* arrive à l'épine iliaque antérieure et supérieure entre les deux muscles obliques ; là il se divise en *rameau abdominal* qui suit un trajet identique aux nerfs intercostaux, et en *rameau génital* qui chemine sous l'aponévrose du grand oblique, parallèlement à l'arcade crural, en avant du cordon dans le trajet inguinal; il quitte ce trajet par l'orifice externe et se distribue au pubis et au scrotum (à la grande lèvre chez la femme).

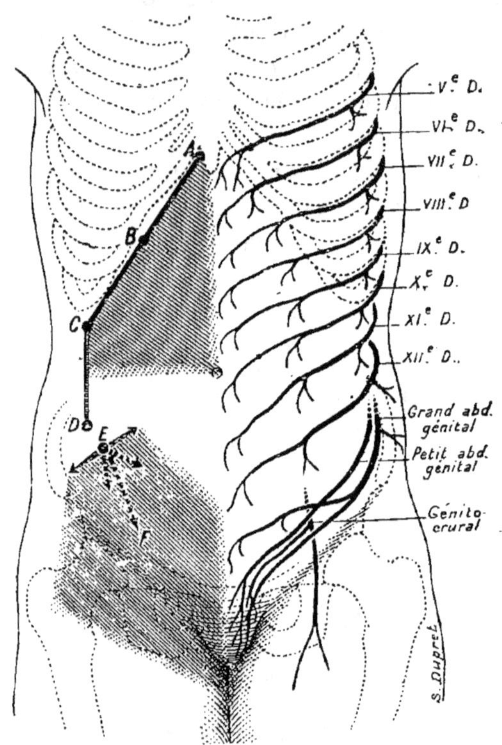

Fig. 195.
Anesthésie de toute la paroi abdominale.

Infiltration para-costale, costo-iliaque, et para-iliaque (zone anesthésiée en gris) : à droite, nous voyons les filets intercostaux qui innervent la paroi abdominale, et plus bas, les deux nerfs abdomino-génitaux et génito-crural (direction verticale); à gauche de la figure, A, B, C, indiquent l'infiltration para-costale d'une tranche de muscles et de peau (estomac, foie, duodénum) ; C, D, anesthésie de la paroi pour les opérations du colon droit ; E. F. sert aux opérations cæcales, appendicitaires et aux cures de hernie inguinale ; E, F, donne la direction de l'aiguille pour l'infiltration du génito-crural à l'orifice interne du trajet inguinal.

Le *N. petit abdomino-génital* arrive aussi à l'épine iliaque antérieure et supérieure, en affectant à ce niveau les mêmes rapports avec le grand abdomino-génital ; il se divise en *rameau abdominal* identique au précédent, et en *rameau génital* qui après avoir suivi un trajet semblable au rameau génital du grand abdomino-génital, va se terminer dans le scrotum (grande lèvre chez la femme).

Le *N. génito-crural* n'aborde la paroi antérieure de l'abdomen qu'au niveau de l'orifice interne du trajet inguinal ; c'est à ce niveau qu'il donne sa branche crurale qui croise la région en descendant vers la cuisse et sa branche génitale qui ne fait que suivre le cordon pour aller se distribuer aux bourses ou aux grandes lèvres.

Ces trois nerfs s'anastomosent entre eux ; il faut donc que tous trois soient anesthésiés.

Les abdomino-génitaux sont accessibles à deux travers de doigt en dedans et au-dessus de l'épine iliaque antérieure et supérieure ; quant au nerf génito-crural, il faudra aller l'infiltrer de la pointe de l'aiguille tout près de l'orifice interne du canal inguinal.

TECHNIQUE DE L'INFILTRATION LOCALISÉE DE LA RÉGION INGUINO-ABDOMINALE

Faire deux « boutons », le premier (1), situé à deux travers de doigt en dedans et au-dessus de l'épine iliaque antérieure et supérieure. Le second (2), correspond au pubis, au niveau de l'anneau inguinal externe. Par le bouton 1, infiltrer, suivant les directions indiquées par les flèches, toute la tranche musculaire située entre le point 1 et l'os iliaque, avec 20 cc. de solution à 1/2 p. 100.

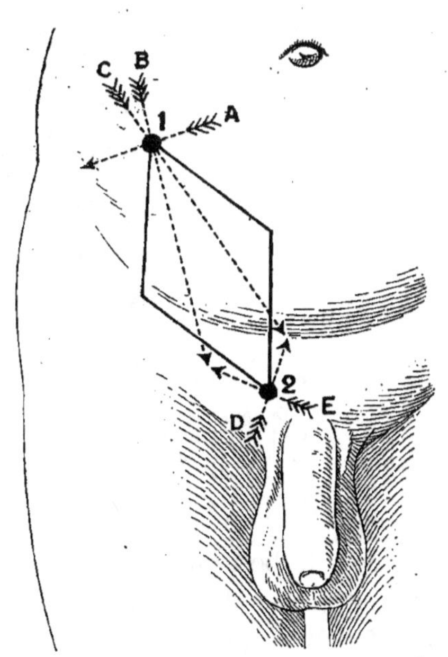

Fig. 196.
Anesthésie de la région inguino-abdominale.

Situation des deux « boutons » pour anesthésie d'une hernie inguinale réductible. Les flèches indiquent la direction dans laquelle doivent être poussées les injections profondes. Le trait plein est la place de l'infiltration sous-cutanée.

Prendre l'aiguille de 8 ou de 9 cm., la piquer perpendiculairement à la peau, traverser l'aponévrose du grand oblique, les muscles petit oblique et transverse ; puis, en éventail, et de plus en plus obliquement depuis l'épine iliaque jusqu'à l'os iliaque ; la couche musculaire y est très épaisse. L'injection atteint les deux nerfs grand et petit abdomino-génitaux.

Par le même point 1, infiltrer sous l'aponévrose du grand oblique (très difficile chez les obèses), une bande aboutissant à deux points situés en dedans et en dehors de l'anneau herniaire. C'est ici que le génito-crural est anesthésié.

Injecter environ 20 cc. de la solution à 1/2 p. 100.

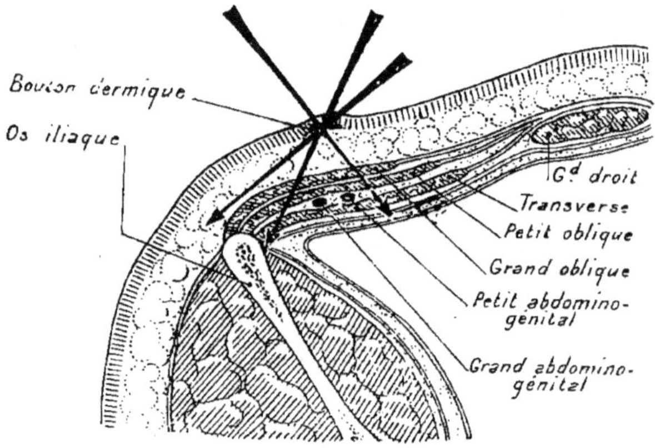

Fig. 197. — Anesthésie de la région inguino-abdominale.

Coupe passant par le point para-iliaque 1 et l'ombilic. Injection profonde en éventail pour infiltrer la tranche musculaire où passent les abdomino-génitaux. Le « bouton » est situé à deux travers de doigt en dedans et au-dessus de l'épine iliaque antérieure et supérieure.

Par le bouton 2, injecter, en éventail, 10 cc, de la solution, dans la profondeur, suivant les deux côtés inférieurs du losange ; par ce même point 2, injecter 100 cc. de la solution à 1/2 p. 100 dans le trajet inguinal ; cette dernière injection suffira à anesthésier le cordon.

Dans un dernier temps, faire l'injection sous-cutanée du losange indiqué ; il faut en tout 100 cc. de la solution à 1/2 p. 100.

ANESTHÉSIE DU MEMBRE SUPÉRIEUR

L'innervation sensitive du membre supérieur tout entier.
au-dessous de l'épaule, vient du plexus brachial. Les nerfs intercostaux supérieurs participent à l'innervation sensitive de
l'aisselle et fournissent une partie de la sensibilité de la peau de
la face interne du bras. La peau de la région de l'épaule est innervée par des filets du nerf sus-claviculaire du plexus cervical.

A. *L'anesthésie du membre supérieur tout entier*, y compris
l'épaule et la base du cou, permettant l'ablation totale du membre, s'obtient en associant les trois techniques suivantes :

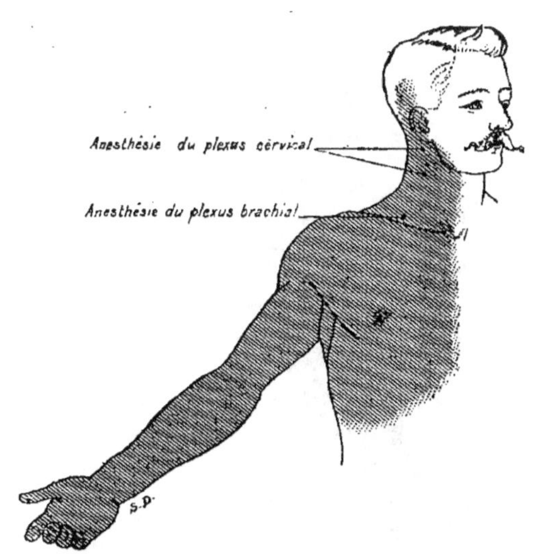

Fig. 198.
Anesthésie du membre supérieur pour ablation totale du membre.

Vue antérieure de la zone d'anesthésie après blocage du plexus cervical, du plexus brachial et des
huit premiers nerfs intercostaux du côté droit.

1° L'anesthésie du *plexus cervical*, par la voie latérale directe
de préférence (page 88).

2° L'anesthésie du *plexus brachial*, par la voie sus-claviculaire (page 153).

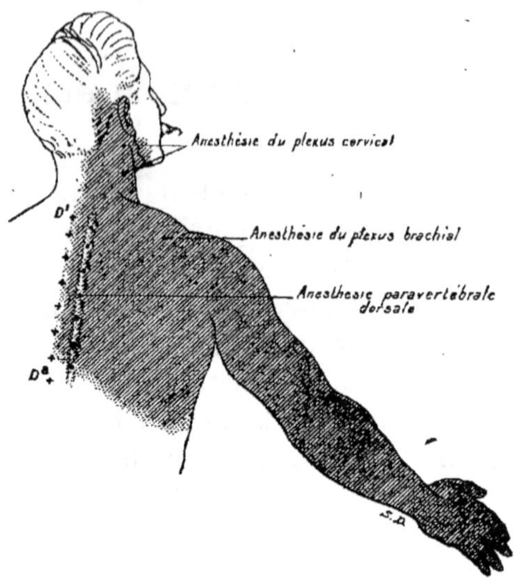

Fig. 199. — Anesthésie du membre supérieur.
Vue postérieure de la figure 198

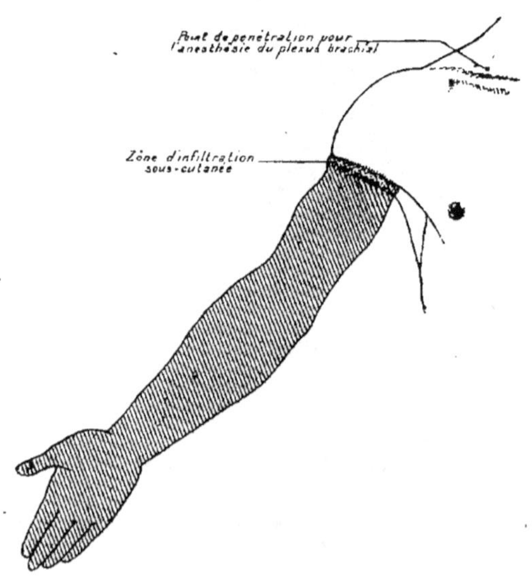

Fig. 200.
Anesthésie du membre supérieur, depuis sa racine.

Zone d'anesthésie absolue après blocage du plexus
brachial et infiltration du « bracelet deltoïdien ».

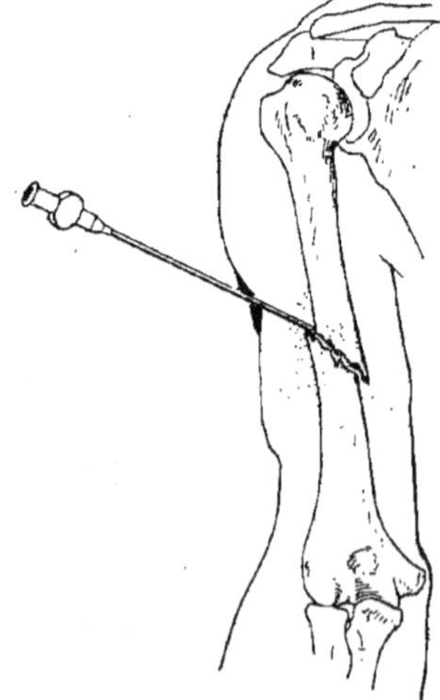

Fig. 201.
Anesthésie
pour fracture de l'humérus.

L'aiguille pique sur la face
externe du bras, s'enfonce jusqu'à l'os et infiltre le foyer de
fracture. Les manœuvres de réduction sont alors indolores.

3° L'anesthésie *paravertébrale* de D¹ à D⁸, du même côté (page 95).

B. *L'anesthésie du membre supérieur, depuis le niveau de l'aisselle:*

1° Par l'anesthésie du plexus brachial (voie sus-claviculaire), jointe à l'infiltration sous-cutanée périphérique du membre, juste au niveau de l'aisselle croisant le deltoïde (bracelet deltoïdien).

2° Par l'anesthésie du *plexus brachial* (voie sus-claviculaire; jointe à *l'infiltration de l'aisselle*, pour interrompre les anastomoses des intercostaux.

3° Par l'anesthésie du plexus brachial (voie sus-claviculaire), jointe à la *paravertébrale dorsale* D¹ à D⁴ (page 95).

4° Par l'anesthésie du plexus brachial, par voie axillaire (HIRSCHELL). Dans ce cas, tout autre infiltration est inutile, mais cette technique, nous le répétons, est plus dangereuse, l'artère axillaire, pouvant être enfilée par aiguille.

ANESTHÉSIE DE L'ARTICULATION DE L'ÉPAULE

Cette articulation s'anesthésie par le blocage du plexus brachial seulement (réductions de luxations et fractures) (page 146).

ANESTHÉSIE DU CREUX DE L'AISSELLE

Faire :

1° L'anesthésie du plexus brachial par voie sus-claviculaire (page 153).

2° La paravertébrale dorsale D¹ à D⁵ (page 95).

3° L'infiltration sous-cutanée le long de la clavicule afin d'interrompre le plexus cervical superficiel.

ANESTHÉSIE DE L'AVANT-BRAS

a) Pour l'anesthésie de *l'avant-bras* et de la main, il faut faire :

1° L'anesthésie des nerfs *médian, cubital* et *radial*, au coude (pages 171, 175, et 180).

2° L'infiltration d'un *bracelet* sous-cutané, passant par les trois points d'injection des nerfs précédents, afin d'interrompre le musculo-cutané, le brachial cutané interne et son accessoire.

b) Pour l'anesthésie *de la face antérieure de l'avant-bras*, il y a deux procédés:

1° L'anesthésie du *médian*, du *cubital* et du *radial*, au coude (pages 171, 175 et 180), jointe à un *bracelet* sous-cutané, comme précédemment (bracelet sus-épitrochléen). Cette technique donne l'analgésie complète de l'avant-bras depuis le pli du coude.

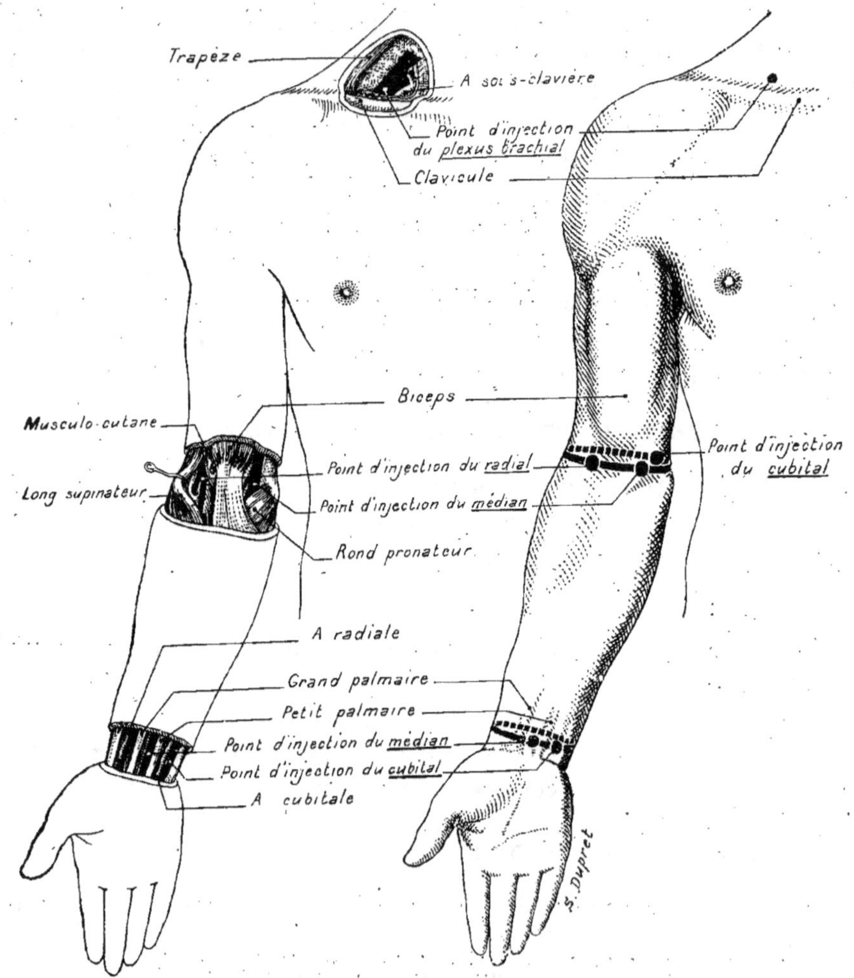

Fig. 202. — Anesthésie du membre supérieur.

A *droite*, les points et les « bracelets » donnant l'anesthésie segmentaire. A *gauche*, les points d'injection sont reportés sur la dissection.

2° Faire deux « boutons » latéraux sur les bords du membre, relier profondément ces « boutons » par la longue aiguille, en poussant l'injection jusqu'aux os et aux ligaments interosseux,

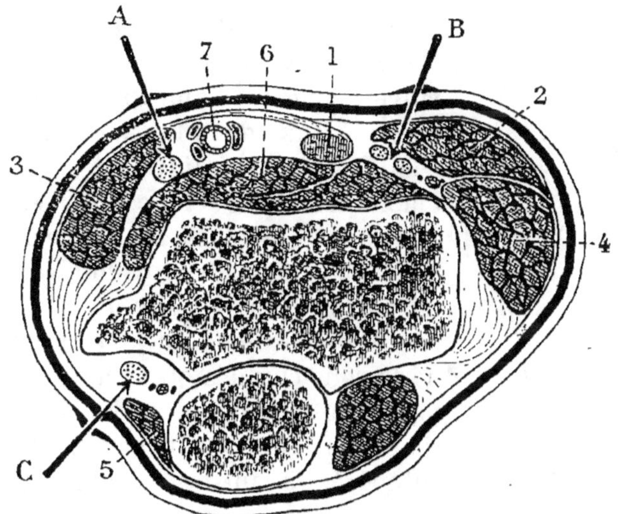

Fig. 203. — Anesthésie de l'avant-bras et de la main.

Coupe transversale au niveau du « bracelet sus-épitrochléen »
(figuré par un trait noir épais).
A. Injection profonde destinée au nerf médian. — B. Injection profonde pour le nerf radial. — C. Injection profonde pour
le nerf cubital. — 1. Tendon du biceps. — 2. Long supinateur. —
3. Rond pronateur. — 4. Premier radial. — 5. Cubital antérieur. —
6. Brachial antérieur. — 7. Artère humérale.

et superficiellement, en poussant l'injection sous la peau. L'infiltration des muscles à part, est inutile ; elle ne donne pas l'in-

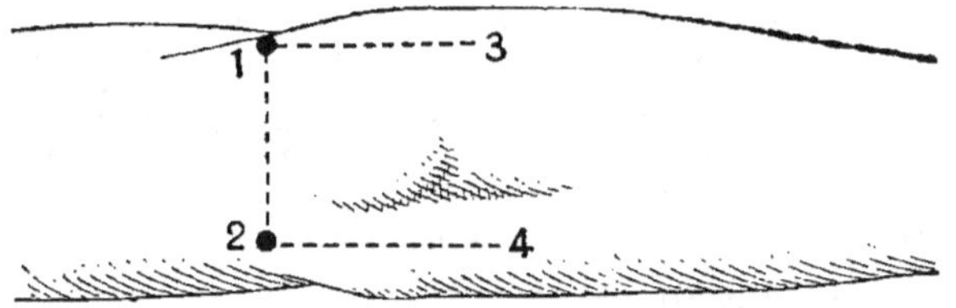

Fig. 204. — Anesthésie du coude (région olécranienne).

L'infiltration en U, partie des points 1 et 2 vers 3 et 4, permet
d'enlever la bourse olécranienne. Pour suturer l'olécrane fracturé,
faire une infiltration profonde sous le tendon du triceps, par 1
et 2, et dans les muscles qui recouvrent en dedans et en dehors
l'olécrane par 3 et 4. Injecter 10 cc. de solution à 1/2 p. 100 dans
l'articulation, sous les condyles, et terminer par l'infiltration sous-
cutanée en U (3-1-2-4).

terruption du médian et du cubital. Cette technique s'emploiera pour anesthésier la face antérieure de l'avant-bras dans ses deux tiers inférieurs.

c) Pour l'anesthésie de la *face dorsale de l'avant-bras*, on emploiera deux procédés, suivant que le champ opératoire sera haut ou bas situé : dans les 2/3 supérieurs et au coude, la simple *infiltration sous-cutanée*, en amont, suffira. Quelquefois, il sera bon d'infiltrer en U, à concavité inférieure.

La peau et le tissu cellulaire sous-cutané de l'avant-bras, jusqu'au tiers inférieur, sont exclusivement desservis par de longs nerfs sous-cutanés qui émergent de l'aponévrose, au-dessus du coude. Aussi, l'infiltration d'une bande transversale de tissu sous-cutané à l'avant-bras, donne une anesthésie qui s'étend plus ou moins loin au-dessus de l'injection, et quand on infiltre un cercle de tissu sous-cutané au-dessus ou au-dessous du coude, l'anesthésie s'étend de tous côtés, jusqu'au tiers inférieur de l'avant-bras.

Au tiers inférieur, à cause des nerfs qui émergent de la profondeur, l'injection doit être aussi sous-aponévrotique.

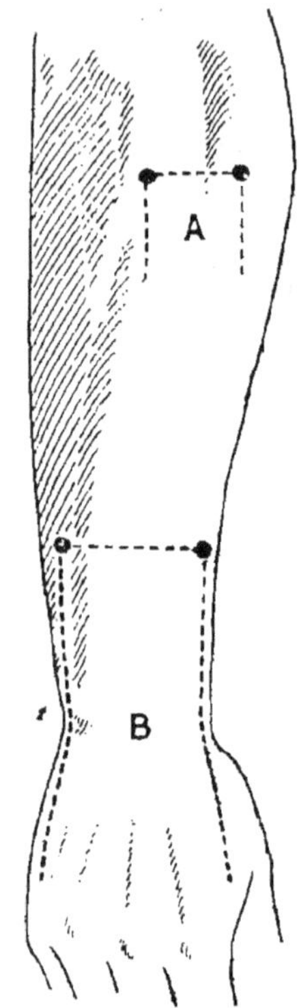

Fig. 205. — Anesthésie de la face dorsale de l'avant-bras et de la main.

Faire deux piqûres sur les bords de l'avant-bras indiqués par les crêtes osseuses du cubitus et du radius. Infiltrer avec la longue aiguille les parties molles de la face dorsale, d'abord les muscles, puis le tissu sous-cutané, transversalement avec 40 ou 50 cc de solution à 1/2 p. 100.

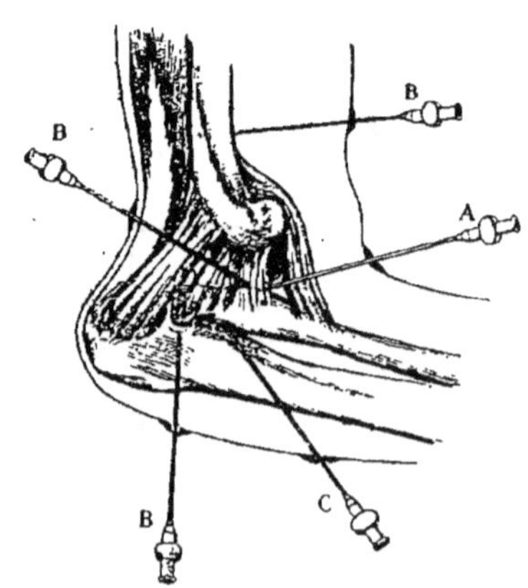

Fig. 206.
Anesthésie de l'articulation du coude.
(QUÉNU.)

Pour réduire une luxation du coude, injecter dans la synoviale, et infiltrer les insertions musculaires péri-articulaires

Des deux piqûres, partent, en outre, des bandes d'infiltration sous-cutanée descendant jusqu'au poignet et, s'il est nécessaire, jusqu'aux doigts.

Le procédé sert à traiter des plaies compliquées des parties molles, à extirper les tumeurs, hygromas, tuberculose des gaines tendineuses.

Mais l'anesthésie du plexus brachial est ce qu'il y a de mieux pour toutes les opérations sur l'avant-bras.

ANESTHÉSIE DE L'ARTICULATION DU COUDE

L'articulation du coude sera anesthésiée par deux procédés:
1° On fera l'anesthésie du *plexus brachial*, c'est l'idéal.
2° On emploiera le *procédé de Quénu* qui consiste à injecter dans la synoviale même, puis autour de l'articulation, s'il n'y a que luxation et, au niveau des extrémités fracturées, s'il y a fracture.

Injecter 40 à 50 cc. de la solution à 1 p. 100.

ANESTHÉSIE DU POIGNET

Deux procédés peuvent être employés :
1° Anesthésie sus-claviculaire du *plexus brachial* (page 153).
2° Anesthésie du *médian,* du *cubital* et du *radial* au coude, (pages 171, 175 et 180) avec *bracelet* sous-cutané circonférenciel, reliant les trois points (bracelet sus-épitrochléen).

ANESTHÉSIE DE LA MAIN

La main reçoit de l'avant-bras les nerfs *cubital, médian* et *radial*; les deux premiers sont sous-aponévrotiques et les terminaisons sous-cutanées du nerf radial. La figure 208 montre une coupe transversale de l'avant-bras au-dessus du poignet, indiquant la direction dans laquelle il faut enfoncer l'aiguille vers le médian et le cubital. Pour obtenir l'anesthésie de toute la main, il est nécessaire d'*injecter le médian* et le *cubital* au poignet (pages 173 et 178), de faire une infiltration superficielle en *bracelet,* au-dessus du poignet, et d'infiltrer profondément la loge postérieure de l'avant-bras.

Injecter 50 à 60 cc. de la solution à 1/2 p. 100.

Des *anesthésies partielles* pourront être obtenues en cas de besoin, sans qu'il y ait lieu d'anesthésier toute la main. C'est ainsi que pour les parties molles de la paume de la main, on pi-

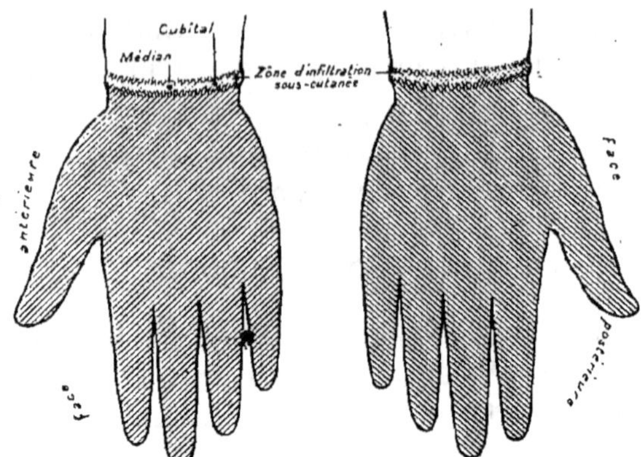

Fig. 207. — Anesthésie de la main.
Zone d'anesthésie après injection du médian et du cubital et infiltration du « bracelet » autour du poignet.

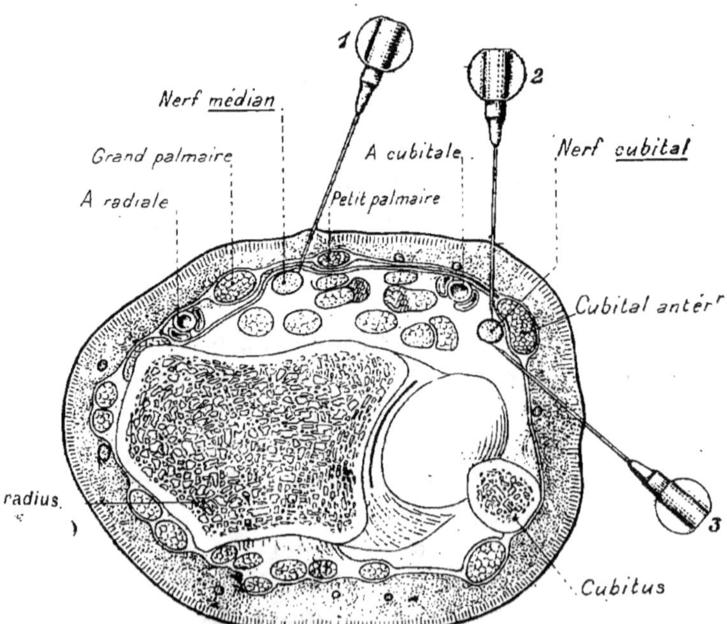

Fig. 208. — Anesthésie de la main.
Coupe au niveau de l'apophyse styloïde du cubitus. Remarquer la direction des aiguilles pour l'injection du médian et du cubital et la zone grise d'infiltration sous-cutanée.

quera l'aiguille sur la *face dorsale* entre les métacarpiens, jusqu'à ce que sa pointe arrive sous la peau de la paume et soit per-

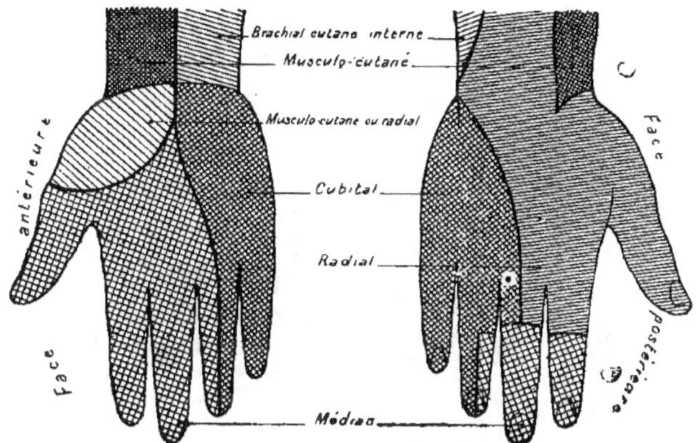

Fig. 209. — Distribution de la sensibilité à la main.

çue par le doigt de l'opérateur. On fera autant qu'il en faudra de piqûres pour circonscrire le champ opératoire intéressé, en poussant l'injection progressivement de la profondeur vers la surface.

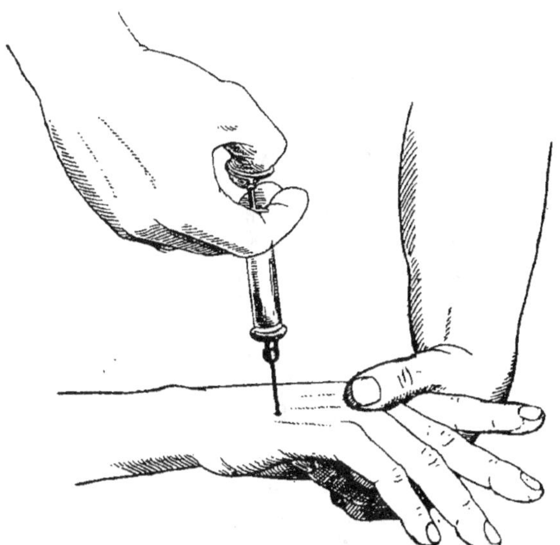

Fig. 210. — Anesthésie de la main.

Manière d'infiltrer la paume de la main en passant par les espaces interosseux. Remarquer le doigt de l'opérateur qui contrôle la pointe de l'aiguille.

Pour les parties molles du dos de la main, on entourera le champ opératoire de solution à 1/2 p. 100.

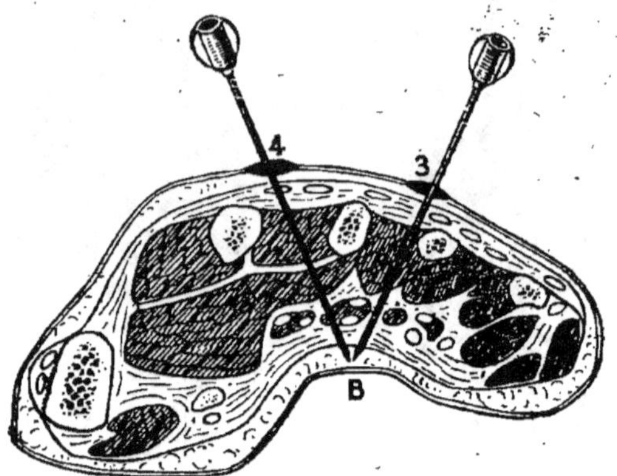

Fig. 211. — Anesthésie de la main.

Coupe montrant le trajet des aiguilles à travers la paume jusqu'en B, où la pointe est perçue par le doigt de l'opérateur (fig. 210).

La figure 212 montre les injections répondant à une série

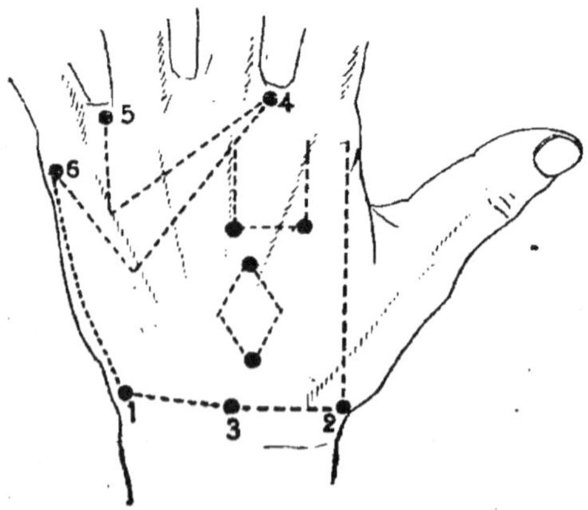

Fig. 212. — Anesthésie de la main.

Série de tracés d'infiltration pour petites opérations sur le dos de la main.

d'éventualités. Il n'est besoin que d'entourer trois côtés du champ opératoire en forme de fourche ou d'U, puisque l'inner vation descend ici exclusivement du bras; on pourra pousser l'injection d'abord sous les tendons, puis sous la peau et l'anesthésie atteint les parties sous-aponévrotiques.

Mais il est bien entendu qu'il ne faudra jamais faire d'anesthésie partielle de la main en cas de phlegmon ou de tout autre lésion chirurgicale infectée. Il sera préférable de faire l'anesthésie des nerfs au coude ou celle du plexus brachial au-dessus de la clavicule.

ANESTHÉSIE DES DOIGTS

La technique de l'anesthésie d'un doigt par injection « *en bague* », sous la peau de la première phalange, est bien décrite par RECLUS et trop connue pour que nous nous y attardions ; mais on peut anesthésier avec le doigt les parties adjacentes du métacarpien.

ANESTHÉSIE D'UN DOIGT AVEC LA PARTIE ADJACENTE DU MÉTA_ CARPIEN

Faire deux « boutons » sur la face dorsale des espaces interdigitaux correspondant aux bords interne et externe.

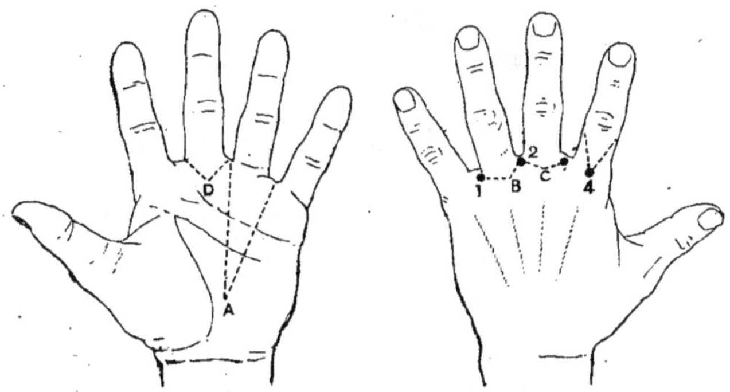

Fig. 213. — Anesthésie d'un doigt.

1, 2, 3, et 4 sont les points d'introduction de l'aiguille qui se dirige vers, B, C, sur la face dorsale, vers A, D, sur la face palmaire, selon les exigences de l'opération.

Injecter sous la peau, largement, de la solution à 1/2 p. 100, dans la direction des points : A, D, dans la paume ; B ou C sur le dos de la main. La figure 215 explique le trajet de l'aiguille pour l'injection dans la paume par un espace interdigital.

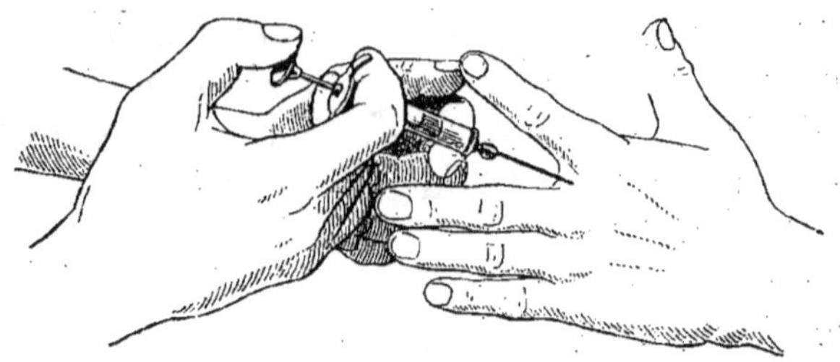

Fig. 214. — Anesthésie d'un doigt avec son métacarpien.

Manière de tenir la seringue pour infiltrer la paume par une piqûre faite dans l'espace interdigital.

Il ne faudra jamais faire de piqûre dans la paume, la peau y est trop dure et trop sensible.

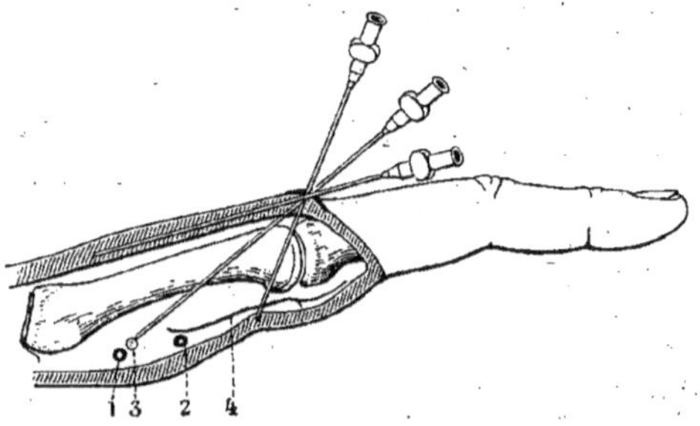

Fig. 215.
Anesthésie d'un doigt avec son métacarpien.

Coupe longitudinale d'une espace interosseux, montrant les diverses directions que l'on doit donner à l'aiguille pour anesthésier un doigt et son métacarpien.
1. Arcade palmaire profonde. — 2. Arcade palmaire superficielle. — 3. Nerf cubital. — 4. Filet du médian.

On ne commencera l'opération que quand l'anesthésie aura gagné le bout du doigt.

ANESTHÉSIE DU MÉDIUS AVEC SON MÉTACARPIEN

Faire quatre « boutons », deux dans les espaces interdigitaux, deux sur le dos de la main, à droite et à gauche du métacarpien, à la partie proximale de l'espace interosseux.

Commencer par les injections aux points 3 et 4. Le bout de l'index gauche étant placé dans la paume du malade, piquer l'aiguille en 3 et 4 en injectant perpendiculairement à travers l'espace interosseux, jusqu'à ce qu'on perçoive la pointe sous la peau de la paume, en B (figure 211).

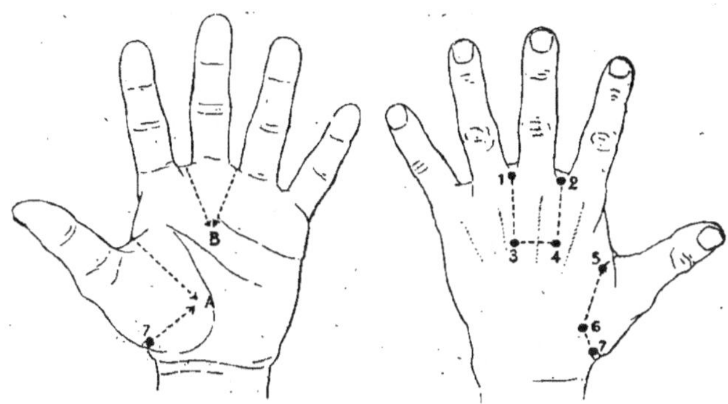

Fig. 216.
Anesthésie du médius avec la tête de son métacarpien.
Anesthésie du pouce avec son métacarpien.

Pour chacune des deux injections, employer 5 cc. de solution à 1/2 p. 100. Faire ensuite l'infiltration sous-cutanée, depuis les points 1 et 2, et dans la paume, vers le point B, sur le dos de la main, vers 3 et 4. Enfin, les points 3 et 4 seront reliés par une injection sous-cutanée.

Injecter en tout 30 à 40 cc. de la solution à 1/2 p. 100.

ANESTHÉSIE DU POUCE AVEC LE PREMIER MÉTACARPIEN

Injecter l'espace interosseux en partant du point 6, en conduisant l'aiguille jusque sous la peau de la paume, au point A. Ici, à cause de l'épaisseur des parties molles, il faudra 10 cc. à 1/2 p. 100. Faire ensuite l'injection sous-cutanée des points 5 et 7 vers la paume, en A ; sur le dos de la main, en 6 (figure 216).

Injecter environ 50 cc. de solution à 1/2 p. 100.

On pourra ainsi insensibiliser l'éminence thénar sans piquer la peau très sensible de la paume.

Ce procédé pourra servir pour le cinquième doigt et son métacarpien.

ANESTHÉSIE DE PLUSIEURS DOIGTS AVEC LEUR MÉTACARPIEN

Des piqûres en 1, 2, 3 serviront à l'anesthésie des deuxième et troisième doigts.

Du point 2, il faudra pousser l'injection dans l'espace interosseux contre le point A ; des points 1 et 3 dans la paume, vers

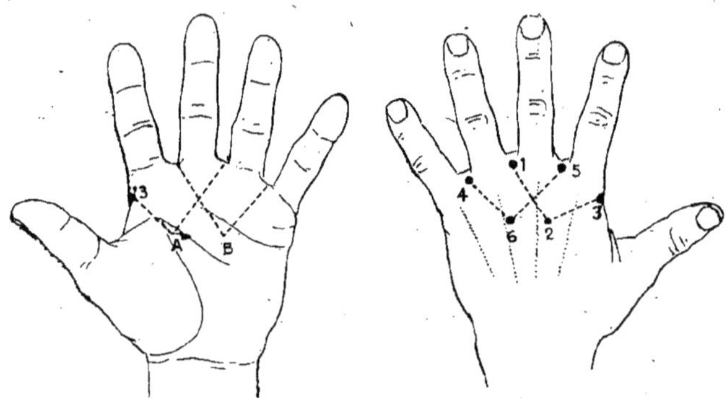

Fig. 217. — Anesthésie de deux doigts avec la tête de leur métacarpien.

le point A. Sur le dos de la main, il faudra infiltrer sous la peau vers le point 2. Des piqûres en 4, 5 et 6 servent de même pour anesthésier les troisième et quatrième doigts. Des parties du

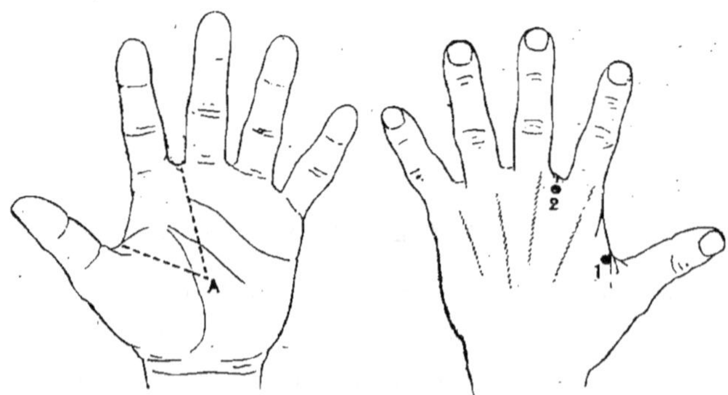

Fig. 218. — Anesthésie d'un doigt avec la tête de son métacarpien.

Par les « boutons » 1, 2, piquer et injecter suivant les lignes pointillées ; circonscrire la région à opérer.

métacarpe pourront, à volonté, être circonscrites dans le territoire anesthésié, selon que les points d'entrée 2 ou 6 seront placés plus près des doigts ou du poignet.

Injecter 50 cc. de solution à 1/2 p .100.

En suivant la technique de l'anesthésie des éminences thé-nar et hypothénar ci-dessus décrites, chaque partie de la paume pourra être analgésiée, mais toujours les piqûres devront

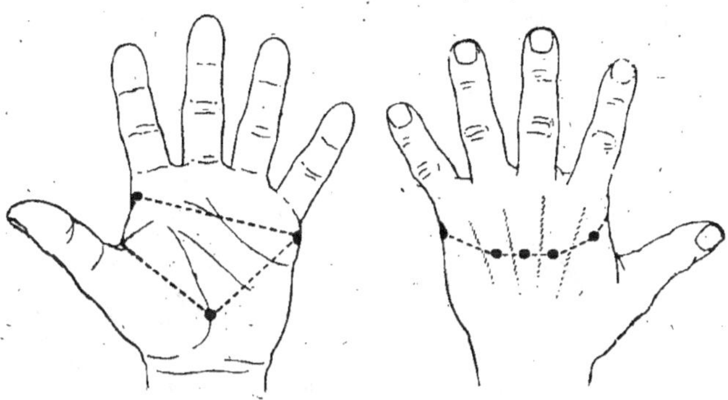

Fig. 219. — Anesthésie d'une portion de la paume de la main.

être faites sur les bords de la main et sur la face dorsale des espaces interosseux ; soit, par exemple, l'anesthésie de la paume, au-dessus de l'index (figure 218), les « boutons » seront faits en 1 et 2 ; par ces deux points, on injectera largement vers le point A, dans la paume, 30 à 40 cc. de solution à 1/2 p. 100.

REMARQUE IMPORTANTE

Ne jamais oublier de *faire un massage* de quelques minutes de toute la région infiltrée, afin de faciliter la diffusion du liquide et ne jamais commencer l'opération avant que l'*extrémité du doigt* ne soit *tout-à-fait insensible*. Ceci s'applique à toutes les anesthésies partielles de la main quelles qu'elles soient.

———

ANESTHÉSIE DU MEMBRE INFÉRIEUR

L'innervation du membre inférieur, depuis la hanche jusqu'aux orteils, provient de sources différentes :

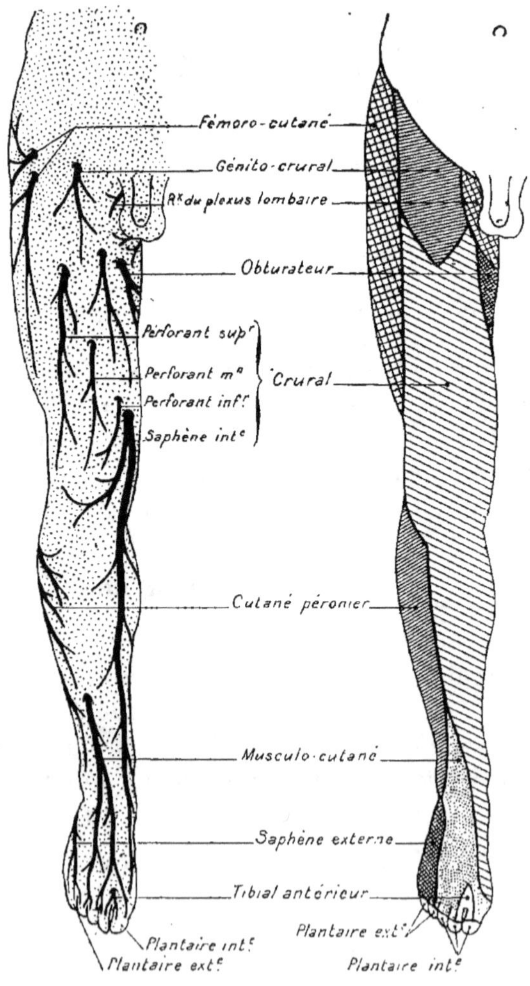

Fig. 220. — Territoires sensitifs du membre inférieur.
Vue antérieure du membre.

1° Du rameau perforant latéral D¹².

2° Des branches postérieures des nerfs lombaires.

3° Des grand et petit abdomino-génitaux, et du fémoro-cutané, branches du plexus lombaire.

4° Des branches postérieures des nerfs sacrés.

5° Des plexus sacré et sacro-coccygien.

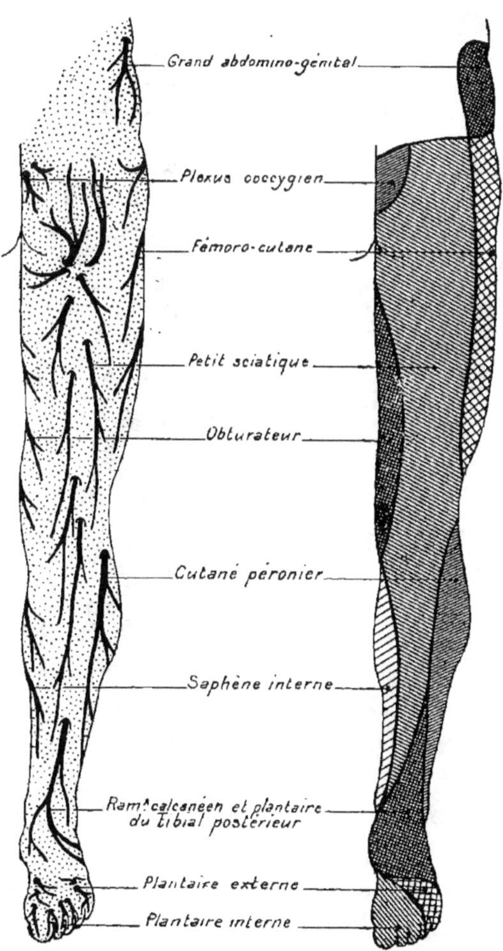

Fig. 221. — Territoires sensitifs du membre inférieur.
Vue postérieure du membre.

Comme on le voit, tous ces nerfs sont accessibles par la technique de la paravertébrale.

L'anesthésie de tout le membre, y compris la hanche, se fera en pratiquant :

1° La paravertébrale dorsale D^{11} et D^{12} (page 95).

2° La paravertébrale lombaire L^{1} à L^{5} (page 110).

3° La paravertébrale sacrée, trans-sacrée ou pré-sacrée (page et suivantes) le tout d'un seul côté.

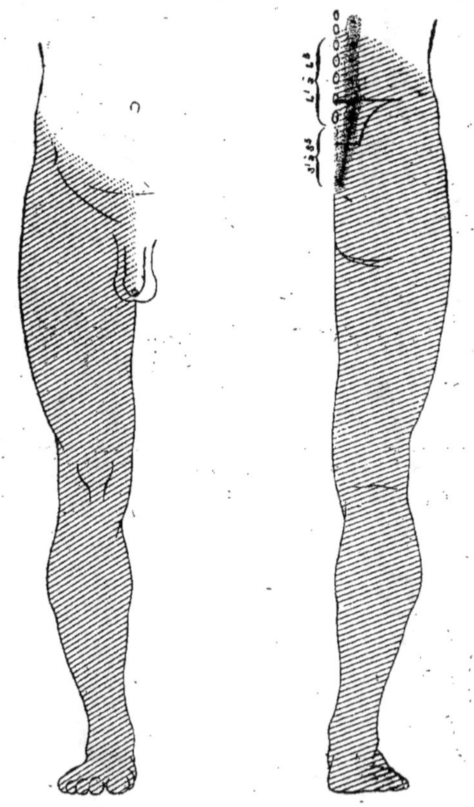

Fig. 222. — Anesthésie du membre inférieur.

L'anesthésie produite par l'injection de D^{11} à S^{5}.

Cette anesthésie permettra les plus grosses opérations (1).

Quand l'opération ne nécessitera que l'anesthésie des *parties molles de la région fessière*, il sera préférable d'infiltrer des tranches de tissu, en forme de pyramide, autour du champ opé-

(1) La rachi-anesthésie basse donne de bons résultats (voir page 357).

ratoire ; mais si l'opération doit porter sur le squelette en même temps, il faudra faire l'anesthésie tronculaire, comme il est dit plus haut. L'anesthésie de l'*articulation de la hanche* pour réduction de luxation s'obtiendra facilement par le procédé suivant :

Palper la tête fémorale, faire un « bouton » à ce niveau et en

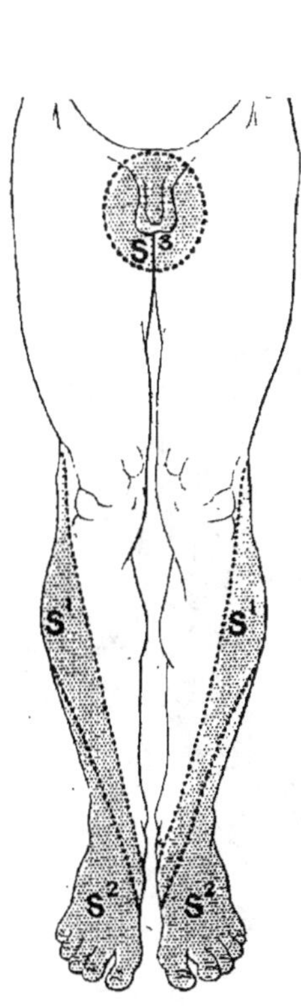

Fig. 223. — Anesthésie
du membre inférieur.

Distribution sensitive à
la face antérieure du
membre. En blanc, terri-
toire des nerfs lombaires.

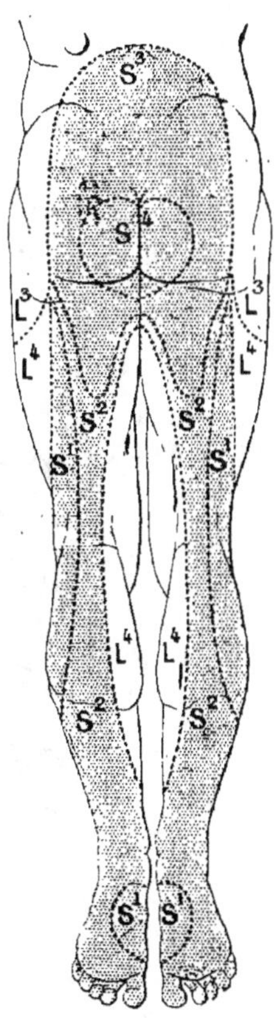

Fig. 224. — Anesthésie
du membre inférieur.

Distribution sensitive à
la face postérieure du
membre.

foncer l'aiguille jusqu'au contact même de l'os, injecter 30 cc. de solution à 1/2 p. 100. en distribuant l'anesthésique tout autour de façon à baigner la tête convenablement, puis introduire l'aiguille au niveau de la crête iliaque, la diriger vers le cotyle et injecter tant dans la cavité cotyloïdienne qu'à son voisinage immédiat 50 cc. de solution à 1/2 p. 100. La réduction sera alors indolore et facile.

Dans la *région inguino-crurale*, on fera l'anesthésie des nerfs fémoro-cutané, crural, et obturateur (pages 195 à 201) en y joignant l'infiltration au pli de l'aine, depuis l'épine iliaque antérieure et supérieure, jusqu'à l'épine du pubis. On fera, par exemple, l'ablation des ganglions de la région de cette façon (Pour la hernie, voir chapitre : *Opérations*).

ANESTHÉSIE DE LA CUISSE

L'innervation superficielle et profonde de la cuisse provient des nerfs fémoro-cutané (L¹, L²), crural (L², L³, L⁴), obturateur (L², L³, L⁵) et sciatiques (L⁴, L⁵, S¹ à S⁴).

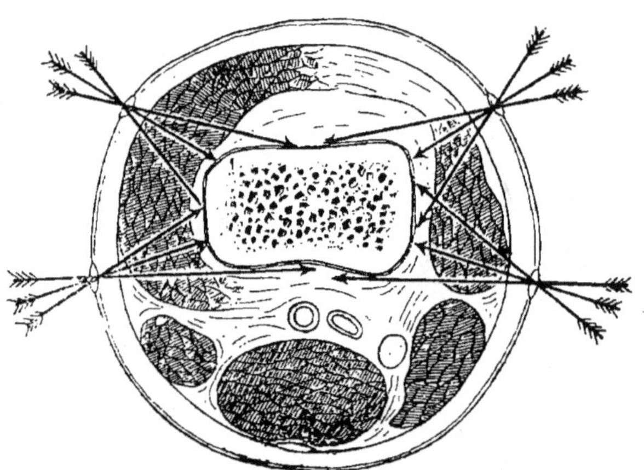

Fig. 225. — Anesthésie du membre inférieur.
Injection profonde pour ostéotomie du fémur. Coupe de la cuisse au quart inférieur.

L'anesthésie de la cuisse est longue, difficile, incertaine, en suivant la technique de l'anesthésie tronculaire, du fémoro-cutané, du crural, et de l'obturateur au pli de l'aine, des sciatiques à la fesse. Il est préférable de faire l'anesthésie de tout le membre par la technique paravertébrale que nous avons donnée plus haut ou la rachi-anesthésie.

Cependant, on pourra, comme au membre supérieur, *infiltrer un foyer de fracture, une articulation*, pour rendre les manœuvres de réduction indolores et donner de la souplesse aux mus-

cles. Il suffira d'injecter dans tous les sens, au niveau des extrémités fracturées et dans l'articulation même, en cas de luxation,
en évitant les gros vaisseaux dont on connaît le trajet.

Les *anesthésies superficielles* se réalisent très bien par l'anesthésie circonférencielle sous-cutanée du champ opératoire, par
exemple pour les varices, les greffes épidermiques de Thiersch.
On n'emploiera pas l'anesthésie locale pour les phlegmons et les
grandes plaies infectées, non plus pour les arthrites suppurées.
On fera l'anesthésie tronculaire au pli de l'aine et à la fesse ou
la paravertébrale.

ANESTHÉSIE DU GENOU

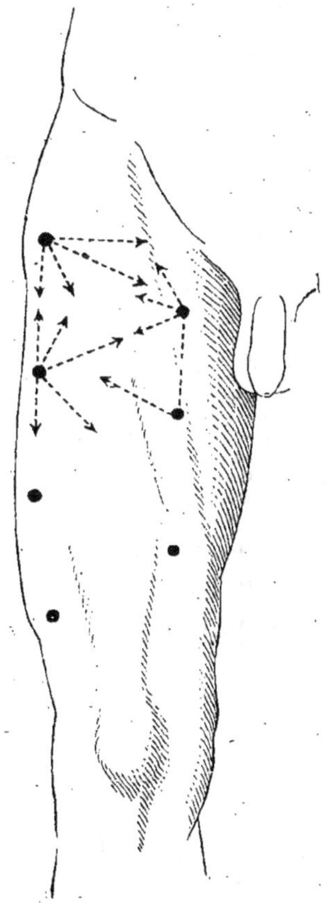

Fig. 226.
Anesthésie superficielle de la
face antérieure de la cuisse (greffes de Thiersch, varices.)

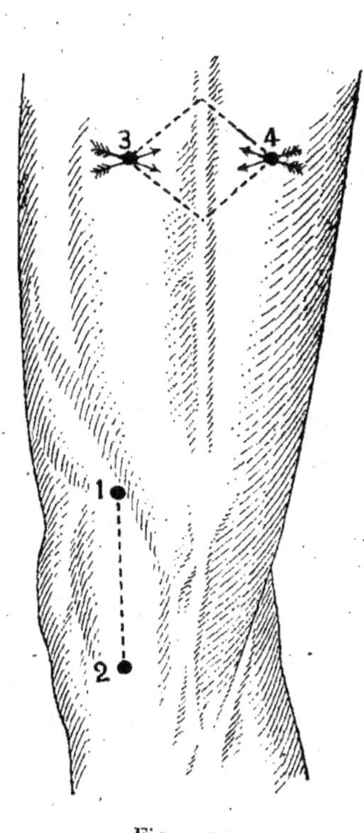

Fig. 227.
Anesthésie du membre inférieur.

1 et 2. Infiltration d'une tranche
de tissus pour arthrotomie du genou. — 3 et 4. Anesthésie d'un
segment veineux.

L'innervation sensitive de la *face antérieure du genou* provient :

1° Pour le côté externe, du *fémoro-cutané*.

2° Pour la partie moyenne, des rameaux *perforants* du crural.

3° Pour la partie interne et inférieure, du rameau rotulien, du *saphène interne*, branche du crural, anastomosée à l'obturateur.

Tous ces nerfs sont superficiels et faciles à atteindre par une injection circonférencielle, sous-cutanée, autour de la région. On opérera ainsi les hygromas, on fera l'ablation des corps étrangers péri-rotuliens.

La *face postérieure du genou* est innervée superficiellement par le N. saphène interne et l'obturateur, en dedans. Le N. fémoro-cutané, le cutané-péronier, en dehors, le petit sciatique entre les deux. (Fig. 221 et 222).

Pour avoir l'anesthésie superficielle de cette région, il faudra la circonscrire d'un losange sous-cutané ; l'*anesthésie profonde* ne sera obtenue qu'en faisant l'anesthésie tronculaire, soit au pli de l'aine, et à la fesse, ou bien encore mieux, la paravertébrale.

ANESTHÉSIE DE LA JAMBE

La *sensibilité superficielle* de la jambe est fournie par le *cutané-péronier* et le *musculo-cutané*, branches du sciatique poplité externe, par le *saphène interne*, branche du crural, anastomosée à l'obturateur, par le petit sciatique et le saphène externe issus du plexus sacré.

La *sensibilité profonde*, par le *musculo-cutané*, le *tibial antérieur*, branches de bifurcation du sciatique poplité externe, le tibial postérieur, branche du sciatique poplité interne.

Les rameaux cutanés du sciatique poplité externe : l'accessoire du saphène externe et le cutané péronier, naissent par un tronc commun dans le creux poplité ; donc, le blocage du sciatique poplité externe, à la tête du péroné, n'abolira pas la sensibilité superficielle de la région postérieure de la jambe ; pour l'obtenir, il faudra s'attaquer au nerf sciatique poplité externe dans le triangle supérieur du losange poplité, contre le tendon du biceps. (page 187).

On pourra, en même temps, pratiquer l'anesthésie du scia-

tique poplité interne, complétant presque l'anesthésie de la
jambe par une seule piqûre (page 187); mais nous l'avons déjà
dit, cette technique est loin d'être facile. Il en est de même de
celle qui a pour but l'anesthésie du N. grand sciatique dans la
fesse. Il y a de plus des filets du N. saphène interne à interrompre.

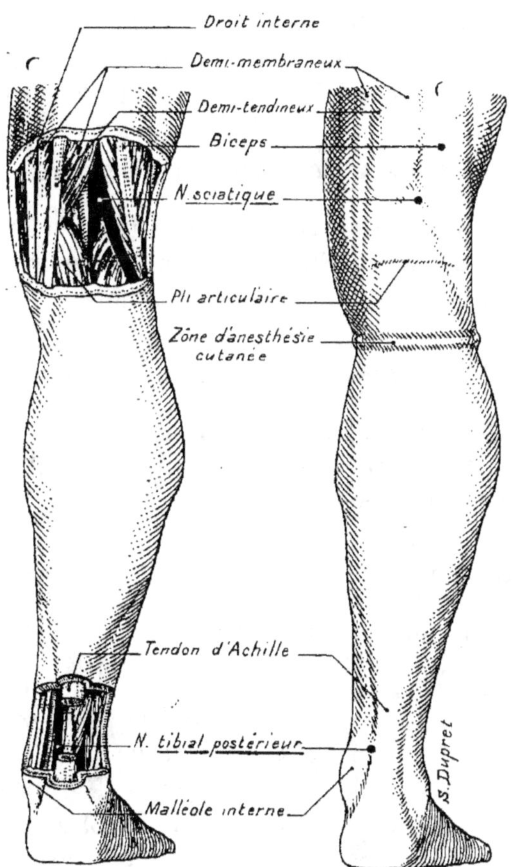

Fig. 228. — Anesthésie de la jambe.
Injection des nerfs sciatiques au creux poplité
et du nerf tibial postérieur derrière la malléole
interne.

On choisira l'un des deux procédés suivants pour anesthésier la jambe :

1° a) La technique des sciatiques poplités interne et externe,
au creux poplité (page 187).

b) L'infiltration sous-cutanée, autour du membre, au-dessous du genou (la jarretière) comme le bracelet au bras, au-dessus
du coude (bracelet sus-épitrochléen).

2° La technique des nerfs fémoro-cutané, crural et sciatique,
à la racine du membre (pages 195, 196 et 182).

Avec le deuxième procédé, nous avons déjà fait des amputations de jambe ; mais la préférence est au premier qui, entre des
mains peu expertes, donne des résultats plus constants.

Les anesthésies partielles, locales, serviront pour les petites
interventions, telles que varices, prélèvement de greffes osseuses.

ANESTHÉSIE DE LA LOGE ANTÉRIEURE DE LA JAMBE

L'anesthésie de cette loge se réalise très facilement par le
blocage du *N. sciatique poplité externe*, à la tête du péroné (page
189), et la « jarretière », au-dessous du genou.

ANESTHÉSIE DE LA LOGE POSTÉRIEURE DE LA JAMBE

Celle-ci, plus difficile, se fait par le blocage des *sciatiques
poplités interne et externe*, au creux poplité, joint à la « *jarretière* » au-dessous du genou.

ANESTHÉSIE DU PIED

Le pied reçoit cinq troncs nerveux :

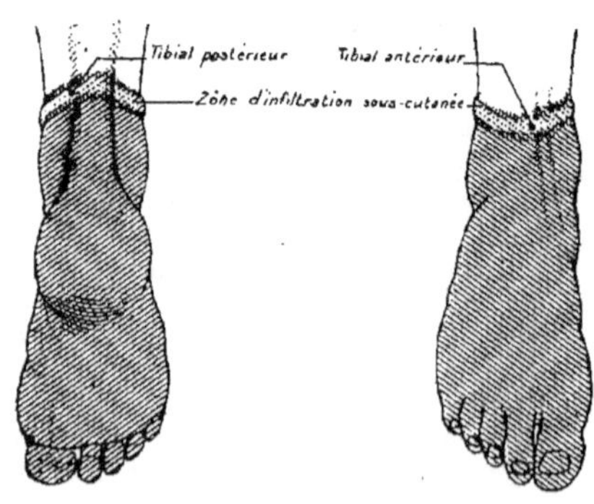

Fig. 229. — Anesthésie du pied.

Le pied tout entier est anesthésié après
injection des nerfs tibial antérieur et tibial postérieur, jointe au « bracelet »
sus malléolaire.

N. *tibial antérieur*, N. *tibial postérieur*, N. *saphène
interne*, N. *saphène ex-
terne*, N. *musculo-cutané*.

Pour obtenir l'anesthésie
du pied entier, on pourra
choisir l'un des deux procédés suivants :

1° Anesthésie des *sciatiques poplités externe et interne*, au creux poplité, et
la « *jarretière* », au-dessous du genou.

2° L'anesthésie du N. *tibial antérieur* au cou-de-pied (page 191) ;

celle du N. *tibial postérieur*, au tendon d'Achille, (page 192) ; et l'infiltration sous-cutanée, en *bracelet*, au-dessus des malléoles (bracelet sus-malléolaire).

Le second est plus facile ; on obtient ainsi une anesthésie absolue permettant les amputations et les résections, tant chez l'enfant que chez l'adulte.

ANESTHÉSIE DES ORTEILS

La technique est la même que pour les doigts.

Pour le gros orteil, faire trois piqûres, deux sur les faces latérales et une au milieu de la face dorsale ; tracer une injection en

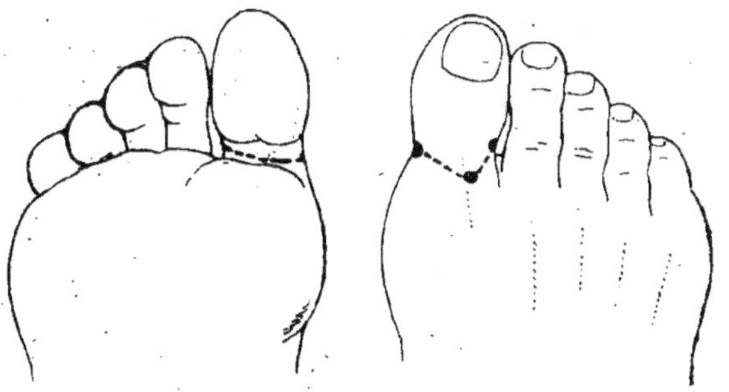

Fig. 23o. — Anesthésie du gros orteil par 3 piqûres dorsales.

« bague » sous-cutanée, à la racine du doigt. Injecter 4 à 5 cc. de la solution à 1 p. 100.

Pour les autres orteils, les injections seront faites dans les espaces interdigitaux (figure 232).

ANESTHÉSIE DU GROS ORTEIL AVEC LA TÊTE DE SON MÉTATARSIEN

Faire trois « boutons », le premier sur le bord interne du pied vers le milieu du premier métatarsien, le second dorsal, en regard du premier dans le premier espace interosseux et le troisième, dans le premier espace interdigital. Injecter dans l'espace interosseux, comme pour la main. Enfoncer l'aiguille dans cet espace jusqu'à ce que la pointe touche la partie profonde de la peau de la plante, puis infiltrer sous la peau de 1 à 3, suivant la ligne pointillée (figure 231).

50 cc. de solution à 1/2 p. 100.

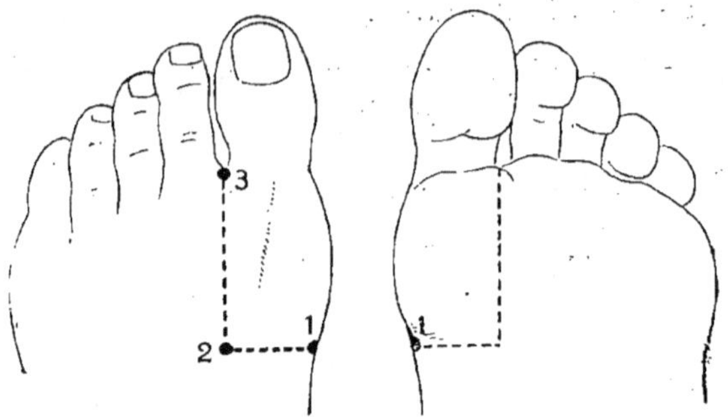

Fig. 231. — Anesthésie du gros orteil avec la tête de son métatarsien.

ANESTHÉSIE DU TROISIÈME ORTEIL AVEC SON MÉTATARSIEN

Faire quatre « boutons », comme pour les opérations de la main, deux sur la face dorsale des espaces interdigitaux, deux

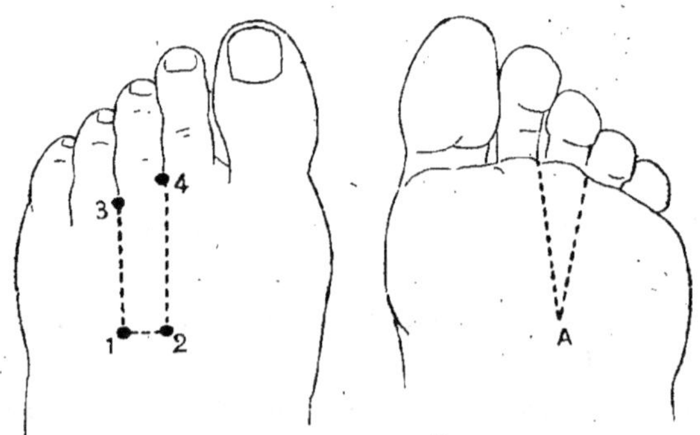

Fig. 232. — Anesthésie du troisième orteil avec la tête de son métatarsien.

sur le dos du pied, au-dessus du deuxième et du troisième espace interosseux. Par 1 et 2, injecter dans l'espace interosseux, jusqu'à ce que la pointe arrive sous la peau de la plante, vers A. Infiltrer la peau de la face dorsale vers 1 et 2, en injectant en tout 50 cc. de la solution à 1/2 p. 100.

ANESTHÉSIE DU PERINÉE

La sensibilité de tout le périnée est sous la dépendance des plexus sacré et sacro-coccygien ; donc la technique trans-sacrée

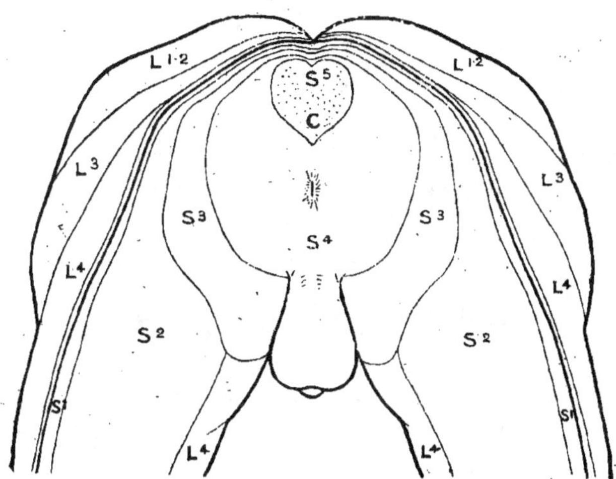

Fig. 233. — Distribution sensitive des nerfs sacrés au périnée (S³-S⁵).

S³ à S⁵ (page 123) ou la pré-sacrée (page 131) donnent une anesthésie absolue. La première est celle que nous employons toujours et que nous recommandons.

ANESTHÉSIE DU PÉRINÉE ANTÉRIEUR CHEZ L'HOMME

L'innervation du périnée antérieur vient du plexus sacré (nerf honteux interne, voir *Anatomie*, page 121) et du nerf petit sciatique. Les branches périnéales du nerf honteux interne se trouvent toutes, à un moment de leur trajet, à la base du triangle ischio-bulbaire. Le rameau périnéal du petit sciatique arrive de la région fessière. On pourra donc atteindre tous ces nerfs de la façon suivante, *localement* :

1° Tracer la ligne bi-ischiatique et faire un « bouton » au milieu de ce trait, en avant de l'anus ; par ce bouton, infiltrer le plan vertical des tissus entre l'anus et le rectum en arrière, le bulbe et la prostate, en avant. Introduire dans le rectum l'index gauche ; prendre, de la main droite, l'aiguille de 9 cm. ; l'enfoncer très haut sur la ligne médiane, entre la prostate et le rectum, puis injecter en la ramenant à soi. Recommencer ensuite, toujours par le même trou, à droite, à gauche, de façon à infiltrer un

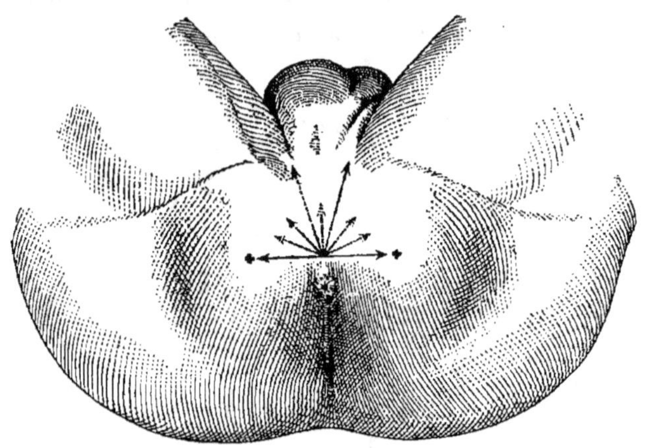

Fig. 234. — Anesthésie du périnée antérieur chez l'homme.

Les + marquent la saillie des tubérosités ischiatiques. Sans blesser le rectum en arrière, la prostate et le bulbe en avant, infiltrer depuis la peau jusqu'à la prostate toute la tranche de tissus comprise entre les deux +.

plan de 9 cm. de haut, sur une largeur de 2 ou 3 cm. Tous les tissus sous-cutanés, cellulaires et musculaires devront être infiltrés.

2° L'anesthésie trans-sacrée S² à S⁵ (page 123), est toujours meilleure, surtout parce que plus propre ; la pré-sacrée (page 131) donne d'aussi bons résultats.

ANESTHÉSIE DE L'ANUS

Elle s'obtient par les procédés suivants :

1° Anesthésie trans-sacrée S³ à S⁵ (page 123).

2° Anesthésie pré-sacrée S³ à S⁵ (page 131).

Ces deux procédés donnent sur l'anus une très bonne anesthésie.

L'infiltration périnéale donne non seulement une bonne anesthésie, mais une ischémie parfaite ; or, opérer des hémorroïdes sans avoir une goutte de sang, sans avoir une ligature à mettre, est certainement très séduisant. Aussi, nous préférons pour l'extirpation de WHITÉHEAD l'infiltration directe, à distance, autour de l'anus et du rectum. L'opération se fait comme sur un cadavre. En voici la technique :

Marquer quatre « boutons » en losange ; l'un devant l'anus ; deux sur ses côtés, le dernier derrière lui, pas trop près, à deux travers de doigt de l'orifice anal (fig. 235). C'est par ces quatre points qu'on fera toutes les injections avec la solution à 1/2 p. 100

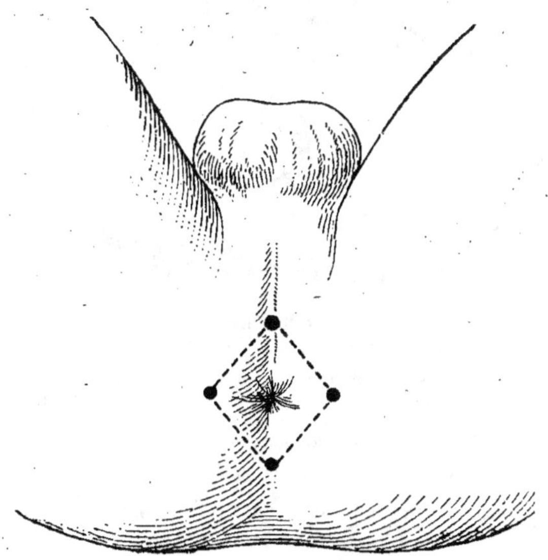

Fig. 235. — Anesthésie de l'anus.

Les « boutons » latéraux ou ischiatiques, placés en dedans des ischions, servent à infiltrer les fosses ischio-rectales et le sphincter. Les « boutons » pré-anal et coccygien complètent l'anesthésie.

Par le « bouton » pré-anal, enfoncer l'aiguille d'abord perpendiculairement à la surface, puis en éventail, à droite et à gauche, en injectant chaque fois 4 à 5 cc. de la solution dans la profondeur dans le sphincter et sous la peau. Par les « boutons » latéraux, faire de même une injection en éventail, parallèle à la paroi rectale, atteignant le releveur de l'anus et baignant les fosses ischio-rectales, le sphincter et le tissu sous-cutané ou muqueux.

Enfin, en arrière du rectum et de l'anus, infiltrer une dernière tranche en éventail ; par leurs bords, ces quatre tranches se rejoignent et le rectum est complètement entouré de solution. A la fin de l'injection, quand elle est réussie, le *sphincter devient béant :* quelques minutes après, la dilatation, la dissection et l'abaissement de la muqueuse, la résection et la cautérisation

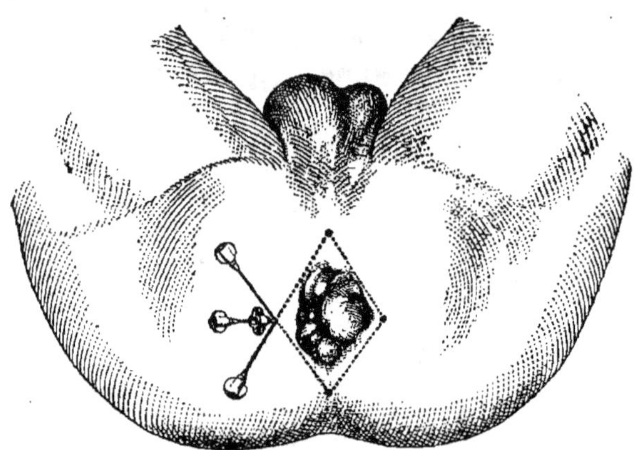

Fig. 236. — Anesthésie pour la cure radicale d'hémorroïdes par le procédé de WHITEHEAD.

Infiltrer par les 4 « boutons » une bande de tissu sous-cutané suivant le pointillé. Par ces mêmes « boutons » pousser des injections profondes en éventail, dans le sphincter et la graisse ischio-rectale tout autour du cylindre ano-rectal.

sont possibles, sans douleur, avec une hémorragie nulle ou insignifiante.

Injecter 75 à 100 cc. de solution à 1/2 p. 100, suivant l'embonpoint du sujet.

ANESTHÉSIE DES ORGANES GÉNITO-URINAIRES CHEZ LA FEMME

ANESTHÉSIE DE LA VULVE

La moitié postérieure de la vulve est innervée par les *nerfs sacrés*, la partie antérieure par les nerfs *abdomino-génitaux* et *génito-cruraux*.

1° S'il s'agit d'une opération de faible importance, il sera préférable d'anesthésier la vulve directement.

Faire trois « boutons » : un médian devant l'anus, deux latéraux à la partie supérieure des grandes lèvres, puis entourer toute la vulve d'une zone d'infiltration sous-cutanée.

Injecter 50 cc. de la solution à 1/2 p. 100.

2° Si l'opération porte sur les plans profonds, cette infiltration sera insuffisante car elle ne donnera pas l'anesthésie du vestibule du vagin. dont on obtiendra l'insensibilisation de la façon suivante :

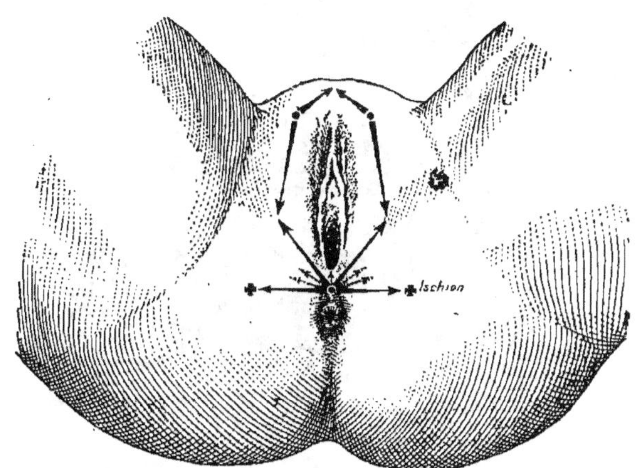

Fig. 237. — Anesthésie de la vulve.

Suivant la ligne bi-ischiatique, infiltrer les fosses ischio rectales et la cloison recto-vaginale ; puis faire une infiltration sous-cutanée autour de la vulve.

Repérer de chaque côté les tubérosités ischiatiques et, suivant la ligne qui relie ces deux points, faire une infiltration profonde, en éventail, à travers un « bouton » placé entre l'anus et la commissure postérieure de la vulve. (Cette technique est identique à celle décrite pour le périnée antérieur chez l'homme (voir page 269).

Pour infiltrer la cloison recto-vaginale, un doigt introduit dans le vagin ou le rectum, permet de diriger l'aiguille de 9 cm. : c'est une simple infiltration à la Reclus.

Injecter ainsi 50 cc. de solution à 1/2 p. 100.

ANESTHÉSIE DU VAGIN

1° Faire l'anesthésie trans-sacrée S^2 à S^5 (page 123).

2° Faire l'anesthésie pré-sacrée (page 131).

3° Faire l'anesthésie épidurale comme elle a été décrite à propos de l'anesthésie pour prostatectomie.

4° On pourra en outre employer le procédé suivant :

Infiltrer la voûte du vagin, en pinçant le col et en l'abaissant à la vulve ; piquer l'aiguille de 9 cm. dans le cul-de-sac du vagin

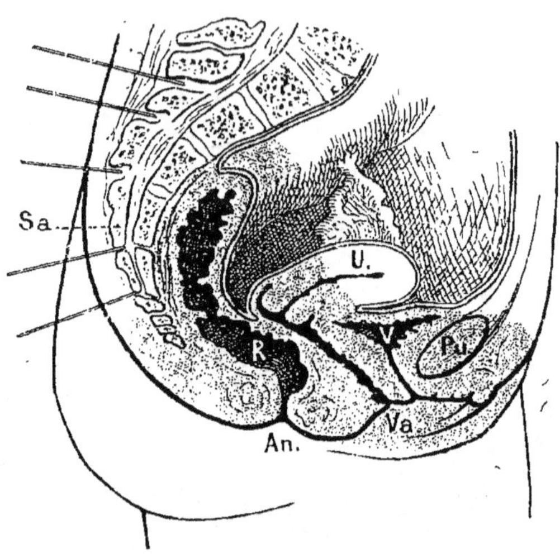

Fig. 238. — Zone d'anesthésie (en gris) après injection trans-sacrée de S¹ à S⁵ chez la femme.

La teinte grise montre la région du corps anesthésiée par l'injection des nerfs sacrés (bassin et périnée); elle permet au chirurgien d'opérer un cancer du rectum, des hémorroïdes, un prolapsus utérin, cystocèle, à l'accoucheur de faire un forceps sans douleur.

et injecter 20 cc. entre la vessie et le col utérin (pas sous la muqueuse). Faire une autre piqûre sous le méat urétral et injecter cette fois à droite et à gauche, sous la muqueuse, de chaque côté 10 cc. de la même solution à 1/2 p. 100.

Attirer le col à droite, piquer le cul-de-sac latéral du vagin à gauche et infiltrer la base du ligament large avec 15 cc. de la même solution. Recommencer à droite, puis piquer l'aiguille dans le cul-de-sac postérieur, entre la muqueuse vaginale et le Douglas, en injectant 20 cc. Lâcher l'utérus et faire l'infiltration du périnée (page 273).

Injecter en tout 100 cc. environ de la solution à 1/2 p. 100.

L'anesthésie sacrée donne d'une façon simple, méthodique, précise, l'anesthésie nécessaire, mais elle ne fait pas l'hémostase, tandis qu'en infiltrant localement à la Reclus, suivant le procédé ci-dessus, l'opération est exsangue ; dans la périnéorraphie, c'est un avantage appréciable, néanmoins, la méthode par voie sacrée est, au point de vue anatomique, plus séduisante.

On pourra opérer ainsi un prolapsus utérin, faire une colpor-raphie, une colpotomie, une périnéorraphie, traiter une fistule vésico-vaginale, ou recto-vaginale.

ANESTHÉSIE DE L'UTÉRUS ET DE SES ANNEXES

1° Pour opérer sur l'utérus, par voie vaginale, il faudra faire l'anesthésie paravertébrale lombaire, L^1 à L^3 (page 110), jointe à la trans-sacrée (page 123) ou à la pré-sacrée (page 131).

2° Pour opérer par voie abdominale, il faudra y ajouter la para-vertébrale dorsale D^8 à D^{12} (page 95).

Mais ici, l'anesthésie régionale est assez inconstante, quoique satisfaisante par l'addition d'une bouffée de chlorure d'éthyle.

Faire usage de la solution à 1/2 p. 100 à raison de 10 cc. par nerf. ou 5 à 6 cc. de la solution à 1 p. 100.

CHAPITRE V

OPÉRATIONS

Les opérations contenues dans ce chapitre ont été prises au hasard parmi les nombreuses que nous pratiquons journellement à l'anesthésie régionale, uniquement dans le but de servir d'exemple à l'application des diverses techniques décrites avec beaucoup de soin dans les chapitres précédents.

Pour être renseigné utilement sur la technique qui conviendrait à telle opération ou à telle autre, il s'agit d'abord de considérer la région du corps sur laquelle doit porter l'acte opératoire, puis se référer au chapitre « *Anesthésie segmentaire* », où se trouvent réunis tous les éléments indispensables à l'anesthésie de chacune des régions du corps.

TÊTE ET COU
PLAIE DU CUIR CHEVELU. FRACTURE COMPLIQUÉE DE LA VOUTE

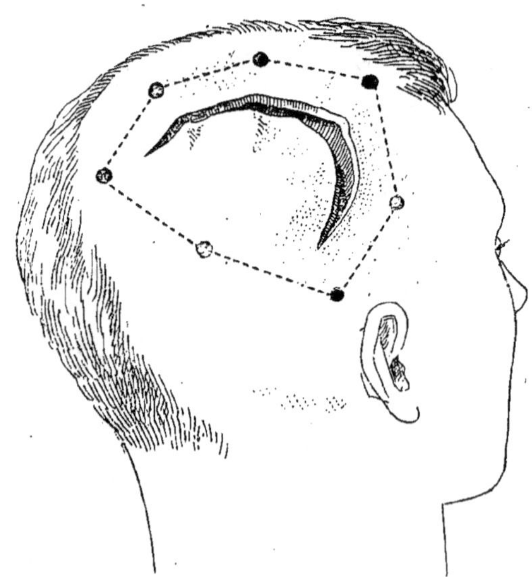

Fig. 239.
Anesthésie de l'épicrâne autour d'une plaie.

A utiliser dans toutes les opérations craniennes (plaies du cuir chevelu, fractures du crâne). Quelques « boutons » ont été infiltrés ; à travers ceux-ci une bande de parties molles est infiltrée de solution à 1 p. 100, de façon à circonscrire le champ opératoire.

Quelle que soit la région de la voûte, faire autour de la plaie plusieurs « boutons », comme sur la figure 239 où il y en a sept, assez rapprochés pour que la courbure du crâne permette de faire cheminer l'aiguille droite sous l'épicrâne. Tracer dans le tissu sous-aponévrotique lâche, avec la solution à 1 p. 100, une étroite bande d'infiltration, circonscrivant le champ opératoire suivant la ligne ponctuée; la ligne d'injection périphérique de-

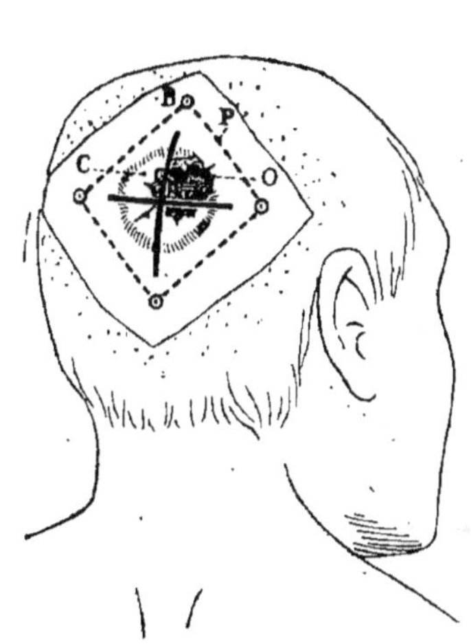

Fig. 240.
Plaie du crâne par arme à feu.

Anesthésie pour la trépanation. — C. Incision cruciale. — B. « Bouton dermique ». — P. Infiltration en losange autour de la plaie.

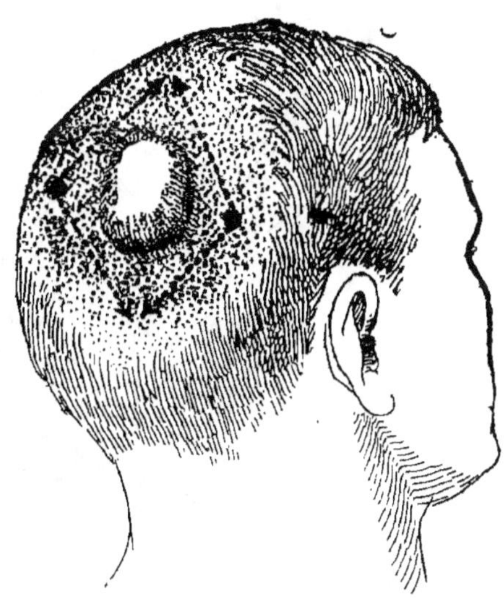

Fig. 241. — Tumeur du cuir chevelu.

Qu'il s'agisse d'une loupe, d'un lipome du cuir chevelu, d'un sarcome du crâne, l'infiltration de l'épicrâne seul donne l'anesthésie parfaite de tout le crâne.

vant être assez éloignée de la plaie, pour que tout débridement nécessaire, toute taille d'un lambeau destiné à une plastique réparatrice soit possible. En quelques minutes, l'anesthésie est complète et le patient pourra être opéré assis et retourner chez lui ou dans son lit par ses propres moyens. Injecter au plus 1 cc. de solution par centimètre de tissu.

TRÉPANATION DE LA RÉGION TEMPORALE

A. Pour faire la craniectomie décompressive (BABINSKI), faire des « boutons » suivant la figure 243. Le point 1 correspond au milieu du bord supérieur du zygoma, là il faudra injecter la

solution à 1 p. 100, jusqu'à l'os, en infiltrant toute la tranche
musculaire de la fosse temporale, comme le montre le schéma
244. Enfoncer l'aiguille d'abord perpendiculairement à la surface
de la région, en infiltrant continuellement, jusqu'au contact os-

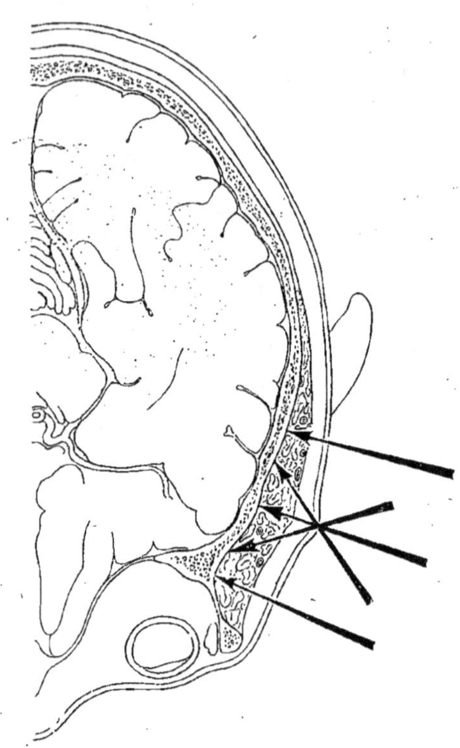

Fig. 242. — Coupe horizontale de la fosse temporale
un peu au-dessus de l'arcade zygomatique.

L'aiguille, enfoncée suivant les flèches tout le long de la base
de la fosse, est poussée jusqu'à l'os ; de là, elle est retirée lentement tandis que l'opérateur presse sur le piston pour infiltrer
toute l'épaisseur de la tranche musculaire.

seux, puis la retirer jusqu'au tissu cellulaire sous-cutané, la diriger obliquement, tantôt à droite, tantôt à gauche, jusqu'à
obtenir l'infiltration complète de toute la tranche entre l'os malaire et le pavillon de l'oreille. Les points 1 à 6 seront réunis par
une infiltration sous-cutanée de solution à 1 p. 100. L'infiltration
de la fosse temporale exige environ 20 cc. de solution et celle du
cuir chevelu, circonscrivant le champ opératoire, 30 cc. environ.

B. Pour avoir une plus grande latitude, on fera l'anesthésie de la moitié de la voûte crânienne, comme l'indiquent les figures

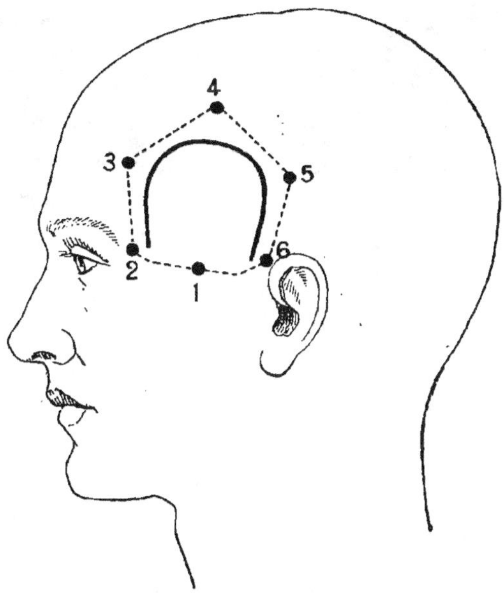

Fig. 243. — Trépanation décompressive.

2, 1 et 6 passent par le bord supérieur du zygoma. Par 1, infiltrer profondément en éventail (fig. 244), afin d'atteindre les nerfs temporaux profonds ; puis relier tous les autres « boutons » par une injection sous-cutanée.

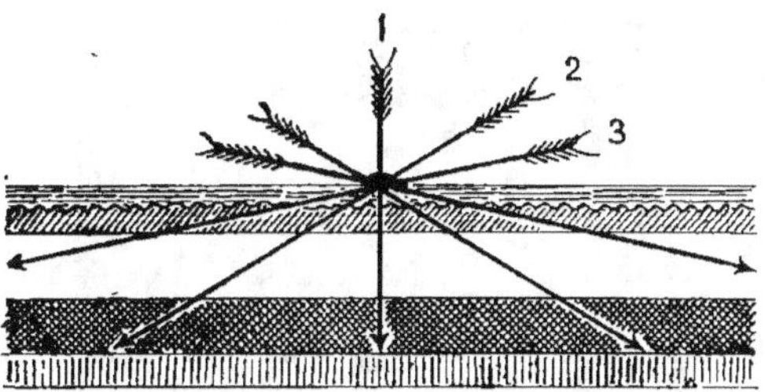

Fig. 244. — Trépanation décompressive.

Anesthésie du côté inférieur du pentagone par le point 1. Infiltration en éventail, poussée dans toute l'épaisseur du muscle temporal jusqu'au squelette.

245 et 246, en suivant le demi-tour du chapeau par l'arcade sourcilière, le bord postérieur de l'os malaire, l'arcade zygoma-

tique, 'le sillon auriculo-temporal, pour finir à l'occiput. Relier

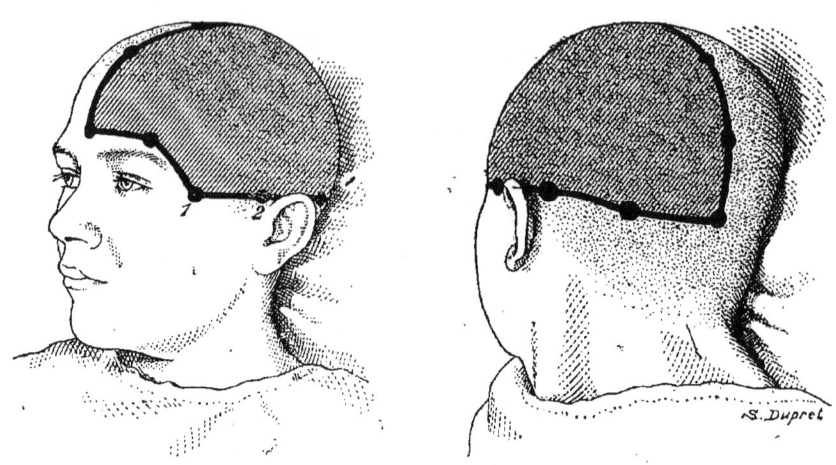

Fig. 245 et 246. — Trépanation décompressive.

Technique permettant la taille d'un très grand lambeau. Par 1 et 2, infiltrer toute la fosse temporale jusqu'au squelette ; relier tous les autres points par une infiltration sous-cutanée.

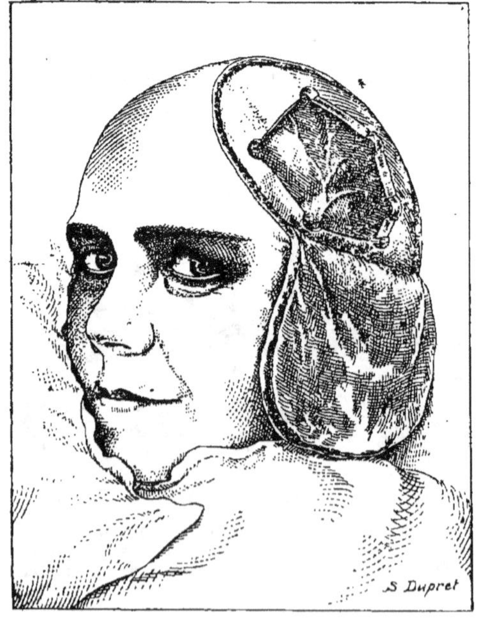

Fig. 247. — Trépanation décompressive.

Attitude de la malade (dessin d'après photo).

l'occiput à la glabelle. L'injection le long de l'arcade zygomatique sera profonde et superficielle comme dans la technique précédente.

Injecter en tout 80 cc. de solution à 1 p. 100.

Cette anesthésie ne rate jamais, même entre les mains d'un débutant : elle servira pour l'ablation des tumeurs malignes de la voûte (figures 248 et 249).

TUMEURS MALIGNES DE LA VOUTE

Le chirurgien qui aura à enlever un cancroïde de la peau du

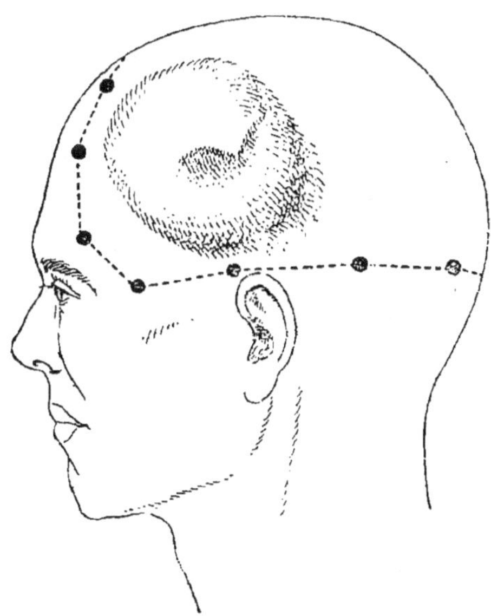

Fig. 248.
Craniectomie pour sarcome
de la dure-mère ayant perforé le squelette.
(BRAUN)

La partie frontale de l'infiltration est destinée à couper la sensibilité des anastomoses entre les nerfs frontaux et les nerfs pariétaux.

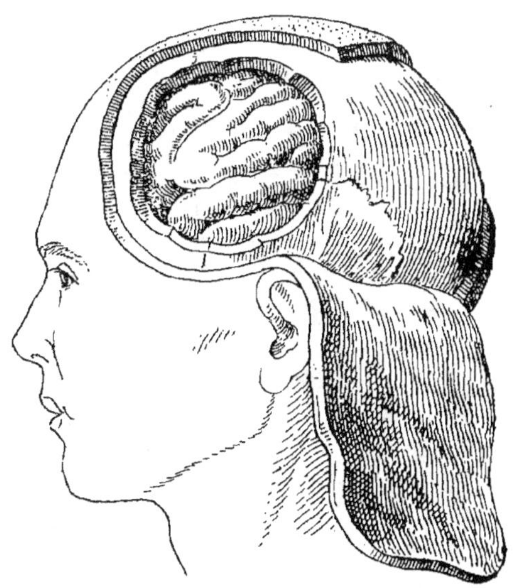

Fig. 249.
Réparation de la craniectomie (BRAUN).

Taille d'un lambeau d'épicrâne qui sera réappliqué sur la brèche osseuse. L'opérateur fera bien d'interposer au préalable une lame de fascia lata sur le cerveau pour remplacer la dure-mère et empêcher les adhérences à la surface profonde de la peau. Des greffes cutanées seront mises sur la zone occipitale où le squelette est complétement dénudé. Cette greffe sera faite plus tard, dès que les bourgeons charnus couvriront le squelette. Quand la surface du crâne sera entièrement épidermisée, l'opérateur devra insinuer sous la peau, au niveau de la brèche crânienne, soit une plaque d'or, soit un large copeau chondrocostal. Toute cette chirurgie se fera à l'anesthésie régionale.

crâne, cancroïde adhérent à l'os, devra enlever à la fois, la peau du crâne et un fragment d'os assez large. L'opération se fera sans aucune douleur, attendu que la dure-mère est insensible.

Même bon résultat s'il s'agit d'un sarcome de la voûte cranienne, sarcome parti du périoste et adhérent à la peau ; pour recouvrir de peau la surface cérébrale, il libérera un lambeau cutané postérieur, ce qui se fera également sans douleur, car il aura pris soin de faire une anesthésie périphérique suivant le tour du chapeau.

TUMEUR DU CERVELET

La figure 256 montre la disposition de la ligne d'infiltration périphérique et la forme de l'incision pour découvrir les hémi

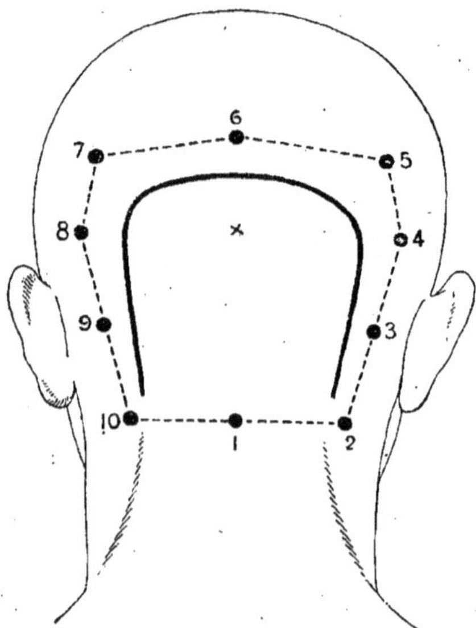

Fig. 250. — Trépanation pour tumeur du cervelet.

Les 10 « boutons dermiques » permettront à l'aiguille d'infiltrer une tranche de parties molles en trapèze. Le fer à cheval, dessiné en trait plein, indique le tracé du bistouri, le lambeau qui comprend la peau et les muscles sera lui-même détaché à la rugine.

sphères cérébelleux ; il est bon de ne pas s'écarter de ce tracé, même si l'on se disposait à ne toucher qu'à une moitié du cervelet. Les points 3 et 9 sont placés juste derrière la base de la mastoïde ; 2 et 10, à deux travers de doigt au-dessous. Par ces qua

tre points, ainsi que par le point 1, placé au milieu de la nuque,
les injections seront faites en plein muscle, jusqu'au squelette. Il
faudra imbiber de solution toute la tranche musculaire délimitée
par ces points et ne rien injecter dans le lambeau lui-même. Par
les autres points, l'anesthésie sous-épicrânienne suffit.

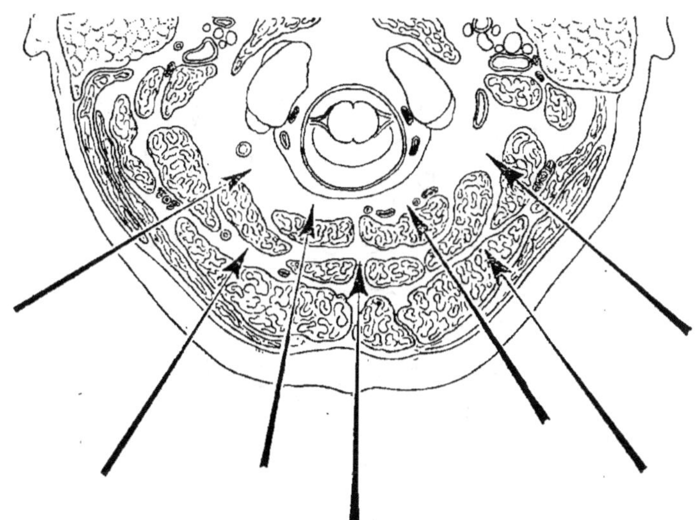

Fig. 251. — Infiltration de toute l'épaisseur de la tranche musculaire
de la région de la nuque pour obtenir l'anesthésie de la région occipitale.

Injecter 80 à 100 cc. de solution à 1 p. 100.

L'anesthésie est complète : la dure-mère à ce niveau, ainsi
que le cervelet, ne sont pas sensibles à la douleur. Le patient
pourra être opéré comme le fait Thierry de MARTEL, assis à cali-
fourchon sur une chaise, les bras appuyés sur le dossier et la
tête reposant sur les bras.

RÉSECTION DE L'ETHMOÏDE

(Opération de Moure).

1° Faire l'anesthésie du nerf maxillaire supérieur, dans la
fosse ptérygo-maxillaire, par la voie zygomatique (page 44).

2° Infiltrer le nerf sous-orbitaire au-dessous du rebord inférieur de l'orbite (page 57).

3° Injecter le nerf ethmoïdal, par voie orbitaire (page 43).

4° Faire une infiltration périphérique sous-cutanée, suivant le tracé de la figure 252.

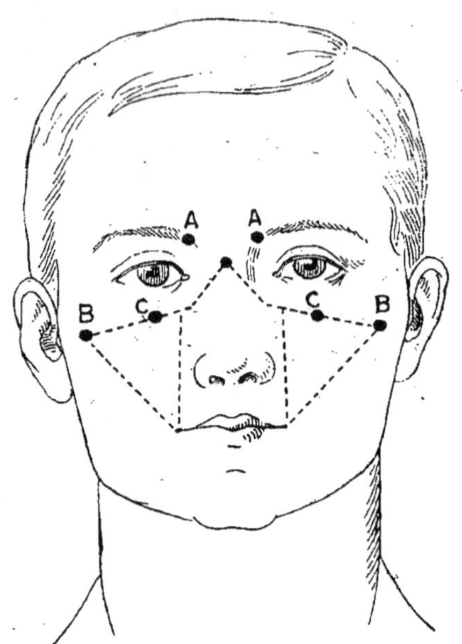

Fig. 252. — Opération de MOURE.

Résection de l'ethmoïde après avoir abattu la branche montante du maxillaire supérieur et agrandi l'orifice antérieur du squelette des fosses nasales, aux dépens du maxilllaire supérieur.

A. Infiltration du nerf ethmoïdal par voie orbitaire interne. — B. Infiltration du nerf maxillaire supérieur. — C. Émergence du nerf sous-orbitaire.

Pour l'injection des nerfs, employer la solution à 2 p. 100 et pour l'infiltration sous-cutanée la solution à 1 p. 100, à raison de 1 cc. par cm. de peau.

TRÉPANATION DES SINUS FRONTAUX

1° Faire l'injection du nerf maxillaire supérieur (page 44).

2° Faire l'injection orbitaire interne pour anesthésier les branches de l'ophtalmique (page 43).

3° Par les « boutons » indiqués sur la figure 253, circonscrire le champ opératoire, suivant la ligne pointillée des deux côtés.

Lorsque l'intervention ne portera que sur un seul sinus, la figure 254 indique le champ à circonscrire ; mais on se trouvera bien de pousser l'anesthésie un peu au delà de la ligne mé-

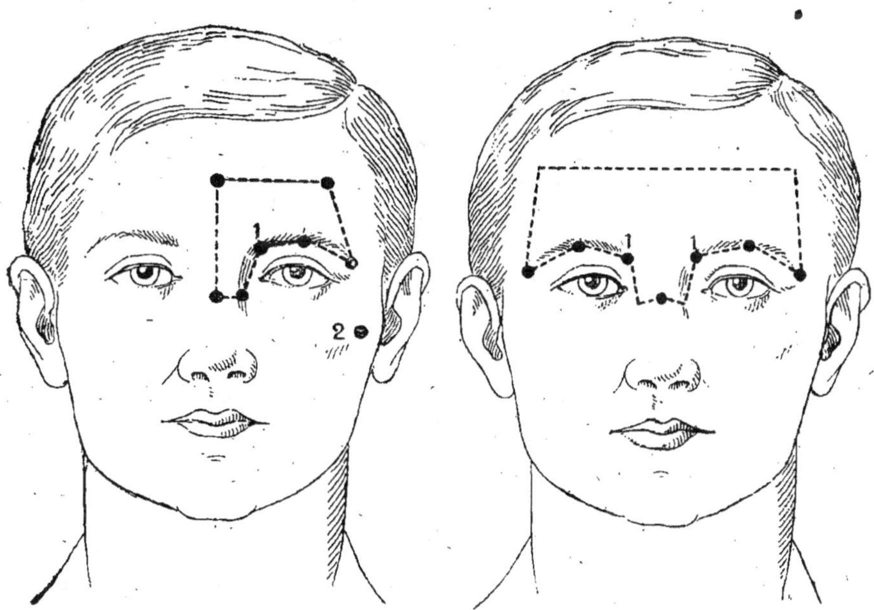

Fig. 253 et 254. — Trépanation des sinus frontaux du côté gauche et des deux côtés.

1. Injection orbitaire interne. — 2. Point de l'injection du nerf maxillaire supérieur. Par les « boutons » indiqués, le champ opératoire est circonscrit, suivant la ligne pointillée des deux côtés.

diane, voire même, de faire une injection orbitaire bilatérale, les sinus pouvant communiquer l'un avec l'autre, être développés aux dépens l'un de l'autre.

TRÉPANATION DU SINUS MAXILLAIRE

Faire l'infiltration :

1° Du nerf maxillaire supérieur, au trou grand rond.

2° Du nerf ethmoïdal, par voie orbitaire interne.

On pourra y joindre le tracé de l'infiltration sous-cutanée, en pointillé (figure 255).

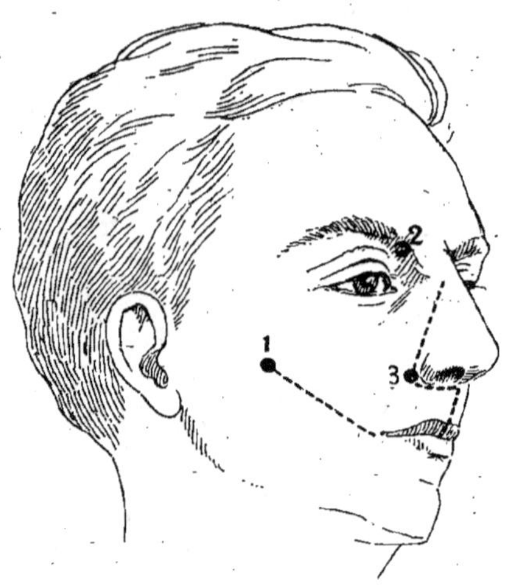

Fig. 255. — Trépanation du sinus maxillaire.

1. Infiltration du nerf maxillaire supérieur au trou grand rond. — 2. Anesthésie du nerf ethmoïdal par voie orbitaire interne ; tracé d'infiltration sous-cutanée en pointillé.

ÉNUCLÉATION DU GLOBE OCULAIRE

Pour anesthésier toute la pyramide de l'orbite, y compris les muscles, il faudra faire :

1° L'anesthésie du nerf ophtalmique, ou plutôt de ses branches, par deux injections, l'une interne et l'autre externe, suivant la technique déjà décrite (page 43).

2° Infiltrer le cône musculaire, en piquant l'aiguille sur la face externe du globe oculaire, en la dirigeant vers l'axe de l'orbite à 4 cm. de profondeur ; on injectera, dans ce dernier temps, 3 cc. de solution à 2 p. 100.

3° Faire l'anesthésie du nerf maxillaire supérieur, soit par voie zygomatique, soit par voie orbitaire.

RÉSECTION DU MAXILLAIRE SUPÉRIEUR

Si les lésions sont étendues et susceptibles de conduire le chirurgien à dépasser l'os maxillaire supérieur, il sera justifié de pratiquer l'infiltration du ganglion de Gasser (page 33).

En général, il suffira de :

1° Infiltrer le N. maxillaire supérieur (page 44).

2° Infiltrer le N. maxillaire inférieur (page 58).

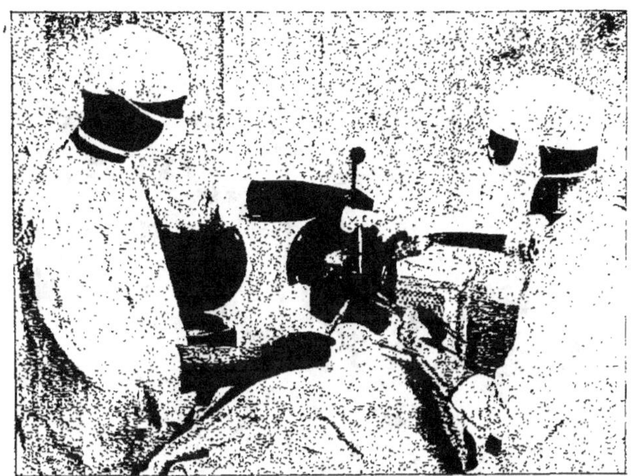

Fig. 256. — Ablation d'un cancer du voile du palais et de l'amygdale gauche, avec fente transversale de la joue et résection de la branche montante du maxillaire inférieur (anesthésie du ganglion de Gasser).

Ici, le fragment supérieur du maxillaire inférieur scié va être luxé par le davier tenu dans la main gauche de l'opérateur.

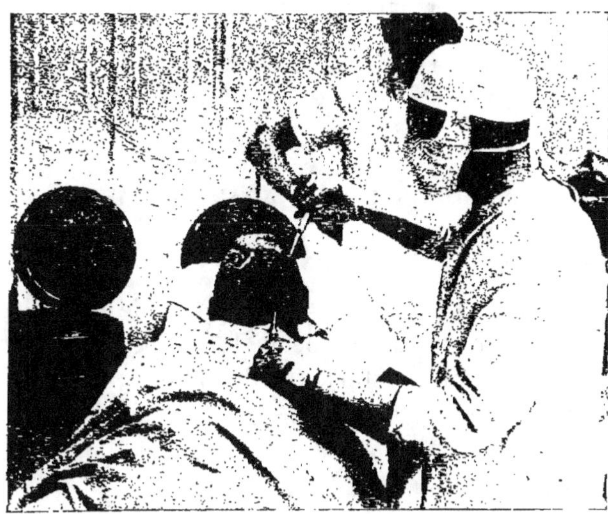

Fig. 257. — La plaie est maintenue béante, une fois la résection du maxillaire terminée.

3° Infiltrer les nerfs de l'orbite par les deux piqûres aux angles supéro-interne et supéro-externe (page 43).

4° Infiltrer le palais dur et mou suivant la ligne d'incision.

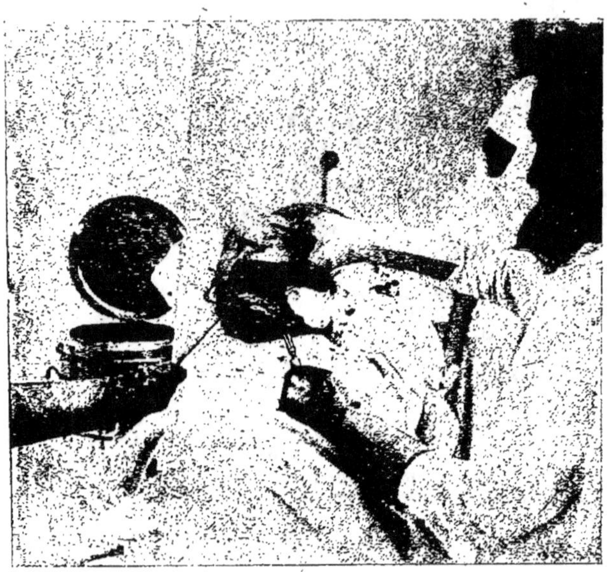

Fig. 258. — La loge amygdalienne est tamponnée,
après résection de la partie correspondante du pharynx et de la langue.

Les deux lambeaux de la joue fendue sont écartés pour montrer l'étendue de la plaie. La langue est attirée par un fil tenu dans la main de l'aide.

RÉSECTION DE LA MANDIBULE POUR ADAMANTOME

Faire :

1° L'anesthésie du plexus cervical, par voie latérale directe (page 88), si la déformation le permet; sinon se servir de la technique paravertébrale postérieure de DANIS (page 87).

2° L'anesthésie du nerf maxillaire supérieur, par voie orbitaire(page 48).

3° L'anesthésie du nerf maxillaire inférieure, par voie antérieure (page 39).

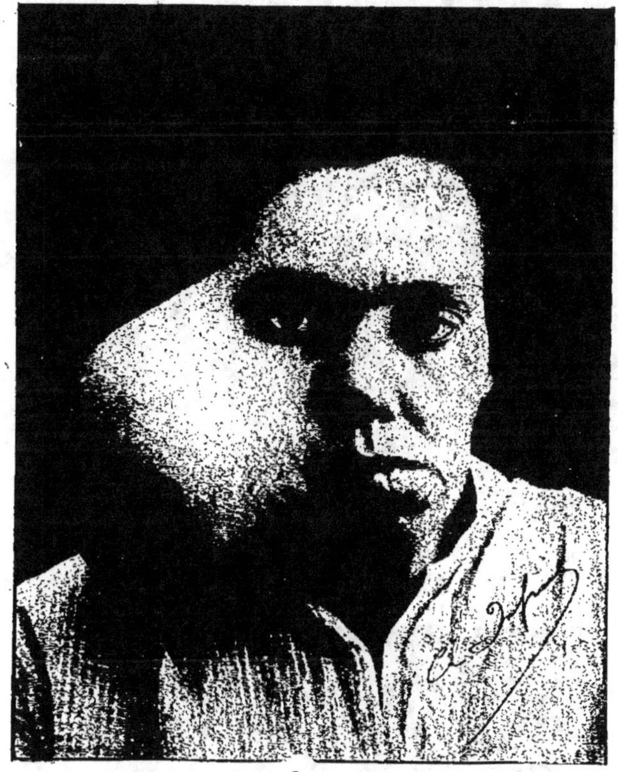

Fig. 259. — Adamantome volumineux du maxillaire inférieur
(hôpital de la Pitié).

En bas de la tumeur on voit une cicatrice en croix de Lorraine,
blanche, trace d'une opération faite, il y a quelques années. Ce cas
fut diagnostiqué récemment : sarcome inopérable. La tumeur
communiquait avec la bouche et sécrétait un pus fétide et abondant ; insomnie, alimentation purement liquide... L'anesthésie fut
commencée par l'injection paravertébrale du plexus cervical, l'injection du nerf maxillaire supérieur par voie orbitaire et l'infiltration simple du menton et de la lèvre inférieure sur la ligne
médiane ; ces trois temps d'injection anesthésiante ont permis 'a
ligature de la carotide externe et une section allant depuis le milieu du cou, jusqu'à en dehors de la paupière, en passant par 'e
menton et la joue (voir figures suivantes).

RÉSECTION UNILATÉRALE DE LA MACHOIRE INFÉRIEURE

Faire :

1° L'anesthésie du plexus cervical, par voie latérale directe
(page 88).

2° L'anesthésie du nerf maxillaire inférieur au trou ovale,
par voie zygomatique (page 59).

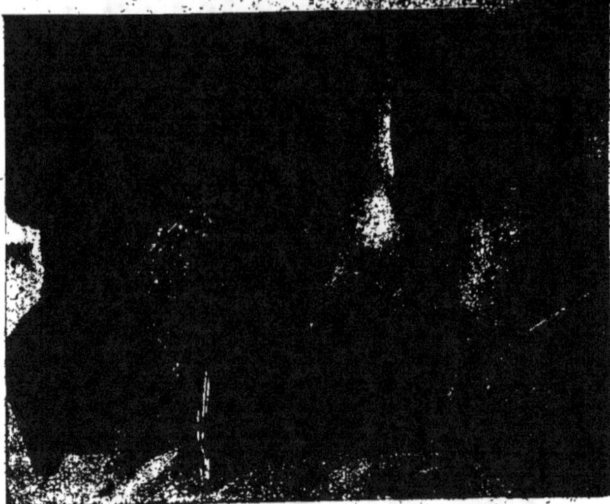

Fig. 260. — Résection du maxillaire inférieur,
pour adamantome ulcéré et infecté.

2ᵉ temps de l'opération ; la ligature de la carotide est terminée ;
le bistouri vient de sectionner la peau en avant de la tumeur.

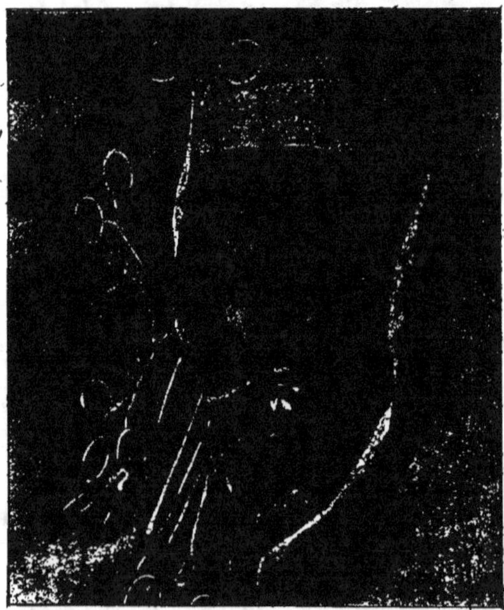

Fig. 261. — Résection du maxillaire inférieur
pour adamantome infecté (suite).

3ᵉ temps : la résection de la mâchoire est faite ; à gauche, on voit encore l'aiguille qui a servi à infiltrer le
trou ovale (maxillaire inférieur). Grâce à la ligature primitive de la carotide externe ; l'hémorragie est peu
abondante.

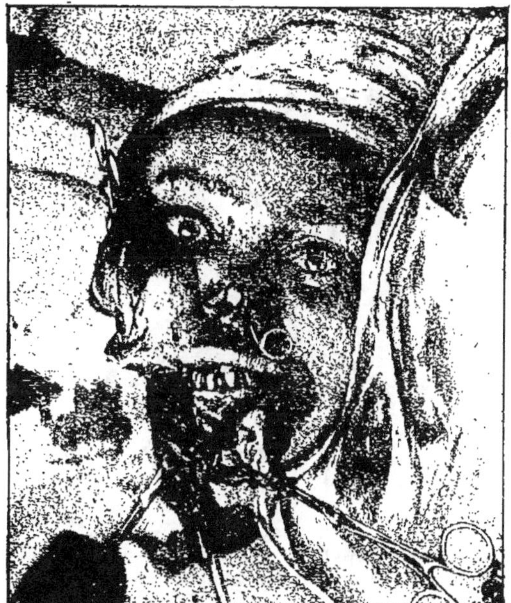

Fig. 262. — Adamantome de la mandibule. Résection (suite). — Anesthésie
par infiltration du plexus cervical et du nerf maxillaire supérieur et inférieur.
Une sonde œsophagienne est mise dans le nez pour l'alimentation.

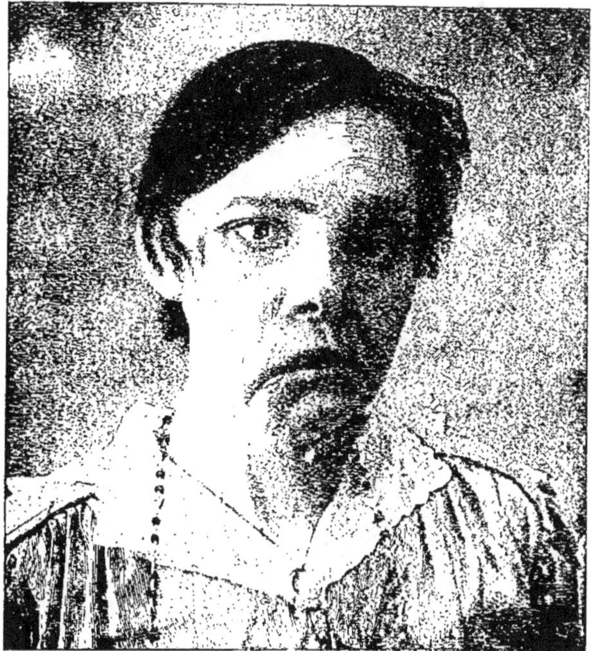

Fig. 263. — Résection large de la mandibule pour adamantome (fin).
Trois mois après l'opération.

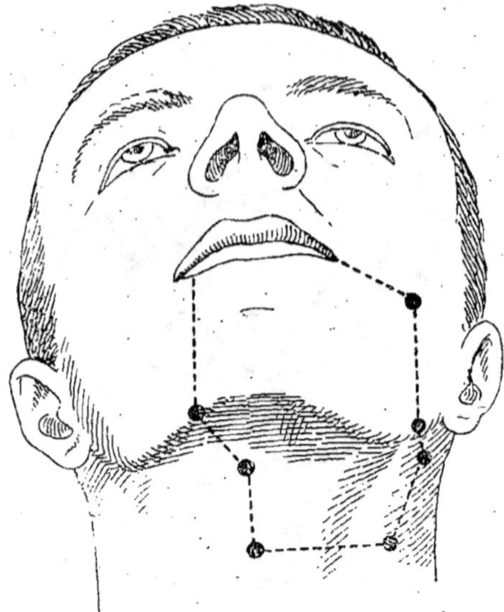

Fig. 264.

Résection unilatérale de la mâchoire inférieure.

Injecter le nerf dentaire inférieur à l'épine de
Spix ou le maxillaire inférieur au trou ovale,
puis infiltrer le tissu sous-cutané suivant le tracé
figuré.

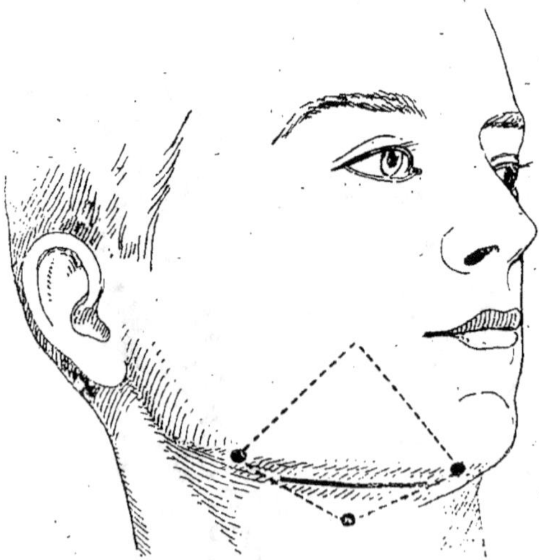

Fig. 265.

Intervention sur la branche horizontale
de la mâchoire inférieure.

Anesthésier le nerf dentaire inférieur à l'épine de
Spix, ou anesthésier le maxillaire inférieur au trou
ovale, puis infiltrer, par trois « boutons », un losange
sous-cutané. La bande en trait plein indique le siège
de l'incision.

3° L'infiltration du menton et de la lèvre, au delà de la ligne médiane.

AMPUTATION DE LA LANGUE

A. Pour une amputation de la langue, par voie sous-hyoïdienne, faire :

1° L'anesthésie du plexus cervical (page 88).

2° L'anesthésie du nerf maxillaire inférieur, au trou ovale. (page 59).

B. Pour l'amputation, par la voie buccale élargie, faire :

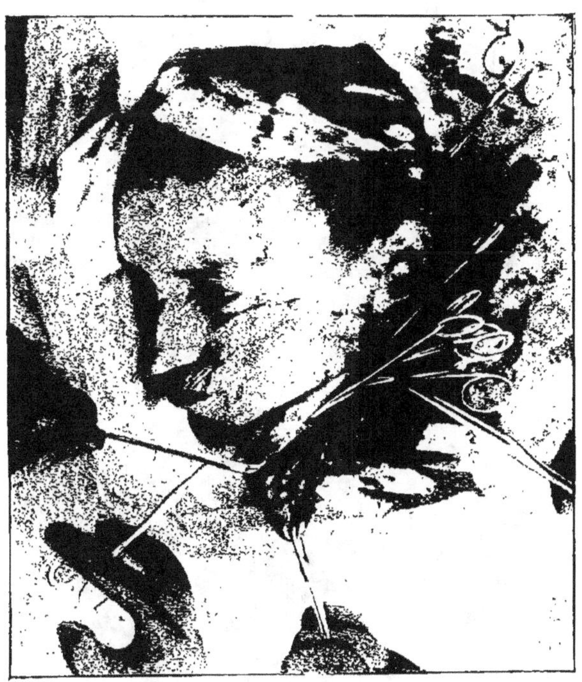

Fig. 266. — Amputation de la langue.

Anesthésie du plexus cervical et du nerf maxillaire inférieur pour une amputation de la langue, par voie sous-hyoïdienne. Le plancher sous-hyoïdien a été incisé : la langue est amenée au dehors.

1° L'anesthésie du plexus cervical, par voie latérale directe, (page 88).

2° L'anesthésie de la joue, comme suit :

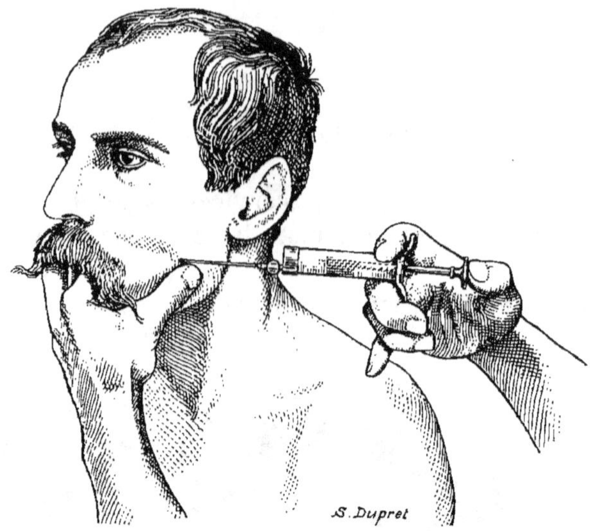

Fig. 267. — Amputation de la langue.

Injection pour fente transversale de la joue, destinée à opérer les cancers du pharynx et les cancers postérieurs de la langue. Infiltrer depuis la branche montante jusqu'à la commissure labiale.

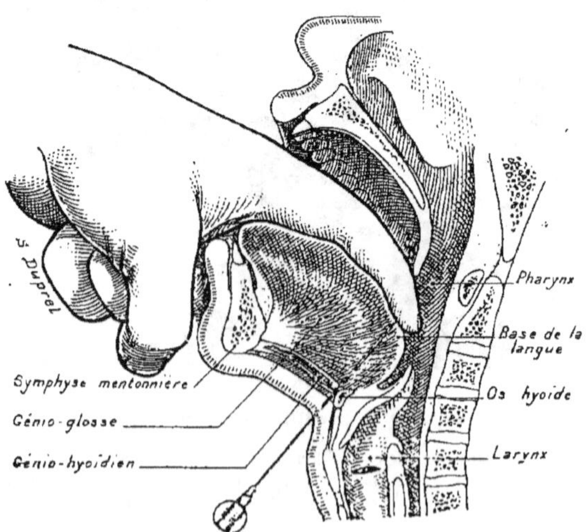

Fig. 268. — Amputation de la langue.

Anesthésie de la langue et du plancher buccal par voie sus-hyoïdienne. Le doigt dans la bouche contrôle la pointe de l'aiguille.

Faire un « bouton », au niveau du bord antérieur de la branche montante du maxillaire inférieur et un autre au niveau de la commissure labiale, du même côté. Par ces deux boutons, infiltrer toute la joue, depuis la peau jusqu'à la muqueuse, en enfonçant l'aiguille tantôt perpendiculairement, tantôt obliquement et finalement parallèlement à la surface de la peau ; pendant tout ce temps, on aura un doigt dans la bouche du patient, afin de s'assurer que l'aiguille n'effondre pas la muqueuse. Cette ligne d'injection sera la ligne d'incision qui élargira la voie d'accès à la langue.

Injecter 30 cc. de solution à 1 p. 100.

3° L'infiltration de la base de la langue, comme suit :

Prendre une aiguille de 8 cm. et l'enfoncer à travers un « bouton » fait au niveau du bord supérieur de la partie moyenne de l'os hyoïde, l'introduire jusqu'à la muqueuse d'avant en arrière, et de bas en haut, contrôlant la pointe par un doigt placé dans la bouche, sur le dos de la langue

Injecter progressivement toute l'épaisseur traversée par l'aiguille, tant dans son mouvement de pénétration que dans son mouvement de retrait ; puis injecter obliquement toute la tranche de tissu entre le « bouton » et le bord inférieur du maxillaire inférieur de chaque côté. On aura ainsi bloqué les nerfs lingual, hypoglosse, et glosso-pharyngien.

Injecter 30 cc. de solution à 1 p. 100.

THYROÏDECTOMIE

A. Faire l'anesthésie du plexus cervical, par voie latérale directe (page   ), des deux côtés. Généralement, aucune infiltration de la tumeur n'est nécessaire ; mais si l'anesthésiste est peu habitué à la pratique de cette technique, le procédé suivant réussira à coup sûr.

B. Faire 6 « boutons » suivant les figures 269 et 270. Par les « boutons » 1 et 2 qui correspondent à la ligne des apophyses épineuses, infiltrer toute la tranche de tissu comprise entre la peau et le squelette. Réunir tous les « boutons » par une injection sous-cutanée et sous-aponévrotique.

Injecter 100 cc. de solution à 1/2 p 100 pour l'infiltration sous-cutanée et sous-aponévrotique circonférentielle, et 25 cc. de la même solution pour l'infiltration latérale profonde.

Lorsque le goitre sera médian, répéter l'infiltration profonde par 1 et 2 de l'autre côté du cou, et relier tous les « boutons » comme précédemment.

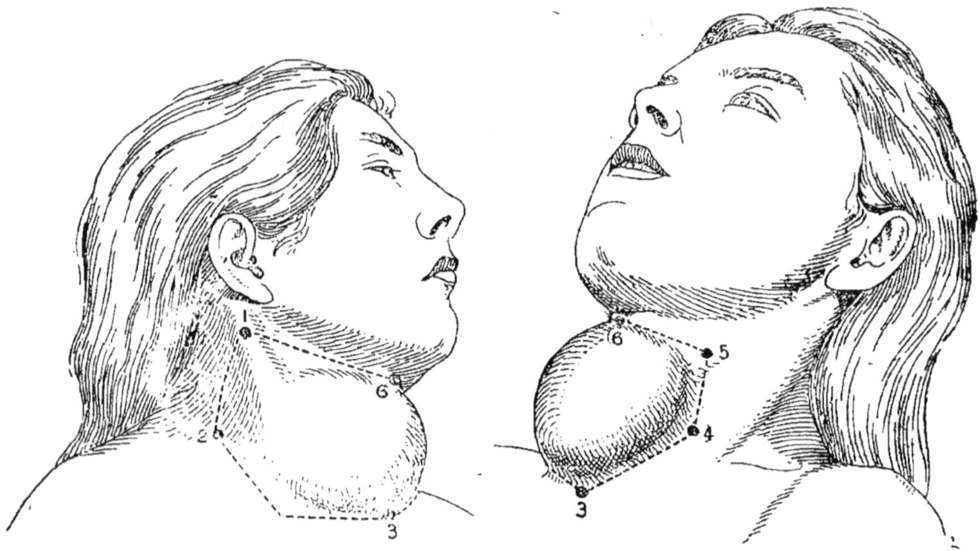

Fig. 269 et 270. — Infiltration pour la thyroïdectomie.

L'injection, à droite, infiltre les branches du plexus cervical le long des apophyses transverses des vertèbres (de 1 à 2). La tumeur est entourée à distance d'une bande d'infiltration sous-cutanée et sous-aponévrotique (2, 3, 4, 5, 6).

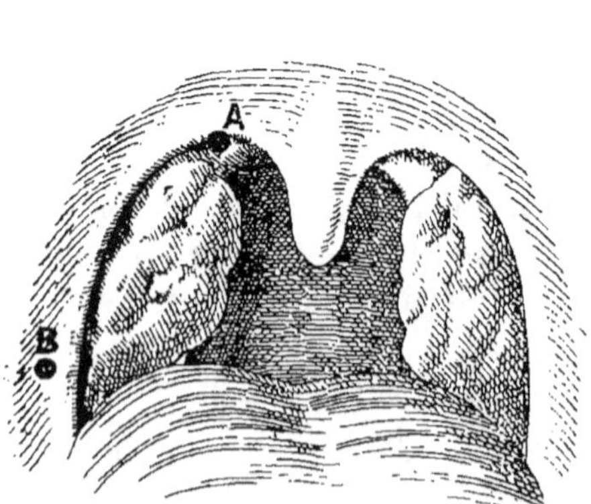

Fig. 271. — Amygdalectomie (LABOURÉ).

Par une piqûre faite à la partie supérieure du pilier antérieur, le pôle supérieur est infiltré. Une piqûre à la base de ce pilier permet d'infiltrer le pôle inférieur.

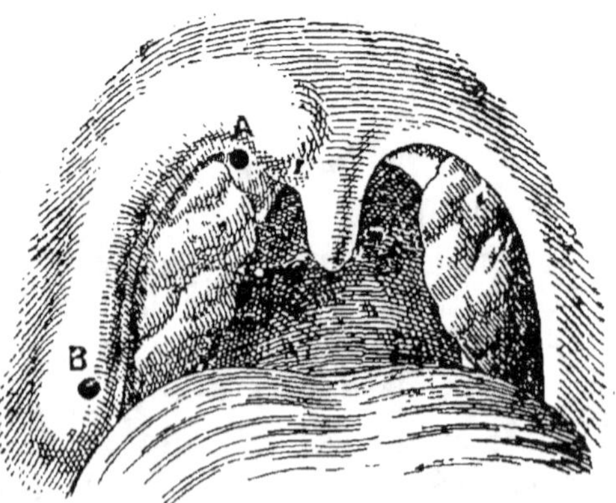

Fig. 272. — Amygdalectomie (LABOURÉ).

Le pilier est infiltré en totalité, infiltration de l'amygdale (croissant blanc).

LARYNGECTOMIE TOTALE

Deux procédés :

A. Faire : 1° L'anesthésie du plexus cervical, par voie latérale directe (page 88).

2° L'anesthésie des nerfs laryngés supérieurs et inférieurs
(pages 77 et 81).

3° La pulvérisation du pharynx avec de la cocaïne au 10°,
pour supprimer les réflexes de déglutition et la toux.

B. Faire : 1° L'anesthésie des nerfs laryngés supérieurs et
inférieurs (pages 77 et 81).

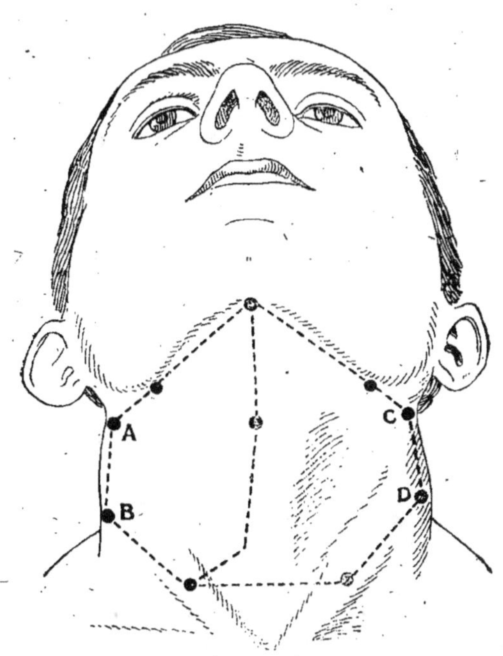

Fig. 273. — Laryngectomie totale.

A-B et C-D correspondent à l'injection paravertébrale des nerfs cervicaux. Place des « boutons »
pour circonscrire le champ opératoire en haut et en
bas. Le « bouton » central marque le point d'injection des nerfs laryngés supérieur et inférieur. La
même anesthésie sert pour les grandes opérations de
cette région : goitre, extirpation des ganglions du cou
pour cancer de la langue, etc.

2° Infiltrer de chaque côté du larynx, comme le montre la
figure 274, une zone sous-cutanée et sous-aponévrotique en forme

d'hexagone dont les limites verticales s'étendent du menton à la fourchette sternale. Pousser l'aiguille profondément jusqu'à la face postérieure du larynx et injecter toute la hauteur, de façon

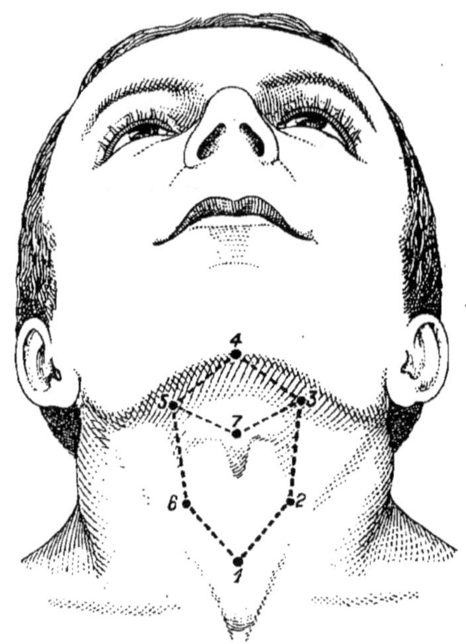

Fig. 274. — Laryngectomie totale.

Par les « boutons » 1 à 6 injecter profondément de chaque côté du larynx tous les tissus
jusqu'à la peau ; relier les « boutons » par une
infiltration sous-cutanée. 7, sert à l'injection des
nerfs laryngés supérieur et inférieur. (Placer 1
sur la fourchette sternale.)

à permettre, sans douleur, la dissection du larynx de l'œso-
phage. Employer environ 20 cc. de solution à 1 p. 100 pour les
plans profonds et 30 à 35 cc. pour l'infiltration superficielle.

RACHIS, THORAX, ABDOMEN

THORACOTOMIE

Quelle que soit la hauteur à laquelle la résection se fera, pour
réséquer une côte, il faudra anesthésier le nerf au-dessus et le
nerf au-dessous, en faisant la paravertébrale. L'anesthésiste peu

habile fera l'injection périphérique autour du champ opératoire,
en infiltrant les espaces intercostaux d'abord, puis le tissu cellulaire sous-cutané ; il aura ainsi isolé soit en losange, soit en quadrilatère, un champ opératoire analogue à une anesthésie parié-

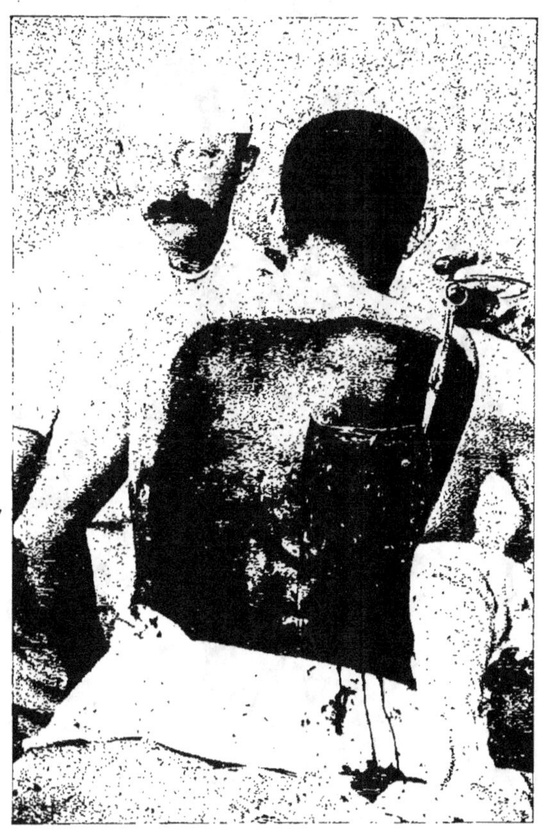

Fig. 275.
Large pleurotomie et résection costale pour fistule pleurale.
Le décollement du lambeau de parties molles.

tale de l'abdomen ; mais l'anesthésie paravertébrale est celle qui
donne le meilleur résultat. Pour anesthésier deux côtes, faire la
paravertébrale des nerfs intercostaux au-dessus et au-dessous
des deux côtes, ainsi que le nerf intermédiaire. Il en sera de même

si, au lieu de réséquer deux côtes, on voulait faire un grand lambeau thoracique de trois ou quatre côtes ; faire l'anesthésie paravertébrale depuis le nerf au-dessus de la première côte intéressée, jusqu'au nerf au-dessous de la dernière.

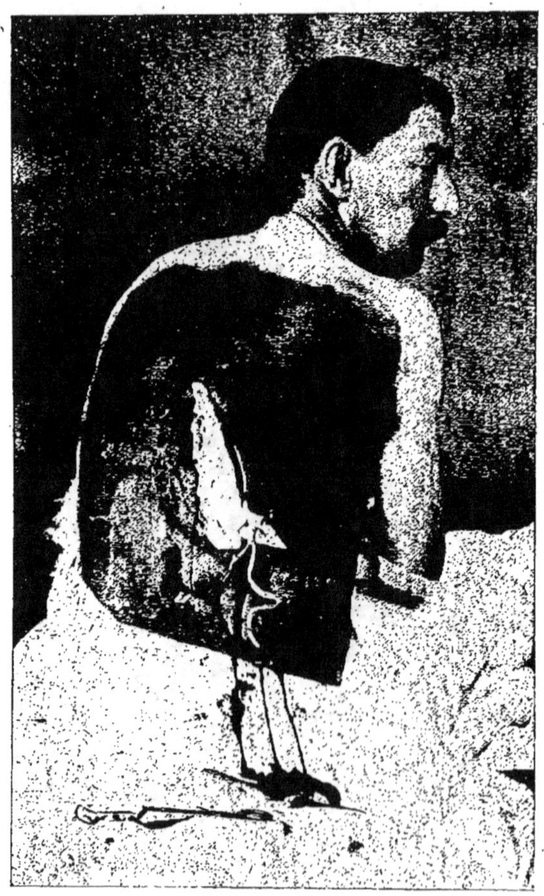

Fig. 276.
Large pleurotomie et résection costale pour fistule pleurale.

La plaie tamponnée à la fin de l'opération.

On pourrait, de la même façon, extirper des corps étrangers, ouvrir un abcès interlobaire, opérer une tumeur du poumon, etc.

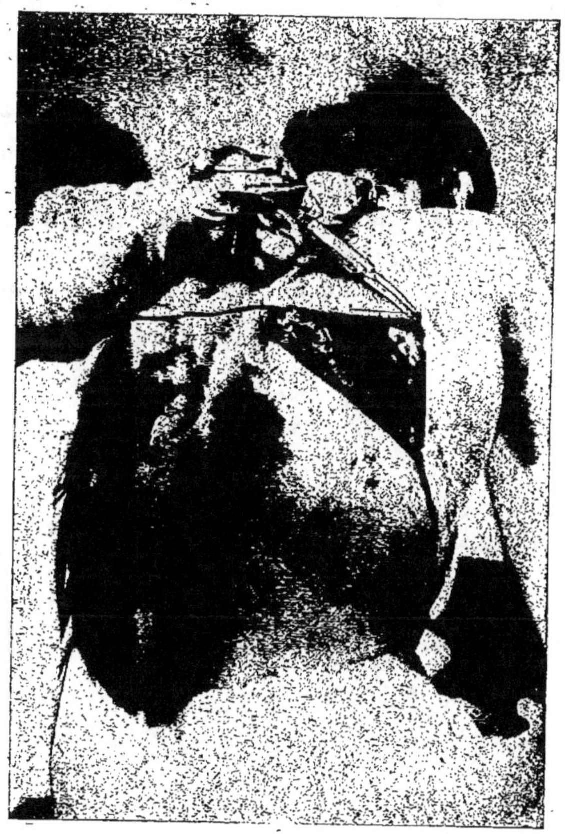

Fig. 277.
La plaie faite pour résection de deux côtes (pleurésie interlobaire).

ABLATION DES TUMEURS DU SEIN

Pour les *opérations bénignes* sur le sein, extirpation d'adénome, extirpation totale de la glande, sans curage de l'aisselle, circonscrire un grand losange sous-cutané à travers 4 ou 6 « boutons », puis infiltrer le tissu sous-mammaire. Il faut injecter une assez grande quantité de solution à 1/2 p. 100, environ 100 a 150 cc., une très grande partie du liquide injecté s'écoule avec le sang au cours de l'opération (fig. 279).

AMPUTATION DU SEIN POUR CANCER (Technique de LABORDE.)

Elle comporte trois temps.

1° ANESTHÉSIE DES TÉGUMENTS

Jalonner la périphérie du champ opératoire d'une série de boutons dermiques circonscrivant une zone ainsi limitée : *en haut*, la clavicule ; *en dedans*, le bord sternal du côté correspondant ; *en bas*, le rebord thoracique jusqu'au 10° cartilage costal et une ligne horizontale partant de ce point et dirigée en arrière , *en dehors*, une ligne verticale partant de l'angle postérieur du creux axillaire et descendant jusqu'à la précédente

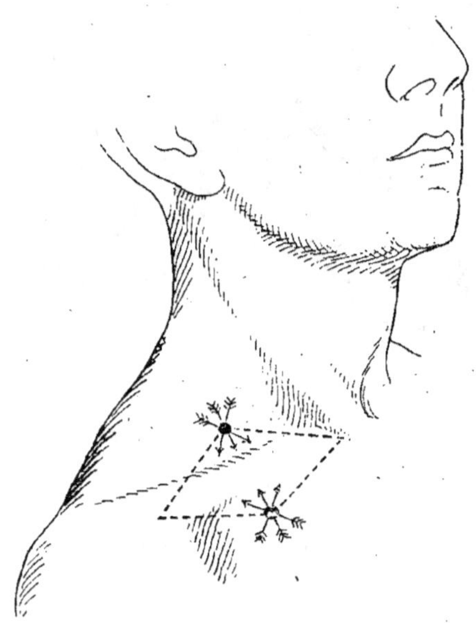

Fig. 278. — Suture de la clavicule.

Par deux « boutons » sus et sous-claviculaires, infiltrer un losange sous-cutané et sous-aponévrotique. Passer l'aiguille en arrière de la clavicule et injecter profondément tout contre l'os.

Prendre l'aiguille de 10 centimètres et l'enfoncer, par un bouton, de toute sa longueur, dans le tissu sous-cutané, jusqu'au dessous du bouton voisin ; monter la seringue et injecter, en retirant l'aiguille au fur et à mesure, la solution à 1 p. 200 à raison de 1

cc. par centimètre de peau. Entourer ainsi la zone jalonnée d'une
bande d'infiltration sous-cutanée, sans ménager la solution.

2° ANESTHÉSIE DES INTERCOSTAUX

La malade est couchée sur le côté opposé ; son bras est maintenu en abduction haute, par dessus sa tête ; l'aide rejette et

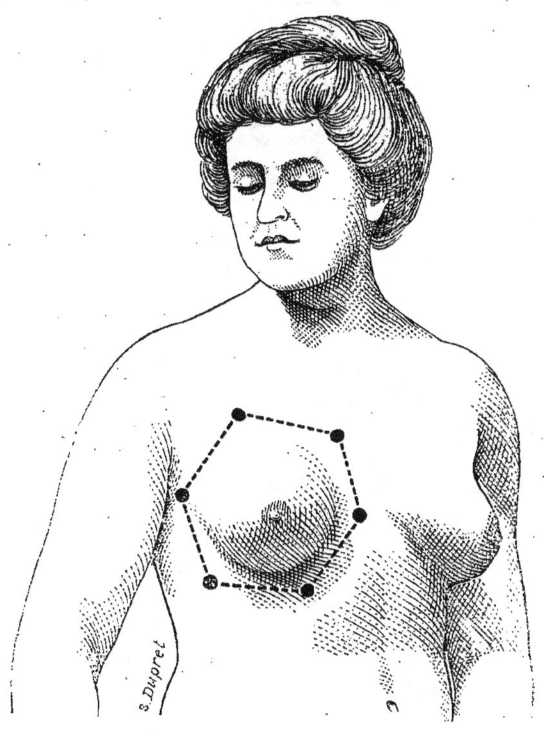

Fig. 279. — Ablation du sein pour adénome.

Par plusieurs « boutons » périphériques pousser l'injection profondément sous la glande. Infiltrer par tranches,
suivant le tracé en pointillé et terminer par une injection
sous-cutanée.

maintient le sein en avant. De l'index gauche, plongé dans l'angle antéro-interne du creux axillaire, l'opérateur repère la 2ᵉ
côte. Sur la ligne axillaire postérieure, infiltrée dans le premier
temps et déjà insensible, il pique, de la main droite, une aiguille
de 10 centimètres à trois travers de doigt au-dessous de la 2ᵉ côte

repérée et l'enfonce, obliquement, de bas en haut et de dehors en
dedans, jusqu'au contact du bord inférieur de la côte, qu'indique
l'index gauche. L'obliquité de sa direction empêche l'aiguille de
s'engager dans l'espace intercostal et de pénétrer dans la plèvre,

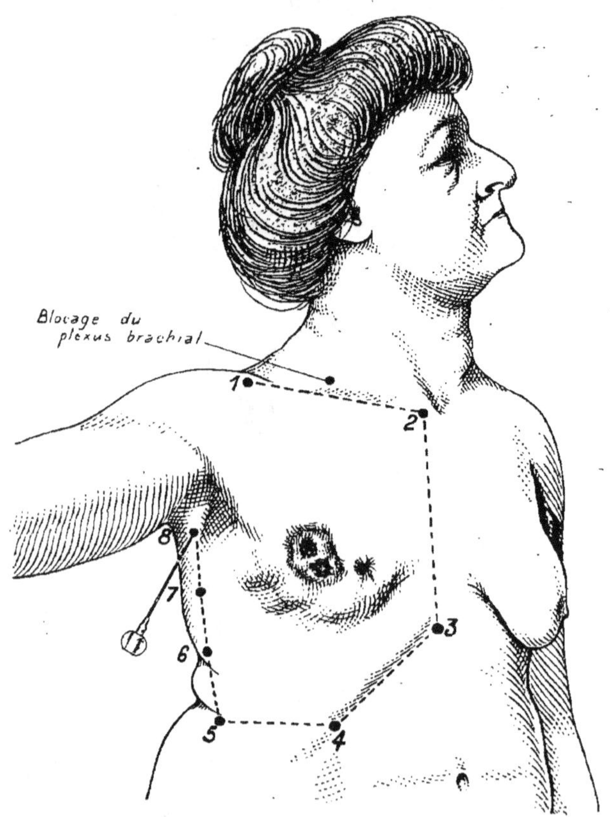

Fig. 28o. — Ablation du sein pour cancer.

Le tracé de la figure montre l'infiltration périphérique qu'il faut
faire pour circonscrire un large lambeau. Par les points 5, 6, 7
et 8, injecter les nerfs intercostaux dans les espaces intercostaux.
Par 8, infiltrer l'aisselle et par le « bouton » sus-claviculaire, terminer par le blocage du plexus brachial.

elle atteint le versant inféro-interne de la côte, non loin du nerf
visé ; la position est bonne ; inutile de chercher la paresthésie :
injecter 3 à 4 cc. de sol. à 1 p 100.

Successivement, par le même procédé, sur la ligne axillaire, infiltrer tous les nerfs intercostaux correspondant au champ opératoire.

3° ANESTHÉSIE DU PLEXUS BRACHIAL

Les racines du plexus brachial s'étagent, au-dessus du plexus cervical, entre les scalènes antérieur et postérieur ; il existe là un plan de clivage favorable à la diffusion de la solution. La malade est couchée sur le dos, la tête reposant à plat sur la table. Dans

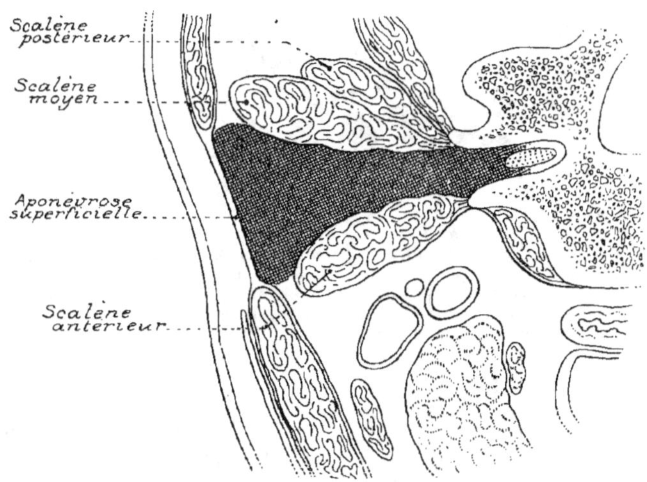

Fig. 281.

La solution anesthésique, poussée selon la technique indiquée, se répand dans le plan de clivage interscalénique et baigne les nerfs et leurs branches.

cette attitude, le plan passant par le bord inférieur du maxillaire inférieur (et qui correspond à la 4° cervicale) sépare le plexus cervical (au-dessus) du plexus brachial (au-dessous). A un travers de doigt au-dessous de ce plan, en regard de la ligne des apophyses transverses cervicales, chercher de l'index gauche, profondément, l'extrémité d'une apophyse transverse : c'est la 5° qu'on sent à ce niveau. Sans perdre ce contact osseux, glisser le doigt du sommet vers la base de l'apophyse, rejetant ainsi en avant et en dedans les muscles et le paquet vasculaire de la région.

Piquer une aiguille de 6 cm. à un gros travers de doigt au-dessus du point ainsi repéré et l'enfoncer obliquement en bas ; de

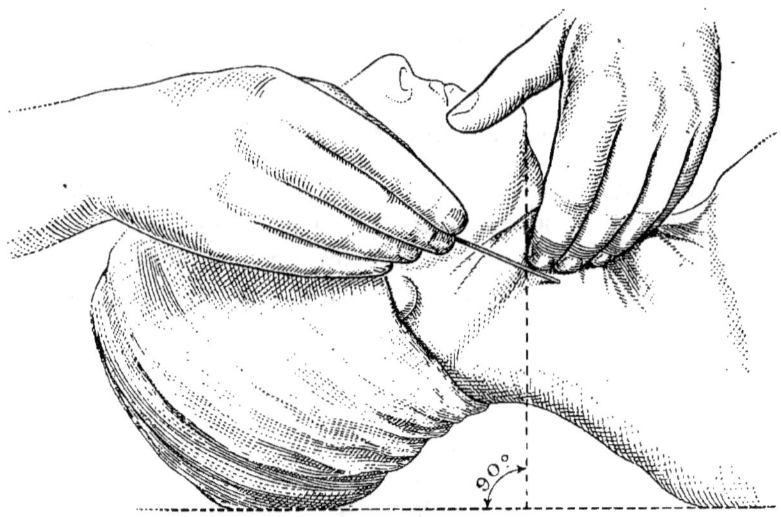

Fig. 282. — Anesthésie du plexus brachial.

Le sujet repose à plat sur le dos. Les branches du plexus brachial
naissent toutes *au-dessous* de la verticale abaissée du menton sur la table. La main gauche refoule en avant le sterno-mastoïdien et le paquet
vasculo-nerveux. L'aiguille, enfoncée au-dessous de la verticale, est dirigée en bas, vers la clavicule, et en dedans pour prendre le contact
avec les apophyses transverses des dernières cervicales, au niveau desquelles est injectée la solution à 1 p. 100.

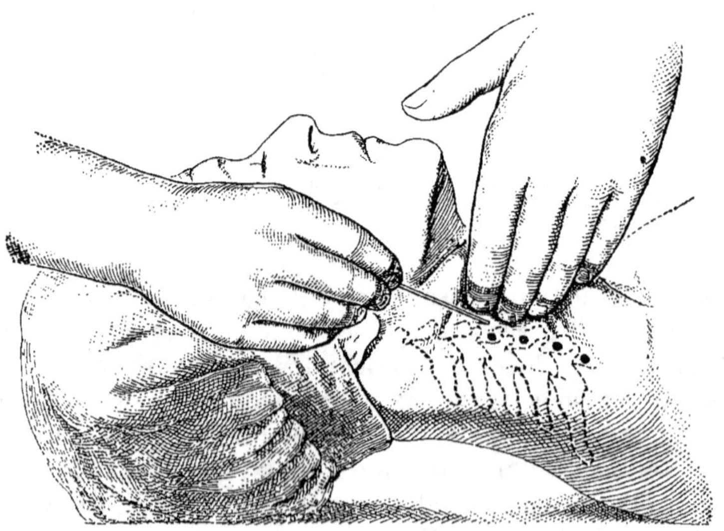

Fig. 283. — Anesthésie du plexus brachial.

Manière d'attirer en avant muscles et paquet vasculo-nerveux pour
permettre à l'aiguille d'atteindre le plan de clivage où émergent les
branches du plexus brachial.

cette façon, on ne risque point de léser l'artère vertébrale, que protège son tunnel osseux. Pousser l'aiguille légèrement en avant, entre l'apophyse et le doigt qui refoule et masque les vaisseaux. On atteint ainsi le plan de clivage, dans lequel on injecte 30 cc. de sol. à 1 p. 100.

L'opérateur peut commencer immédiatement l'intervention ; en effet, l'anesthésie du plexus brachial est destinée au curage ganglionnaire de l'aisselle et sera complète quand le moment sera venu de procéder à ce temps opératoire.

L'anesthésie peut également être obtenue en faisant l'infiltration paravertébrale de C⁴ à D⁵. L'anesthésie du plexus brachial par la voie sus-claviculaire est efficace également, si l'opérateur l'a mieux en main.

OPÉRATIONS SUR L'ESTOMAC

A. Pour une *gastro-entérostomie*, l'infiltration de la paroi suffit telle que nous l'avons décrite page 235.

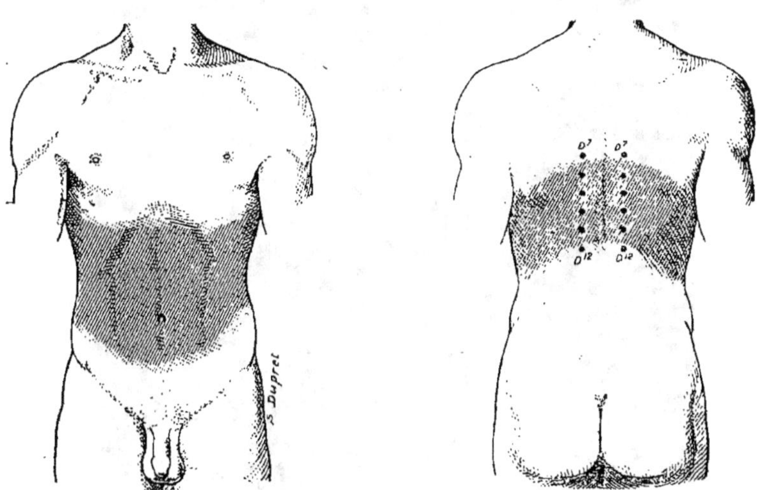

Fig. 284 et 285. — Opérations sur l'estomac.

Pour la gastrectomie faire l'anesthésie paravertébrale bilatérale de D⁷ à D¹². Zones d'anesthésie permettant la laparatomie sans autre infiltration pariétale.

B. Pour une *gastrectomie* :
1° Nous réalisons aujourd'hui toutes les résections gastri-

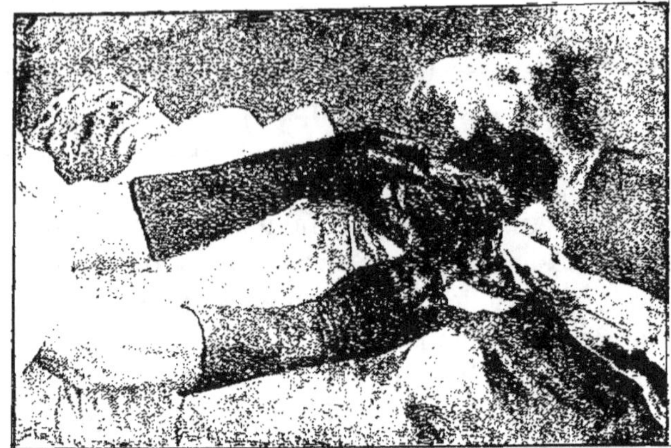

Fig. 286. — Opérations sur l'estomac.
Pylorectomie pour ulcère calleux du pylore. Exploration de l'abdomen.

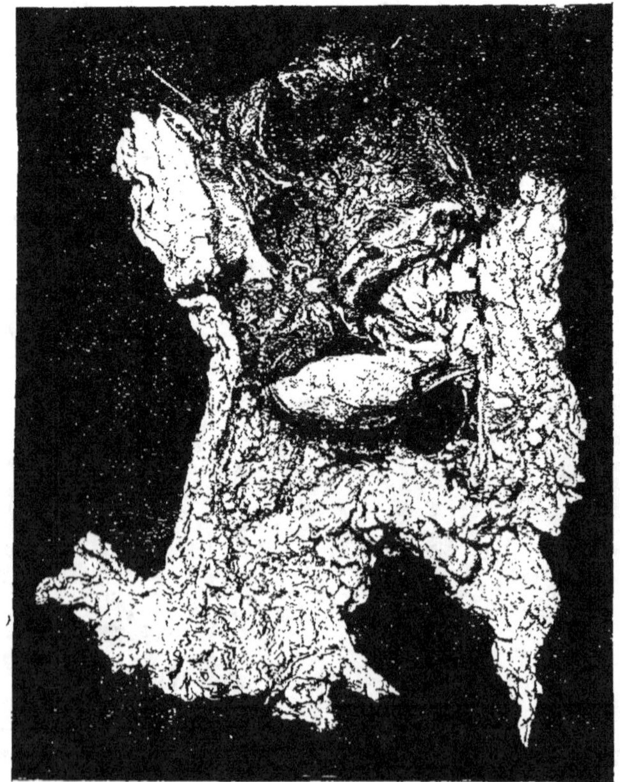

Fig. 287. — Segment pylorique réséqué (malade de la fig. précédente)
pour ulcère calleux du pylore.

Le canal a été fendu en long, au niveau de la grande courbure,
puis étalé ; en bas, on voit le grand épiploon inséré à la grande
courbure, avec un ganglion inflammatoire.

ques, même élevées, toutes les libérations, même laborieuses et difficiles, à l'anesthésie régionale par la technique suivante :

a) Infiltration de la paroi avec la solution à 1 p. 200 ; cette infiltration peut être médiane ou para-médiane ; mais s'il s'agit d'une résection élevée pour laquelle un débridement musculaire transversal puisse se trouver indiqué, mieux vaut infiltrer le long du rebord costal et du bord externe des muscles droits (fig. 190 et 191).

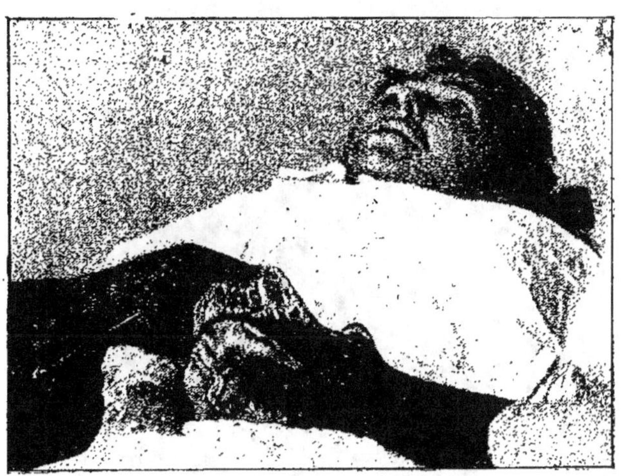

Fig. 288. — Opérations sur l'estomac.

Gastrectomie segmentaire pour ulcère en selle de la petite courbure de l'estomac. 1er temps de l'opération, décollement colo-épiploïque fait au bistouri. L'aide tient de la main gauche le côlon transverse ; l'opérateur tient de la main droite le bistouri et de la main gauche l'épiploon, qui se sépare du côlon transverse pour l'exploration de la face postérieure de l'estomac.

b) Infiltration des nerfs splanchniques par voie postérieure.

2° Si l'on a fait une simple laparotomie exploratrice, avec infiltration de la paroi abdominale antérieure, il est possible d'étendre l'anesthésie aux viscères en infiltrant le plexus solaire ou le plexus mésentérique par la voie antérieure. Il faut alors avoir la patience d'attendre, une fois l'injection faite, qu'elle gagne et que l'anesthésie s'établisse.

3° L'anesthésie paravertébrale, bilatérale, de D⁷ à L¹, donne également une anesthésie parfaite, tant de la paroi antérieure et latérale que des viscères.

OPÉRATIONS SUR LE FOIE ET LES VOIES BILIAIRES

Pour les opérations sur le foie proprement dit, c'est-à-dire dans les cas de kyste hydatique ou d'abcès, ou de traumatisme accidentel, faire la paravertébrale des nerfs intercostaux dont le territoire sensitif terminal intéresse le champ opératoire cutané ;

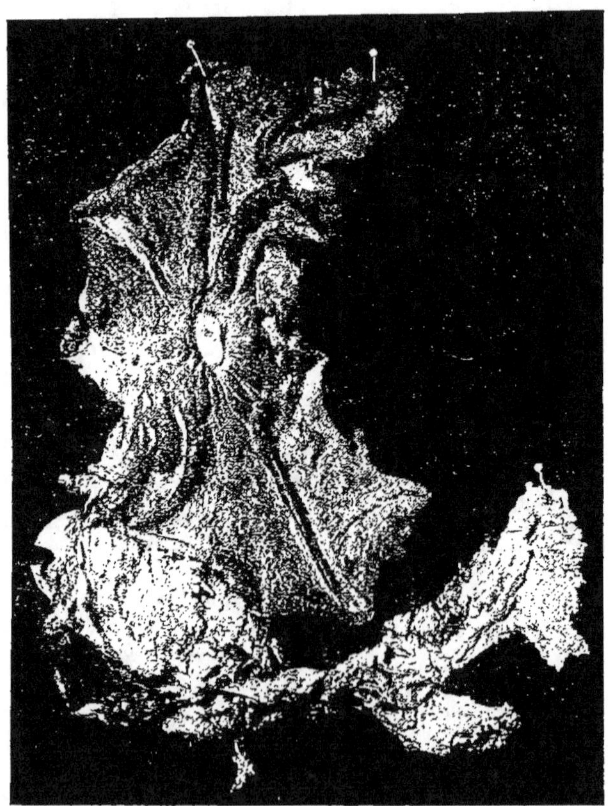

Fig. 289. — Pièce de la malade précédente , segment moyen de l'estomac, sur lequel se trouve l'ulcère en selle de la petite courbure.

Le segment réséqué a été fendu, suivant la grande courbure a laquelle l'épiploon reste adhérent en bas ; le centre de la figure, où se trouve l'ulcère, correspond au milieu de la petite courbure

D', ', ". et '", habituéllement, donnent une anesthésie suffisante pour les quelques manœuvres de tractions sur le foie.

En cas de résection costale, il faudra de plus anesthésier un nerf au-dessus et un nerf au-dessous des côtes à réséquer.

Si cette anesthésie paravertébrale est insuffisante, après épreuve de la sensibilité du champ opératoire, 10 ou 15 minutes après avoir pratiqué l'anesthésie, il serait bon de préciser les nerfs qui n'auront pas été influencés par la solution anesthésique et refaire la paravertébrale au niveau de ces nerfs. Ou bien, s'il est impossible d'arriver à une précision suffisante, on fera le blocage du champ opératoire, en infiltrant des tranches de tissus périphériques, suivant la technique que nous avons déjà donnée page 28. Cette anesthésie suffit habituellement.

S'il s'agit d'une cholécystectomie, trois sortes de patients sont à considérer :

Les « blancs », les « jaunes » et les « verts ».

Si, pour les blancs, il est de peu d'importance de faire une anesthésie mixte (simple infiltration pariétale, combinée à une bouffée de protoxyde ou de kélène, pendant les manœuvres douloureuses), il n'en est pas de même des « jaunes » et des « verts »; car ces malades, longtemps auto-intoxiqués, sont cachectisés à tel point que même l'anesthésie régionale chez eux n'est pas toujours sans danger. Aussi, il est recommandé de ne jamais faire d'injection préalable de scopolamine-morphine à ces malades et de leur injecter, dans l'organisme, le moins de toxique possible : donc, si d'habitude le paravertébrale D^7 à D^{12} suffit chez les calculeux « blancs », il sera préférable chez les « jaunes » et les « verts » de ne faire que D^7 à D^{10}, jointe à une infiltration rectiligne profonde, en tranche, suivant la ligne d'incision, si celle-ci est transversale. Lorsqu'on fera l'incision de BEVAN ou toute autre, la paravertébrale D^7 à D^{10} sera insuffisante, seulement vers la partie inférieure de l'incision. Donc une toute petite infiltration à ce niveau suffira pour compléter l'anesthésie produite par la paravertébrale. On n'emploiera chez ces malades que de la solution à 1/2 p. 100.

Les manœuvres sur le cholédoque et le duodénum seront généralement peu douloureuses.

Mais nous conseillons de joindre aux techniques précédentes l'anesthésie splanchnique bilatérale avec 20 cc. de solution à 1/2 p. 100.

APPENDICECTOMIE

Pour l'appendicectomie, l'anesthésie régionale *idéale* n'existe pas. Il faut anesthésier d'une part, la paroi abdominale, d'autre part les viscères, péritoine, intestin, épiploon et mésos ; leur insensibilisation parfaite requiert des infiltrations multiples et complexes ; si le cas est très simple, celles-ci sont disproportionnées

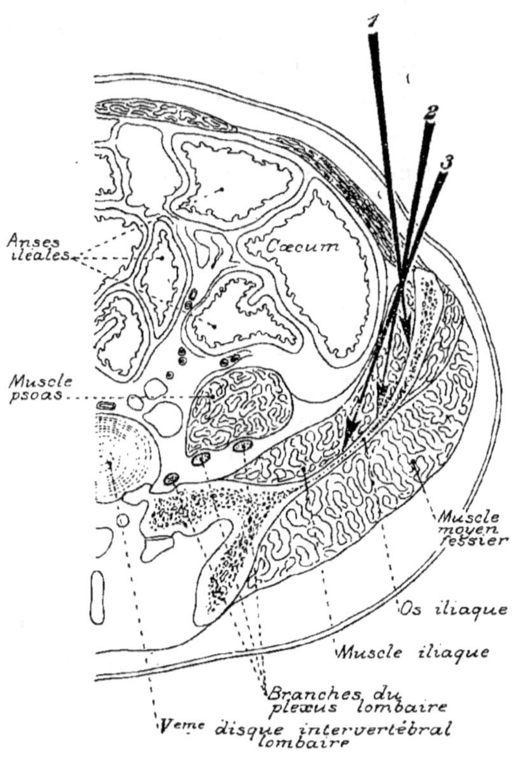

Fig. 290.

à sa bénignité. Par contre, il est presque impossible au chirurgien de prévoir à quelles difficultés il se trouvera en butte du fait d'adhérences ou de positions haute, pelvienne, interne, de l'appendice.

La technique ne saurait donc être *unique* ; c'est au chirurgien à choisir parmi les suivantes celle qui répond le mieux au cas qu'il va opérer.

I. *L'infiltration paravertébrale* des trois derniers nerfs dorsaux et des quatre premiers nerfs lombaires, du côté droit, faite assez au ras du rachis pour atteindre les *rami communicantes*, ou

associée à l'infiltration du splanchnique droit, anesthésie de fa-
çon parfaite le champ opératoire tout entier, paroi et viscères.
Elle permet toutes les incisions, Roux, Mac Burney, Walther,
Jalaguier et chez la femme, l'incision esthétique de Jayle, ainsi

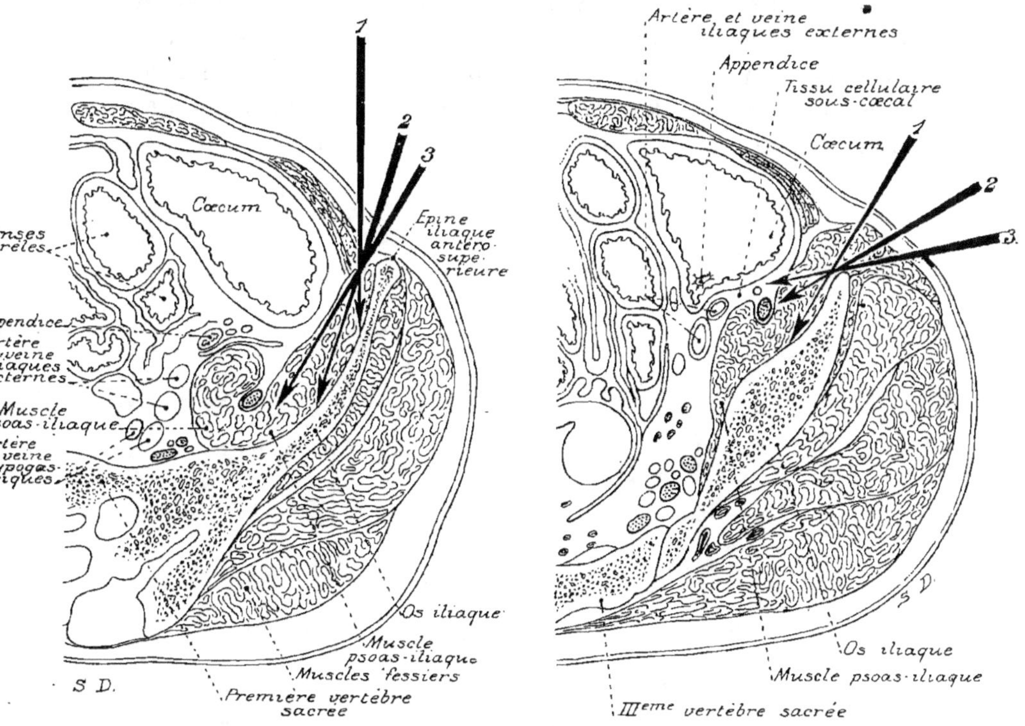

Fig. 290, 291, 292. — Infiltration profonde de la fosse iliaque.

Pour montrer comment l'aiguille doit progresser à la fois en *dedans* et en *bas* dans la
fosse iliaque, trois coupes de celle-ci, à des niveaux de plus en plus bas, sont figurées. Sur
chacune, les flèches 1, 2, 3, marquent comment l'aiguille chemine par tâtonnements de dehors
en dedans, et quel point elle doit atteindre. En réalité, cette injection en éventail se fait par
un point d'entrée unique.

que la libération des adhérences même sur un appendice pelvien.
Ce serait l'anesthésie de choix, si, dans les cas simples et faciles,
on ne regrettait pas d'avoir dû faire tant de piqûres profondes et
compliquer l'anesthésie plus que l'opération même.

II. Il est une anesthésie très simple, employée journellement,
pour les *appendicectomies à froid*. Faire : un premier « bouton »
à 2 travers de doigt, au-dessus et en arrière de l'épine iliaque
antérieure et supérieure ; un deuxième « bouton » verticalement
au-dessus, au niveau du bord thoracique ; un troisième « bou-

ton » sur le bord du grand droit, entre l'ombilic et l'épine iliaque
antérieure et supérieure ; un quatrième « bouton » dans la région
inguinale, faisant face au « bouton » 1, circonscrivant ainsi un
quadrilatère, dont l'anesthésie sera suffisante pour les incisions
de Roux, Mac Burney et Walther. Cette anesthésie ne suffit pas
pour l'incision de Jalaguier, qui ne peut avoir lieu que sous
anesthésie paravertébrale ou en circonscrivant un champ losangique dont une des diagonales sera la ligne de l'incision. Par ces
quatre « boutons », infiltrer depuis la peau jusqu'au péritoine,

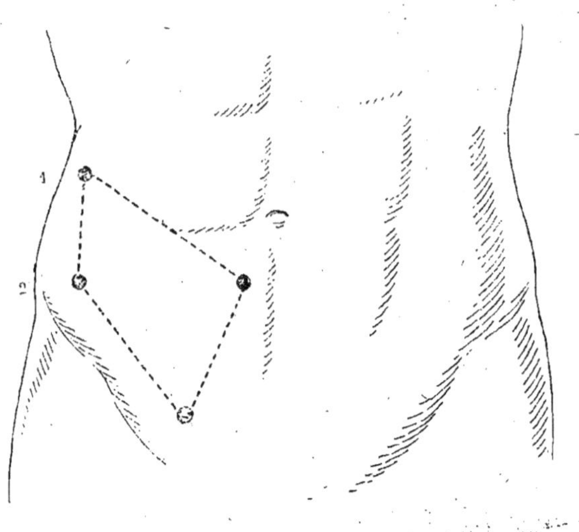

Fig. 293. — Appendicectomie à froid.

Infiltrer toute la tranche comprise entre la peau et le péritoine suivant le tracé de la figure. Par le « bouton » 2, injecter profondément jusqu'à l'os. Explorer avec douceur,
au moment de l'extériorisation, donner une bouffée de chlorure d'éthyle ou injecter le méso-appendice.

quatre tranches de tissus, faisant un blocage du champ opératoire
intéressé. Par le bouton 2, il faudra en outre injecter en éventail,
jusqu'à l'os iliaque, afin d'interrompre les abdomino-génitaux
qui siègent à ce niveau, entre les deux obliques (pages 111 et 240,
fig. 101 et 195).

Cette technique anesthésique permettra d'inciser la paroi,
mais les tractions sur l'appendice ou sur le cæcum seront douloureuses ; si l'on veut continuer l'opération sous l'anesthésie régionale, il faudra anesthésier le méso-appendice, en y poussant

une injection de 5 à 10 cc. à la base du méso. Il est indifférent
d'employer une solution à 1/100 d'urocaïne ou de novocaïne-sur-
rénine (fig. 298).

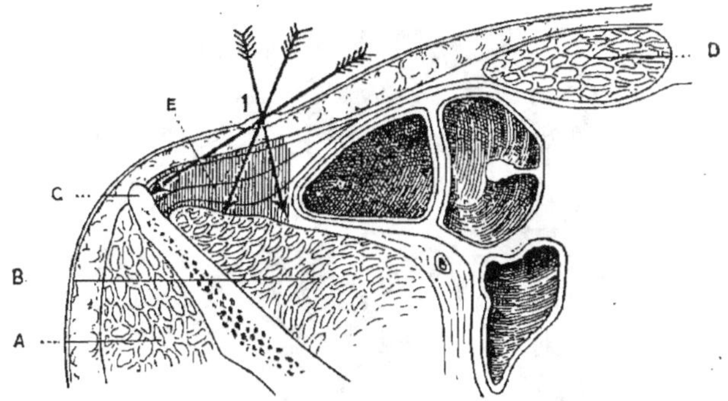

Fig. 294. — Injection profonde « en éventail » pour infiltrer la tranche musculaire au point où passent les nerfs de
la région inguino-crurale.

D. Grand droit. — B. Psoas iliaque. — A. Fessier. — C. Os
iliaque. — E. Trois directions de l'aiguille : la 1ʳᵉ perpendiculaire
à la peau, se dirigeant vers le tissu cellulaire sous-péritonéal ; la
2ᵉ parallèle à la peau sous l'aponévrose ; la 3ᵉ intermédiaire, oblique dans l'intervalle inter-musculaire, où se trouvent les nerfs. —
1. « Bouton » dermique

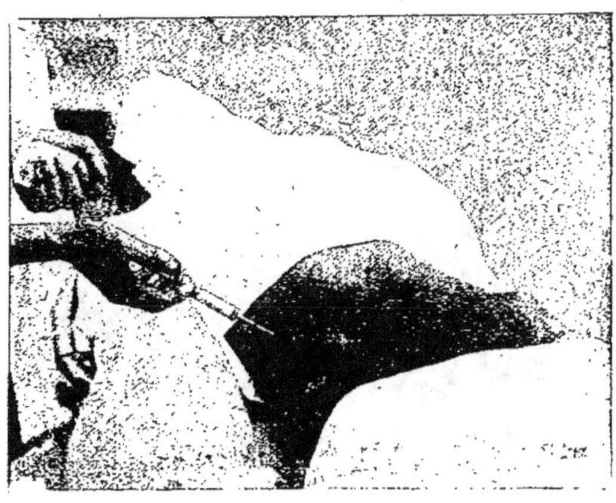

Fig. 295. — Appendicectomie.

Injection par le « bouton » 2 de la figure 293, « en
éventail », profonde, au-dessus de l'épine iliaque antérieure et supérieure. (1ᵉʳ temps de la figure 294.)

Cette infiltration du méso-appendice devra être faite aussitôt

l'apparition de celui-ci au niveau de la plaie opératoire afin de
rendre indolores les manœuvres de tractions, de pincements, de
ligatures, quelquefois douloureuses chez certains patients.

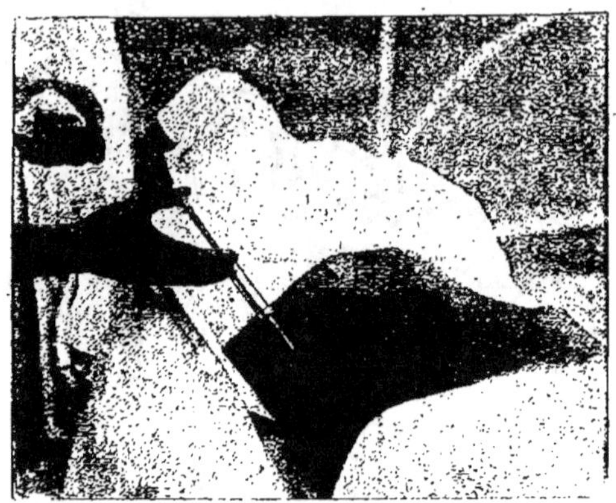

Fig. 296. — Appendicectomie.
Injection oblique en bas. (2e temps de la figure 294.)

L'infiltration du méso-appendice ne permet aucune manœuvre de traction sur le cæcum.

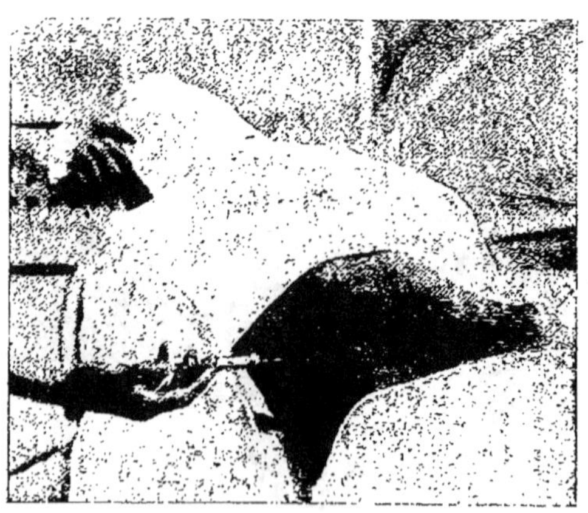

Fig. 297. — Appendicectomie.
Injection oblique en haut. (3e temps de la figure 294.)

III. Si le chirurgien s'attend à rencontrer des adhérences du
coeco-appendice avec la fosse iliaque et le bord de la cavité pel-

vienne, il devra ajouter à l'infiltration losangique ou linéaire de
la paroi abdominale antérieure *l'infiltration profonde de la fosse
iliaque.* (fig. 290, 291 et 292.)

A deux centimètres en dedans et au-dessus de l'épine iliaque
antéro-supérieure, piquer l'aiguille de 12 cm. jusqu'à l'os (partie

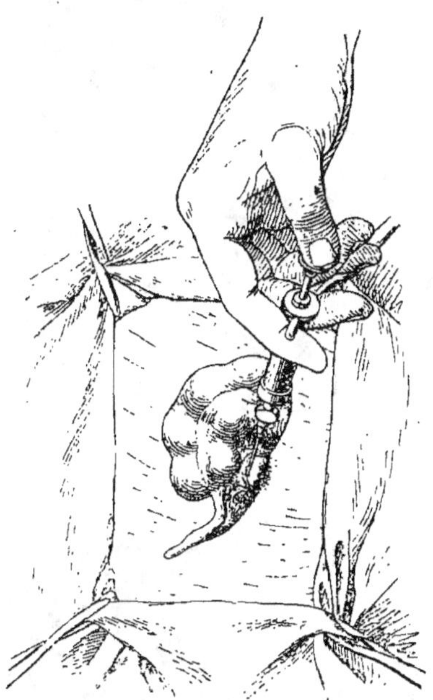

Fig. 298. — Anesthésie du méso-appendice.

Opération de l'appendicite à froid : l'aiguille pénètre entre les deux feuillets du
méso, au voisinage de l'artère appendiculaire. La seringue injecte 1 cc. d'urocaïne
à 1 p. 100 ; l'opérateur peut alors lier et
sectionner, sans douleur, le méso-appendice et le vermis, pourvu qu'aucune traction ne soit exercée sur le cæcum.

moyenne de la fosse iliaque) ; la pointe, aussitôt entrée en contact
avec l'os est un peu retirée, le pavillon incliné un peu en haut et
en dehors et l'aiguille enfoncée de nouveau, la pointe dirigée plus
en dedans et plus en bas. Une seconde fois, l'aiguille est enfoncée
au contact de l'os, retirée puis repoussée, pavillon incliné plus en
dehors, de façon à rapprocher la pointe de la ligne médiane et
chaque fois, on injecte 15 à 20 cc. de sol, à 1/2 p. 100. On amène
ainsi la pointe de l'aiguille derrière le muscle iliaque et le coecum,

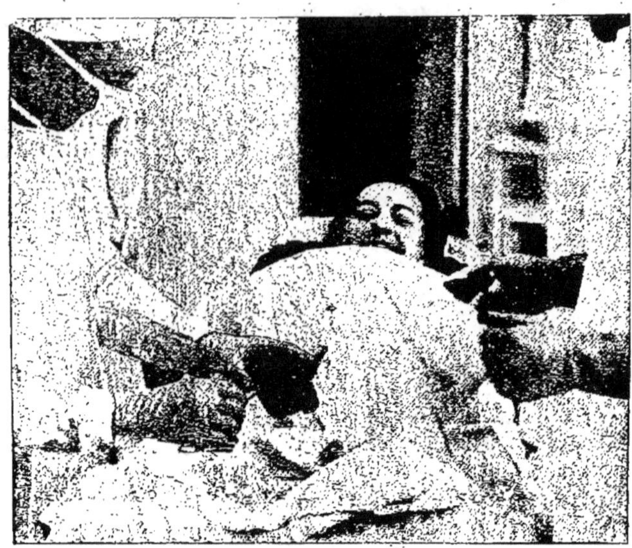

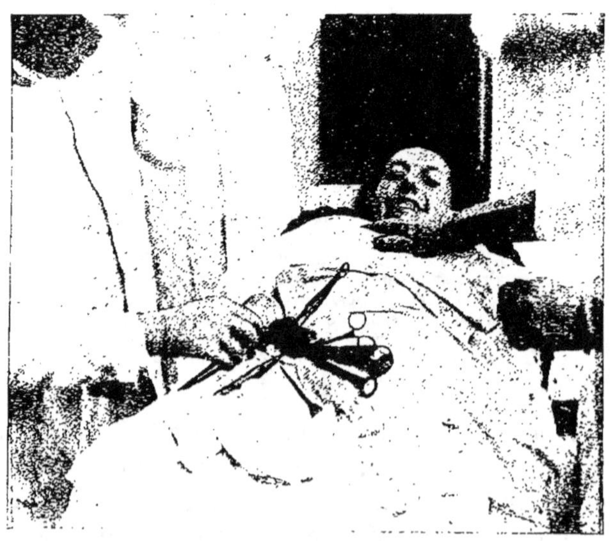

Fig. 299 et 3oo. — Appendicectomie.

Attitude de la malade pendant l'intervention.

En haut, incision de la paroi.
En bas, le cæcum et l'appendice sont extériorisés.

sans atteindre cependant l'articulation sacro-iliaque ni, à plus
forte raison, les vaisseaux iliaques. L'habitude permet de percevoir le passage de l'aiguille à travers le fascia iliaca, qu'il faut
infiltrer largement. Les chances de piquer le coecum et d'infecter
la région rétro-coecale sont nulles pour un opérateur entraîné.

IV. Dans les formes « à chaud » le choix de la technique dépend naturellement aussi des circonstances. La simple incision
d'un abcès antérieur ou externe est réalisable avec une simple infiltration de la paroi. L'infiltration iliaque, profonde, qui se pratique en dehors du foyer, est applicable aux abcès péri-appendi-
culaires qui ne bombent pas encore sous la peau en envahissant
la tranche musculaire. Dans les formes graves, péritonites diffu-
ses et toxiques, il y a intérêt capital à réduire ou supprimer l'in-
toxication par l'éther (à plus forte raison par le chloroforme qui
doit être absolument proscrit dans ces cas) ; l'opération doit être
commencée avec infiltration simple de la paroi antérieure. S'il est
nécessaire de se livrer à des manœuvres profondes, essuyage du
Douglas, toilette du péritoine, lavage à l'éther, etc... un peu de
chloréthyle ou d'éther, administrés extemporanément, suffisent
pour ces temps douloureux.

HERNIE OMBILICALE

Quel que soit le volume de la hernie, qu'elle soit réductible
ou non, une infiltration périphérique, soit en forme de losange
soit en forme d'hexagone, suffira dans tous les cas. Faire deux
« boutons », l'un au-dessus et l'autre au-dessous de la hernie, sur
la ligne médiane, à une distance convenable de la tumeur, deux
autres boutons l'un à gauche et l'autre à droite, sur le bord externe du grand droit, et infiltrer toute la paroi, en tranches, suivant les lignes reliant ces quatre boutons ; si la hernie est très
grosse, au lieu d'un « bouton » latéral, on en fera deux ou trois ;
le nombre de boutons dépendant de la longueur de l'aiguille. Nous
rappelons ici que la pointe de l'aiguille doit atteindre la gaine postérieure du grand droit, les rameaux terminaux parcourant le
muscle tout près de sa gaine postérieure (fig. 189, page 236).

Naturellement l'anesthésie ne s'étend pas au contenu de la
hernie, intestin ou épiploon et s'il est nécessaire de procéder à la
résection de ce dernier, les ligatures sont perçues sous forme de
coliques ou de pincements. Suivant les cas, le chirurgien aura re-

cours à l'infiltration de l'épiploon ou des mésos ou bien à l'inhalation brève d'éther ou de chlorure d'éthyle.

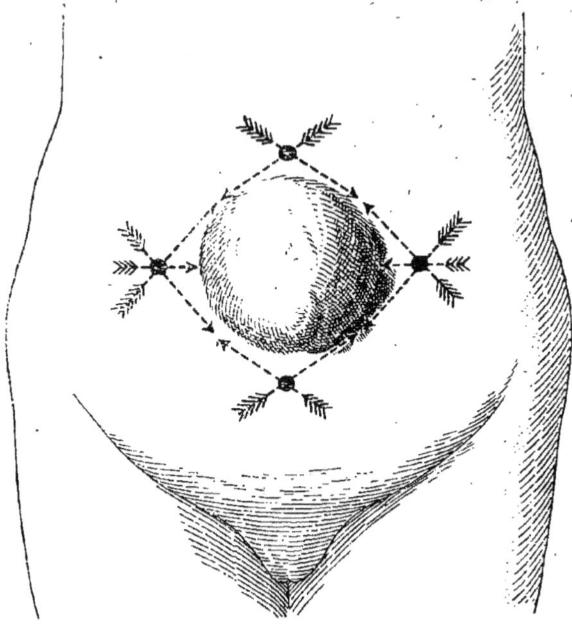

Fig. 3o1. — Hernie ombilicale.

Les « boutons » et la direction dans laquelle il faut pousser l'injection pour l'anesthésie d'une hernie ombilicale irréductible.

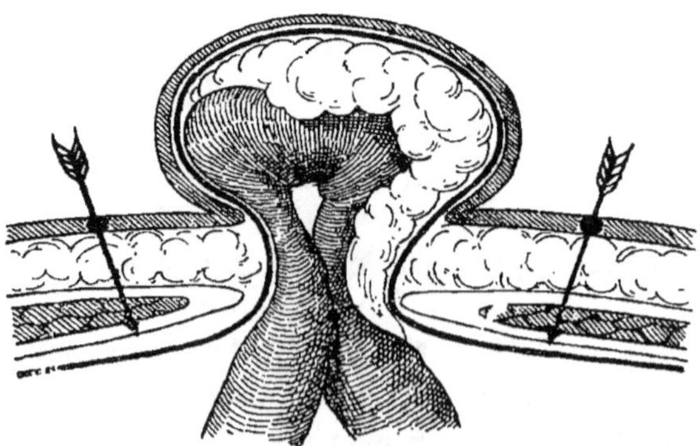

Fig. 3o2. — Hernie ombilicale.

Infiltrer depuis la peau jusqu'au tissu sous-péritonéal, suivant la direction des flèches.

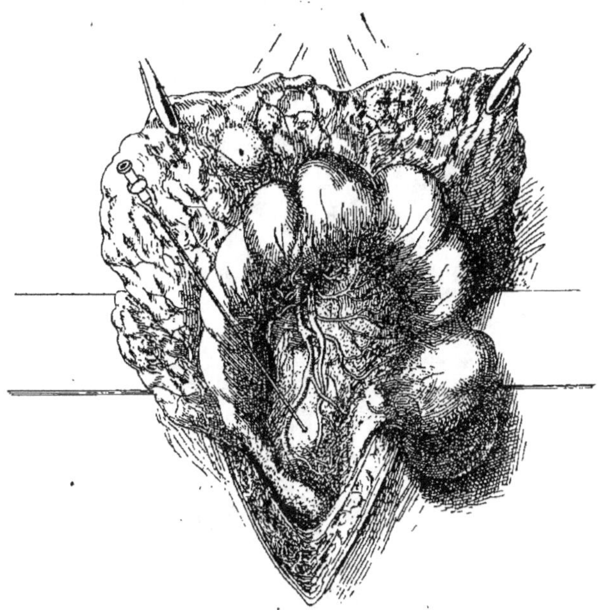

Fig. 3o3. — Résection d'une anse intestinale.

Infiltrer largement la base du méso, avec le l'urocaïne (5 cc.) ou de la solution de novocaïne-adrénaline à 1 p. 100 (10 cc.); cela permet d'opérer sans douleur sur la base du pédicule de l'anse.

HERNIE INGUINALE

L'anesthésie la plus simple pour la cure radicale de la *hernie inguinale*, *réductible*, est l'infiltration de la région inguinale, telle que nous l'avons décrite page **241**, par deux « boutons » dont l'un en dedans et au-dessus de l'épine iliaque antérieure et supérieure, l'autre à l'épine du pubis. Une hernie interstitielle ou funiculaire irréductible pourra être opérée de la même façon, mais si la hernie est scrotale, il faudra y joindre l'anesthésie des bourses, par une infiltration périphérique autour de la racine des bourses, partant du « bouton ».pubien déjà fait, passant par les plis inguino-scrotal du même côté. périnéo-scrotal, inguino-scrotal du côté opposé, jusqu'au point pubien opposé (fig. 3o5 et 3o6).

Ici le nerf génito-crural est difficile à atteindre (voir page   ).

Mais l'anesthésie paravertébrale D¹¹ et D¹², L¹ à L³, suffit dans tous les cas. On l'emploiera chaque fois que l'expérience et l'habileté de l'anesthésiste le permettront.

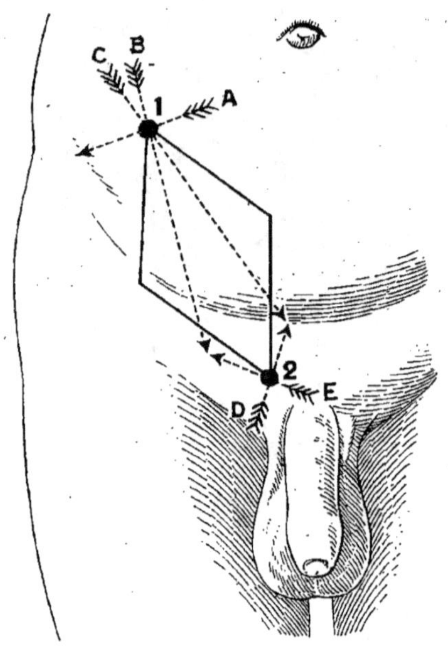

Fig. 304. — Hernie inguinale réductible.

Par le bouton 1, à deux travers de doigt en haut et en dedans de l'épine iliaque antérieure et supérieure, infiltrer en éventail (flèche A) et dans le trajet inguinal (flèches B, C). Par le « bouton » 2, à l'épine du pubis, infiltrer le cordon et le trajet inguinal (flèches D et E). Terminer par l'infiltration sous-cutanée d'un losange circonscrivant le champ opératoire (trait plein)

HERNIE CRURALE

La hernie crurale appartient à une région assez difficile à anesthésier. L'infiltration du nerf génito-crural et celle de l'obturateur ne sont pas toujours aisées. L'anesthésie paravertébrale qui sert pour la hernie inguinale, anesthésie aussi bien la région crurale, si l'on a soin d'anesthésier L' en plus. L'infiltration locale, quoique simple, est quelquefois inconstante. Il faut infiltrer l'arcade crurale, le ligament de Gimbernat, le muscle pectiné, en

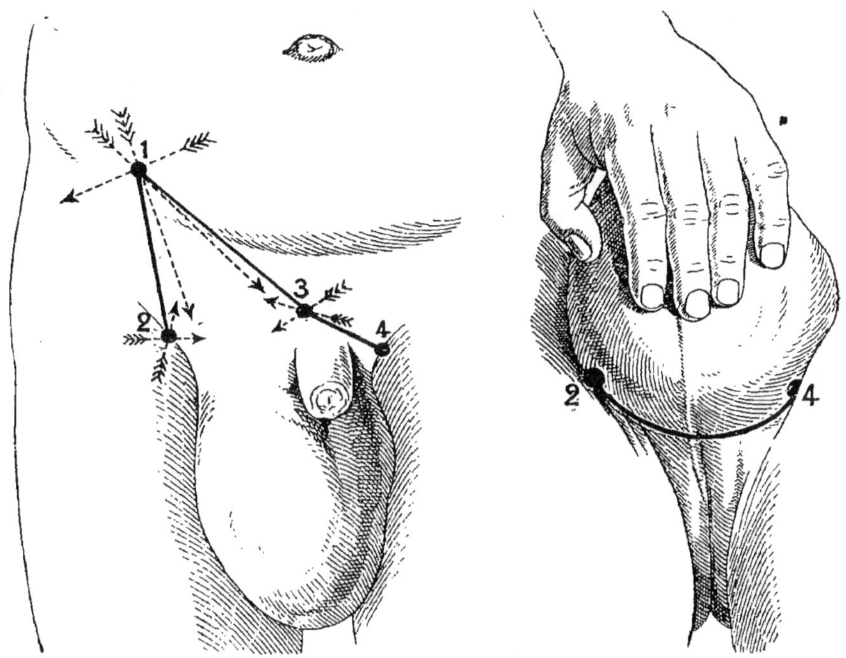

Fig. 3o5 et 3o6. — Hernie inguinale irréductible.

Trajet des bandes d'infiltration pour hernie scrotale irréductible ou étranglée. Par 'e
« bouton » 1, placé à 2 travers de doigt en dedans et au-dessus de l'épine iliaque antérieure et supérieure, injecter profondément jusqu'à l'os iliaque afin d'atteindre 'es abdomino-génitaux, puis pousser l'injection dans le trajet inguinal, de chaque côté du cordon, suivant les flèches en pointillé.

Tandis que la main gauche entraîne latéralement en dedans et en dehors la masse
herniaire, pousser l'aiguille jusqu'au pubis sous la hernie et injecter profondément dans
le canal et sous le collet du sac par les points 2 et 3. Terminer par l'injection sous-cutanée reliant tous les points 1 à 4. (150 cc. de solution à 1 p. 200 en tout.)

enfonçant l'aiguille assez profondément, sous la tumeur au niveau de son pédicule. Il est bien entendu que l'anesthésie locale
simple, c'est-à-dire l'infiltration de tous les tissus autour de la
hernie, le « bain » de la hernie dans la solution anesthésique, est
des plus aisées ; elle se fait journellement et réussit toujours :
mais ce que nous cherchons en anesthésie régionale, c'est l'infiltration à distance ; voilà pourquoi la paravertébrale sera toujours préférable.

L'infiltration locale se fera de la façon suivante : par un pre-

mier « bouton » au-dessus et en dedans de l'épine iliaque antérieure et supérieure, infiltrer les abdomino-génitaux et le génito-
crural, suivant la technique déjà décrite page 241, en poussant
l'aiguille jusqu'à l'anneau inguinal interne. Par un deuxième et

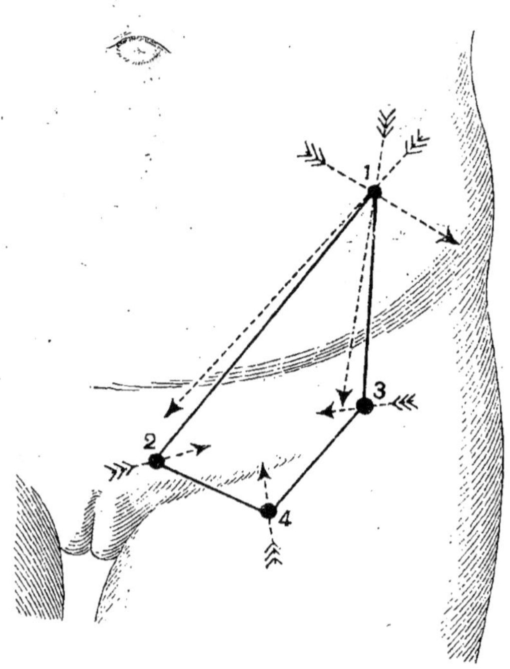

Fig. 307. — Hernie crurale réductible.

Le point 1 est à deux travers de doigt au-dessus et en
dedans de l'épine iliaque antérieure et supérieure. Les
points 2 et 3 sont en dedans et en dehors de la hernie aux
extrémités de la future incision parallèle à l'arcade crurale. Le point 4 est sous la masse herniaire.

un troisième « bouton », de chaque côté de la tumeur, infiltrer
l'arcade crurale ; par un quatrième « bouton » au-dessous de la
tumeur, infiltrer la solution autour du collet et tout près de ce
dernier. Terminer l'anesthésie en reliant tous les « boutons » par
une injection sous-cutanée. S'il faut combiner l'incision inguinale
à l'incision crurale supérieure, l'anesthésie est suffisante.

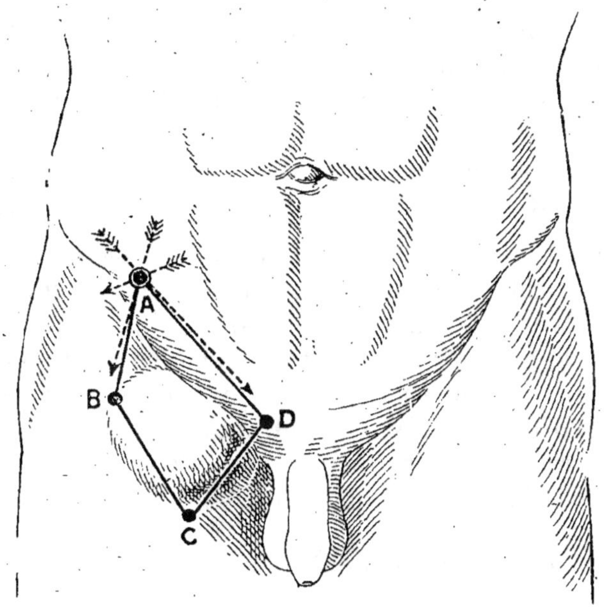

Fig. 3o8. — Hernie crurale irréductible.

Par le point A, injection intra-musculaire en éventail. Par les
points A, B, C, D, infiltration d'une bande sous-cutanée entourant
la tumeur herniaire et le collet.

OPÉRATIONS SUR LES ORGANES GÉNITO-URINAIRES CHEZ L'HOMME

(Par R. DE BUTLER D'ORMOND).

Pour calmer le psychisme des malades, l'anesthésie régionale comporte : l'injection habituelle d'un stupéfiant, une heure
avant l'opération. Ce stupéfiant sera, soit de la morphine, soit de
la scopolamine, soit les deux à la fois ; une bonne solution est la
suivante :

Chlorydrate de morphine.	10 centigrammes
Scopolamine	2 milligrammes
Eau distillée de laurier-cerise.	10 cm. c.

Un centimètre cube, contient 2/10 de milligrammes de scopolamine et 1 centigr. de morphine. Injection de 1 cm. cube de cette
solution, avant le commencement de l'anesthésie.

En chirurgie urinaire, on ne peut malheureusement pas employer dans tous les cas les stupéfiants pré-opératoires, quand l'insuffisance rénale est trop marquée. On peut les employer dans la grande majorité des cas ; en agissant avec une certaine prudence, et en bien pesant les avantages et les inconvénients.

Sensibilité des organes urinaires

Le rein et l'uretère sont très peu sensibles aux contacts : piqûre, coupure ; mais pas aux tractions. Les moindres manœuvres de décortication du rein et surtout la traction sur son pédicule. comportent des douleurs qui imposent l'anesthésie des nerfs splanchniques. Si l'opérateur a bloqué simplement les nerfs de la paroi abdominale, l'incision lombo-abdominale pour néphrectomie est indolore, mais dès qu'il introduit des compresses, qu'il recherche le rein, qu'il tire sur son pédicule et son uretère, qu'il refoule le péritoine, il provoque une vive douleur.

A) *Interventions sur le rein :*

Néphrectomie ;
Néphrostomie ;
Néphrotomie ;
Néphropexie ;
Pyélotomie.

PROCÉDÉS UTILISABLES

a) *Rachi-anesthésie :* Employer l'anesthésie dorso-lombaire ; soit 4 centigrammes de stovaïne ou de cocaïne ; soit 10 à 12 centigrammes de novocaïne. Attendre cinq à dix minutes ; l'anesthésie dure généralement une heure.

b) *Para-vertébrale :* D^8 à D^{12} et L^1, L^2, L^3 du côté de l'opération. Alors utiliser soit l'anesthésie inter-costale et l'anesthésie latéro-lombaire, combinée à l'anesthésie splanchnique complémentaire. Ou bien faire l'anesthésie para-médiane, c'est-à-dire l'injection des troncs près des trous de conjugaison avec infiltration des rami-communicantes. Le meilleur procédé est d'utiliser la para-vertébrale inter-costale, c'est-à-dire à quelque distance de la ligne médiane et combiner cette injection pariétale à l'anesthésie des splanchniques. (Un seul côté suffit bien entendu). Cette méthode est moins shockante chez les malades déprimés.

c) *Anesthésie des splanchniques :* Un splanchnique, celui du
côté à intervenir. Elle peut se combiner avec l'anesthésie thoracique et lombaire latérale, ou bien avec l'infiltration pure et sim-

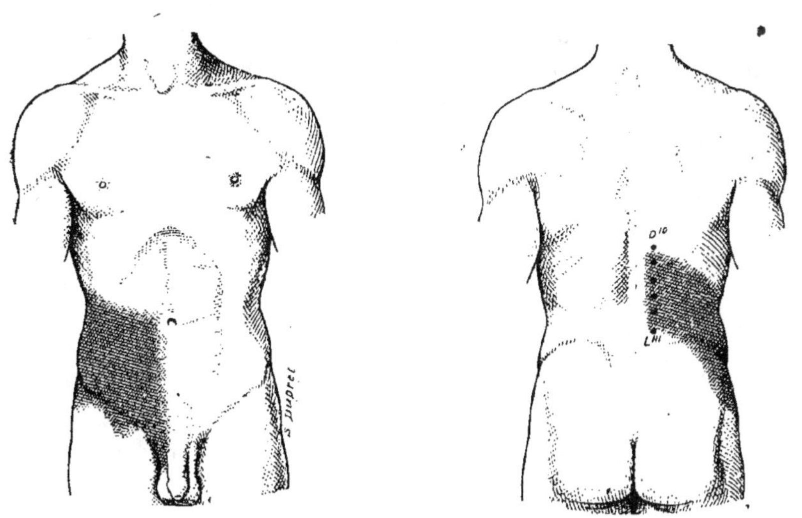

Fig. 309 et 310. — Opérations sur le rein et le bassinet.

Zones d'anesthésie après injection paravertébrale droite de
D¹⁰ à L³. Pour avoir une meilleure anesthésie il faut injecter
D⁸ et D⁹ également.

ple de la paroi, suivant la ligne d'incision ; ce procédé est plus
facile et consomme moins d'anesthésique.

B) *Interventions sur le bassinet :*
    Pyélotomie pour calcul.
    Hydronéphrose.
    Drainage du bassinet.
Ce sont les mêmes procédés que pour l'anesthésie du rein.

C) *Interventions sur l'uretère :*
    Calcul enclavé dans l'uretère.
    Résection plus ou moins haute.
    Fistule basse.
L'un des trois procédés : rachi-paravertébral splanchnique :
mais ici suivant la hauteur où l'on interviendra, on pratiquera
l'anesthésie plus ou moins haute. Ceci est surtout utile à considé-

rer avec la para-vertébrale. Il ne sera pas toujours nécessaire d'injecter à partir de D², mais plus bas, suivant les limites du champ opératoire.

Fistule urétéro-vaginale :

Faire l'anesthésie para-lombaire et trans-sacrée, ou bien la rachi-lombaire ; ou plus simplement une épidurale.

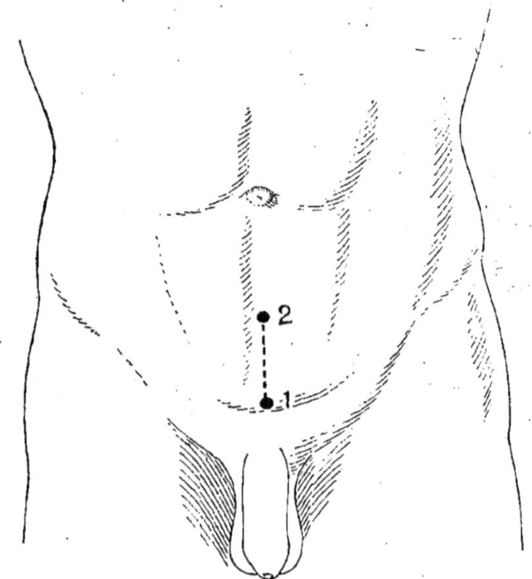

Fig. 311. — Cystostomie sus-pubienne.

L'opérateur fait deux « boutons » : 1 et 2 ; puis il infiltre le tissu cellulaire sous-cutané, sur la largeur d'un pouce, puis à droite et à gauche, les deux mscles grands droits, et par le « bouton » 1, il injecte la cavité de Retzius de façon à rendre la vessie insensible.

D) *Interventions sur la vessie :*

Cystostomie simple : 1° temps de prostatectomie.

PROCÉDÉS UTILISABLES

a) Rachi-basse, lombaire ou lombo-sacrée.
b) Anesthésie trans-sacrée.
c) Epidurale (syncaïne bicarbonatée).

PROCÉDÉS DE CHOIX

Infiltration locale sus-pubienne, à infiltration losangique de la paroi hypogastrique ou simplement l'infiltration linéaire depuis le pubis jusqu'à l'ombilic.

Infiltration plan par plan avec la solution à 1 p. 200. Comme il faut peu d'anesthésique, on peut employer avec avantage la solution à 1 p. 100.

Dans la cystostomie, ce qui est douloureux, c'est la distension vésicale par l'eau, aussi faut-il avant de remplir la vessie, injecter dans ce réservoir 15 cc. d'une solution de cocaïne à 4 p. 100 qu'on laissera dix minutes ; si on ne parvenait pas à distendre la vessie, pratiquer la cystotomie sur béniqué. Insensibiliser le canal avec 10 cmc. d'une solution de cocaïne à 4 p. 1000.

Cystostomie large : Calcul de vessie ; corps étranger ; néoplasme de la vessie ; fistule vésico-vaginale par vois transvésicale.

PROCÉDÉS UTILISABLES

a) Rachi-anesthésie basse, lombo-sacrée.
b) Epidurale (syncaïne bicarbonatée).
c) Trans ou pré-sacrée.
d) Infiltration locale et instillation interne.

PROCÉDÉS DE CHOIX

Infiltration losangique, hypogastrique, instillation interne. Une bouffée de kélène ou de protoxyde d'azote, si on électrocoagule une tumeur. Ce complément de toxique ne serait pas nécessaire si on avait fait une injection épidurale avec succès.

Fermeture de la vessie après cystostomie : Infiltration simple.

En raison du tube (drain coudé de MARION) il existe toujours un peu d'inflammation autour de l'orifice ; il faut donc infiltrer assez loin de ce dernier, afin de ne pas piquer en tissu infecté. D'autre part il faut avoir soin, lorsqu'on enfonce l'aiguille profondément, de ne pas transfixer totalement la paroi, sinon l'aiguille pénètre dans la vessie et le liquide s'écoule dans cet organe, sans anesthésier la région. On est averti de ce fait parce que le liquide s'échappe par l'orifice à mesure que l'on presse sur le piston.

Faire deux boutons : un à droite, l'autre à gauche, à quelques centimètres de l'orifice et anesthésier en plusieurs plans. Les tissus enflammés et sclérosés s'infiltrent difficilement et résistent à la diffusion ; il faut appuyer fortement sur le piston. Avec les deux boutons, on peut injecter en losange et circonscrire ainsi totalement le champ opératoire.

Intervention endo-vésicales :
Lithotritie, fulguration et électro-coagulation des tumeurs, des cystites tuberculeuses.

Extraction de corps étrangers :
Intervention trans-abdomino-vésicale : Diverticules de la vessie.

PROCÉDÉS UTILISABLES

a) Rachi-anesthésie basse lombo-sacrée.
b) Para-lombaire et trans- ou pré-sacrée.

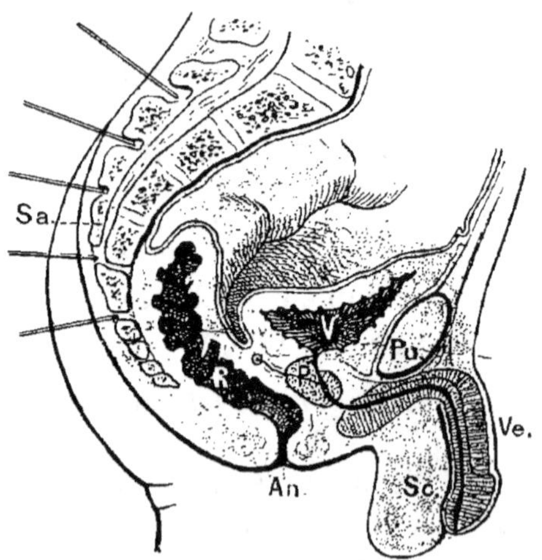

Fig. 312. — Prostatectomie.

L'anesthésie trans-sacrée (en gris) permet d'opérer un cancer du rectum, des hémorroïdes, un adénome prostatique, une amputation de la verge, une tumeur de la vessie, etc.

c) Epidurale.
d) Infiltration locale ; cette dernière est insuffisante si l'intervention est importante.

PROCÉDÉS DE CHOIX

L'épidurale, telle qu'elle est actuellement comprise (voir Prostatectomie) donne une anesthésie des plus efficaces et permet toutes les interventions endo-vésicales.

E) *Intervention sur les vésicules séminales :*

a) Injection de liquide antiseptique, tel que collargol à ı p. 100, pour vésiculite chronique. Ici nous injectons cette solution par le canal déférent ; c'est donc le déférent qu'il faudra anesthésier (voir anesthésie de déférent simple).

b) Vésiculotomie pour drainage ; vésiculite chronique ; abcès de la vésicule.

PROCÉDÉS UTILISABLES

Rachi-anesthésie basse lombo-sacrée trans-sacrée ou pré-sacrée.

Épidurale, infiltration locale.

PROCÉDÉS DE CHOIX

a) Si c'est un abcès aigu, ne nécessitant qu'une incision, l'abcès bombant plus ou moins il suffit de : Pratiquer une infiltra tion transversale ou mieux losangique, entre l'anus les bourses, l'ischion, le patient étant dans la position de la taille.

b) *Vésiculite chronique :* il faut rechercher les vésicules au loin. Faire une trans-sacrée ou pré-sacrée ou mieux et plus simplement une *épidurale.*

Si le patient éprouve de la douleur, anesthésier deux bandes parallèles aux branches ischio-pubiennes.

F) *Interventions sur la prostate :*

a) *Abcès de la prostate.*

Drainage par le rectum : tamponnement local du rectum avec gaze imbibée d'une solution à ı p. 50. Injection de la solution à 1 p. 100. dans le sphincter. On dilate légèrement l'anus avec les doigts ou un spéculum, puis on donne un coup de bistouri dans l'abcès qui bombe. On y parvient d'ailleurs sans anesthésie s'il le faut. Même opération que s'il fallait opérer un abcès du Douglas après appendicite à chaud.

Drainage par le périnée : même anesthésie que pour atteindre les vésicules, c'est-à-dire anesthésie sacrée ou épidurale.

b) *Prostatectomie sus-pubienne :* rachi-anesthésie basse lombo-sacrée ; anesthésie tronculaire trans-sacrée ou pré-sacrée ou épidurale ; anesthésie locale transversale du Professeur Félix Legueu.

PROCÉDÉS DE CHOIX

Anesthésie épidurale : l'anesthésie épidurale simple, telle qu'elle était pratiquée autrefois était souvent insuffisante. La paroi abdominale restait tendue et gênait le doigt de l'opérateur introduit par la plaie sus-pubienne et la sensibilité aux environs de la loge, persistait.

On peut, pour éviter la douleur sus-pubienne, pratiquer autour de l'orifice, une couronne anesthésique par infiltration locale simple. Elle est inutile actuellement, en employant la technique suivante, qui donne une anesthésie remontant assez haut. Voilà comment il faut opérer.

SOLUTION

On fera préparer deux solutions, l'une :

Bicarbonate de Soude	0,15 centigr.
Chlorure de Sodium	0,10 centigr.
Eau distillée	20 grammes.

l'autre :

Novocaïne ou Syncaïne	0,60 centigr.
Adrénaline à 1/1000	VII gouttes.
Eau distillée	10 grammes.

Mélanger les deux flacons au moment de s'en servir et faire l'injection épidurale avec le mélange.

TECHNIQUE

Pousser le liquide très lentement dans l'espace épidural (un quart d'heure). Un premier tiers est donné dans la position de côté ; on fera tourner le patient alternativement à droite, à gauche. Les deux autres tiers sont poussés dans la portion déclive à 30 degrés.

Pour être certain du succès complet, il est bon d'injecter ensuite par la région trans-sacrée de la syncaïne dans un ou deux trous sacrés supérieurs ; alors l'anesthésie est constante. Il faut attendre environ 20 minutes. L'avantage de cette anesthésie est non seulement de supprimer la douleur, mais encore de relâcher les muscles du périnée, et le releveur de l'anus. Elle mobilise pour ainsi dire le globe prostatique et cela favorise l'énucléation.

AUTRES PROCÉDÈS

Méthode péri-prostatique par voie trans-vésicale, de F. Legueu.

a) Faire dans la région hypogastrique une infiltration en losange, dont le grand axe correspondra à la future incision ; infiltrer jusqu'à la cavité de Retzius.

b) Après avoir incisé la paroi et la vessie, prendre la longue aiguille courbe de Legueu, traverser la muqueuse vésicale autour de la prostate, en se guidant sur le doigt.

Injecter 150 cmc. de la solution à 1/2 p. 100 ; 5 à 6 minutes après, l'opérateur peut enlever la prostate

c) Prostatectomie périnéale :

1° Méthode péri-prostatique.

L'opérateur, après avoir infiltré la paroi abdominale comme pour la taille sus-pubienne, aura à anesthésier une tranche de tissu entre les deux ischions comprenant la peau et les parties molles situées entre l'urètre et la prostate en avant, le rectum et l'anus en arrière. (Voir *Anesthésie du périnée*, page 269.)

2° Méthode paravertébrale sacrée S^2 à S^5.

3° Rachi-basse.

4° Le procédé de choix sera l'anesthésie épidurale ci-dessus décrite.

d) Forage de la prostate :

L'épidurale (voir ci-dessus) suffit presque toujours.

F)*Intervention sur le cordon, les testicules, les bourses.*

Pour anesthésier les organes génitaux externes de l'homme, il faudra anesthésier d'abord le cordon, puis faire une couronne anesthésique sur la racine des bourses, des deux côtés.

Anesthésie du cordon. — Faire un « bouton », au niveau de l'anneau inguinal externe, à l'épine du pubis, fixant de la main gauche le cordon sur le pubis, piquer l'aiguille à travers le cordon, jusqu'au pubis, puis, ramenant l'aiguille, injecter 5 cc. de solution à 1 p. 100. Celle-ci infiltre le cordon. Pour être sûr du fait, pincer le cordon à travers la peau, entre le pouce et l'index, le soulever et l'injecter avec 5 cc. de la même solution (fig. 314).

Dans un second temps, chercher avec l'index de la main gauche, l'anneau inguinal externe, introduire l'aiguille de 6 ou 7 cm. dans le trajet inguinal et injecter encore 10 cc. à 1 p. 100.

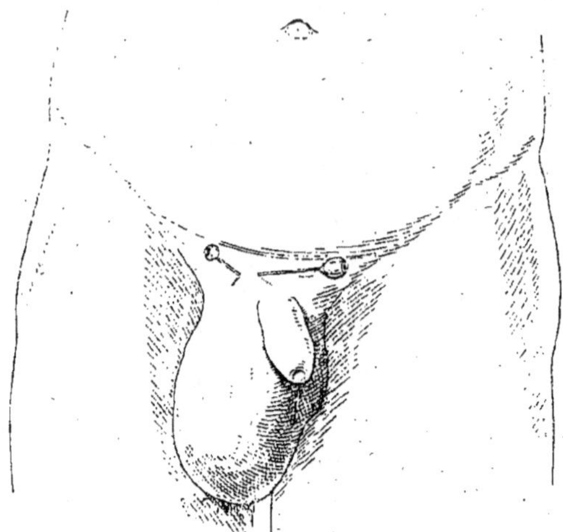

Fig. 3i3. — Anesthésie du testicule par infiltration du cordon.

Infiltration du cordon par transfixion sur le pubis servant de billot. Pour ne pas manquer le cordon, l'aiguille est poussée successivement dans
deux ou trois directions divergentes.

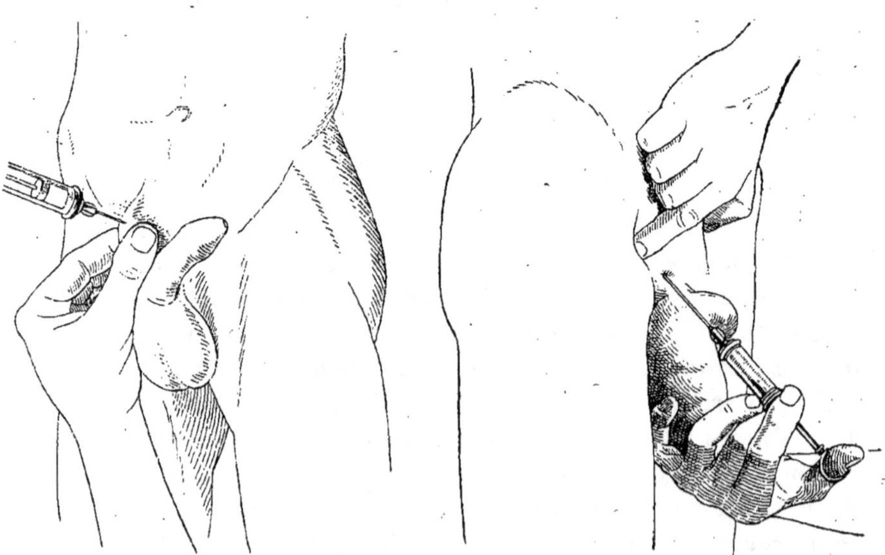

Fig. 3i4. — Anesthésie du cordon.

Le cordon est pincé à travers la peau,
soulevé entre deux doigts et piqué.

Fig. 3i5. — Anesthésie du cordon.

L'index repère l'orifice inguinal externe pendant que l'aiguille passe dans le trajet inguinal et infiltre le cordon à ce niveau.

Anesthésie des bourses. — Faire l'infiltration sous-cutanée,
à la racine des bourses, en commençant par l'un des deux « boutons » pubiens qui ont servi à l'anesthésie du cordon ; parcourir
le tour des organes génitaux en passant par le pli génito-crural,

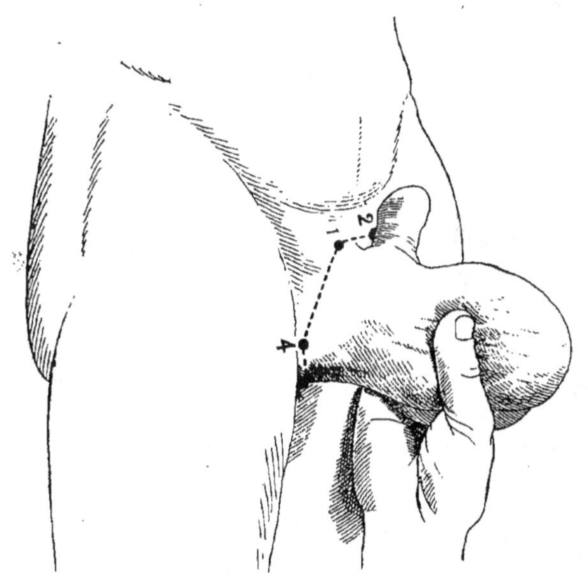

Fig. 316. — Anesthésie des organes génitaux.

Les « boutons » 1 et 2 sont au niveau de l'épine du pubis ; 3
(invisible) et 4, dans le sillon génito-crural. L'injection sous-cutanée suivant le pointillé anesthésie le scrotum seulement. Anesthésier le testicule en infiltrant le cordon par 1 et 2. Anesthésier
la verge en infiltrant les corps caverneux et la racine de la verge,
par les mêmes « boutons » 1 et 2.

l'angle périnéo-scrotal, le pli génito-crural du côté opposé, pour
retrouver le second « bouton » pubien ; ces deux « boutons » sont
reliés entre eux en avant par une injection sous-cutanée.

Injecter environ 50 cc. de solution à 1/2 p. 100 (fig. 316).

ANESTHÉSIE DE LA VERGE

L'anesthésie de la verge s'obtient par plusieurs procédés,
selon les nécessités de l'opération.

Anesthésie du prépuce. — Si l'on veut faire une fente dorsale
avec simple section du filet, on pratiquera, à la RECLUS l'infiltration médiane de la peau, depuis l'extrémité antérieure du pré-

puce jusqu'à la couronne du gland; on pourra ainsi donner un

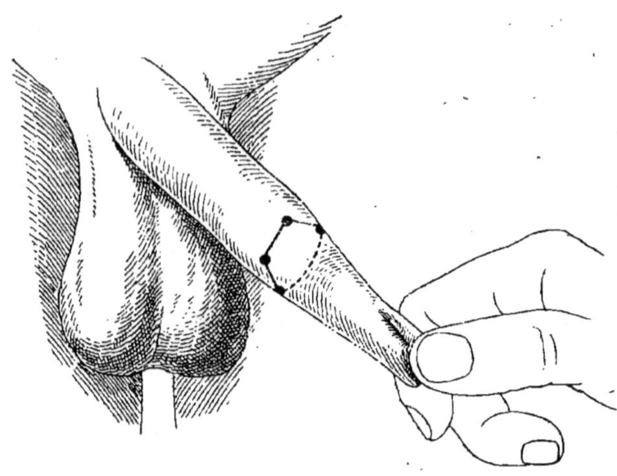

Fig. 317. — Anesthésie du prépuce par une injection en couronne.

coup de ciseau pour fendre cette membrane et placer trois ou quatre points de suture sur les bords de la plaie ; une seconde piqûre faite au niveau du frein, permettra de le débrider d'un coup de ciseau et d'y placer un ou deux points de suture.

L'infiltration en couronne (fig. 317), sous la peau, permet le débridement dorsal mais ne donne pas une parfaite anesthésie du frein ; il faut la compléter par l'infiltration spéciale de ce dernier, une fois que l'incision dorsale a permis de libérer le gland.

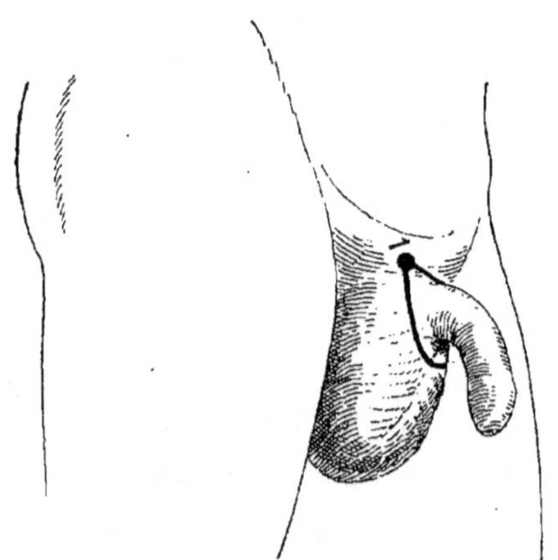

Fig. 318. — Anesthésie de la verge.

Par deux « boutons », une injection est poussée d'abord profondément jusqu'à la racine des corps caverneux et au ligament suspenseur, puis sous la peau en couronne.

Anesthésie de toute la verge. — Si l'opérateur veut faire une circoncision classique, amputer la verge ou opérer un hypospadias, il faudra faire l'anesthésie totale de la verge de la façon suivante : faire un « bouton » à droite et à gauche de la racine de la verge, là où le cordon croise la branche horizontale du pubis, enfoncer l'aiguille par ce « bouton » jusqu'au corps caverneux et injecter abondamment de la solution faible autour de la racine des corps caverneux, sous le ligament suspenseur de la verge et profondément autour de la verge.

Injecter 40 cc. de solution à 1/2 p. 100.

Cette injection anesthésie l'urètre, les corps caverneux, la verge et le gland.

G) *Interventions et explorations sur l'urètre :*

1° *Urètre antérieur :* supposons une urétroscopie antérieure. Généralement on peut la pratiquer sans aucun anesthésique, mais si le sujet est pusillanime, il faut l'anesthésier. Si le méat est étroit, méatotomie, infiltrer le pourtour du méat pour inciser.

Pour anesthésier l'urètre antérieur, le plus souvent il suffit d'injecter dans le canal 6 à 10 cmc. d'une solution à 4 p. 100. La laisser 5 à 6 minutes.

Polypes du méat et de l'urètre : il suffit d'injecter dans le canal, comme précédemment, une solution à 4 p. 100.

L'urétroscope introduit, on repère la base du polype, et avec la longue aiguille, on infiltre sa base. Celui-ci, indolore, peut être sectionné, brûlé ou électro-coagulé.

2° *Tout l'urètre :* exploration de l'urètre postérieur avec Wossidlo, ou appareil de Luys ou de Mac Carthy.

1° Injecter une solution à 4 p. 100 d'abord dans le canal, puis dans la vessie ; la solution pénètre dans la vessie, lorsque le sphincter se relâche du fait de son anesthésie. On injecte 10 cmc. dans la vessie.

2° Si le canal est très intolérant, s'il y a cystite (dans le cas où on voudrait faire une cystoscopie) on fera une épidurale (voir ci-dessus).

PROCÉDÉS UTILISABLES

Urétrotomie interne.

Rachi.

Trans ou pré-sacrée (trop important en raison de l'opé-ration).

Epidurale.

PROCÉDÉS DE CHOIX

Ne faire ni rachi, ni trans-sacrée qui sont trop importantes et plus douloureuses que l'opération elle-même. La simple injection du canal avec une solution à 4 p. 100 suffit, sinon faire une *épidurale*.

Urétrotomie externe.

Ici, il s'agit d'une intervention plus importante que l'urétrotomie interne, surtout si on la pratique pour rétrécissement traumatique, suivie d'une suture profonde dans le périnée.

PROCÉDÉS UTILISABLES

Rachi basse (lombo-sacrée).
Trans ou pré-sacrée.
Epidurale.
Infiltration locale.

PROCÉDÉS DE CHOIX

Epidurale : On pourra associer une infiltration losangique parallèle aux branches ischio-pubiennes et revenant vers l'anus.

S'il y a lieu de pratiquer une cystostomie suivie de cathétérisme rétrograde, il faut infiltrer la région hypo-gastrique (voir *Cystostomie*).

Exploration endo-vésicale et calmants vésicaux : avant de pratiquer une exploration vésicale, il peut être nécessaire de mettre la vessie au repos pendant quelques jours et calmer les douleurs de cystite par les instillations, les suppositoires, etc.

Cathétérisme des uretères : dans une vessie très intolérante et saignant facilement. Dans ces cas, les gestes explorateurs sont très doux et la distension vésicale minima pour ne pas faire saigner. Aussi lorsque l'anesthésie sera nécessaire, une fois pratiquée, il faudra veiller à ne pas injecter trop de liquide pour ne pas distendre la vessie et la faire saigner. L'exploration ne serait plus pratiquable et l'anesthésie serait faite en pure perte.

PROCÉDÉS UTILISABLES

Rachi lombo-sacrée.

Trans ou pré-sacrée.

Epidurale.

Injection de solution à 4 p. 100 dans la vessie et l'urètre.

PROCÉDÉS DE CHOIX

On commencera par essayer l'injection endo-vésicale et urétrale avec solution à 4 p. 100. Laisser dans la vessie 15 cmc. de
la solution, pendant 10 minutes et 5 à 6 cmc. dans l'urètre pendant le même temps.

Si cela ne suffit pas, faire une épidurale.

CANCER DU RECTUM

L'opération par elle-même est très shockante; il faudra donc,
dans tous les cas, employer l'anesthésie régionale, au lieu de
faire subir au patient les dangers immédiats et tardifs de la
narcose. Il est aussi facile d'opérer un cancer du rectum sous
anesthésie régionale que d'opérer une hernie banale. Il s'agit de
faire l'anesthésie paravertébrale, lombaire, L^4 et L^5 et la trans
sacrée, sur toute la hauteur, c'est-à-dire S^1 à S^5, des deux côtés.
L'opération est absolument indolore, quelles que soient les manœuvres chirurgicales employées : section du sacrum, curage
digital de toute la concavité du sacrum, abaissement de l'anse
sigmoïde, etc.

HYSTÉRECTOMIE

L'hystérectomie totale ou sub-totale peut être pratiquée à
l'anesthésie régionale. Malgré les manœuvres de traction que subissent l'utérus et ses annexes, l'anesthésie est parfaite avec la
paravertébrale.

Faire la paravertébrale dorsale D^{10} à D^{12} la lombaire L^1 à L^5
et la trans-sacrée S^1 à S^5, des deux côtés.

Cette anesthésie demande beaucoup de pratique et d'habileté de la part de l'anesthésiste. Le nombre des nerfs à infiltrer
est la seule cause des échecs partiels et il est alors nécessaire de
donner une faible dose de chlorure d'éthyle ou de protoxyde
d'azote, si l'on veut que l'opération soit menée à bonne fin.

La rachi-anesthésie est plus simple. Si l'opération doit dé-

passer une heure; il est bon, avant de faire la rachi. d'infiltrer la
paroi (page 235) afin de pouvoir refermer le ventre.

MEMBRE SUPÉRIEUR

Toutes les opérations sur le membre supérieur doivent béné-
ficier de l'anesthésie du plexus brachial par voie sus-claviculaire.
Pour une amputation haute du bras, il sera nécessaire d'y joindre
l'infiltration de l'aisselle, afin d'abolir la sensibilité apportée au

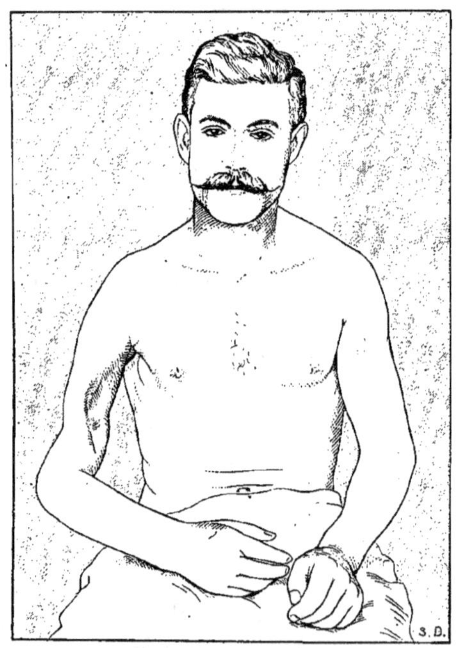

Fig. 319. — Pseudarthrose de l'humérus.
Anesthésie sus-claviculaire du plexus brachial
et infiltration de l'aisselle.

membre par les anastomoses des intercostaux. Pour les pseudar-
throses de l'humérus, fractures et résections du coude, fracture
de l'un ou des deux os de l'avant-bras, la technique de l'anesthésie du plexus brachial par voie sus-claviculaire suffira et sera
l'anesthésie de choix. Pour les sutures nerveuses, l'anesthésie du
nerf intéressé en amont de la lésion, jointe à une infiltration lo-

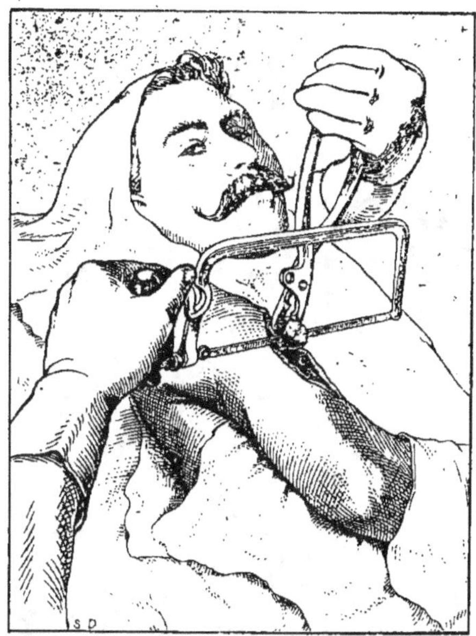

Fig. 320. — Pseudarthrose de l'humérus.

Résection de l'extrémité inférieure du segment
supérieur de l'humérus. Attitude du patient.

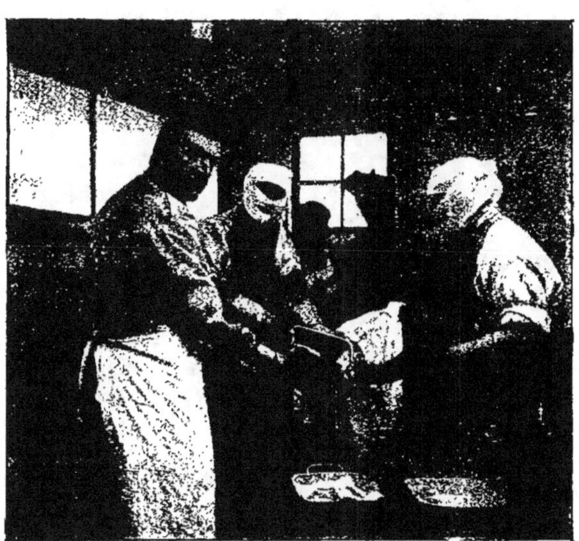

Fig. 321. — Amputation du bras après anesthésie
du plexus brachial par voie sus-claviculaire.

cale au lieu de l'incision, permettra d'intervenir sans douleur. Toutes les interventions sur la main pourront se faire par l'anes thésie des nerfs au-dessus du poignet, jointe à un « bracelet » d'infiltration sous-cutanée, reliant les points d'injection nerveuse.

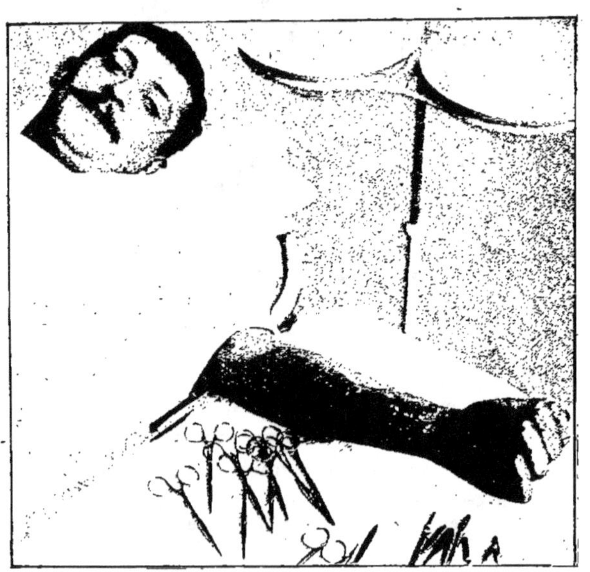

Fig. 322. — Suture du nerf cubital à l'avant-bras.

L'anesthésie a été faite au moyen d'une injection de N. S. forte dans la gouttière épitrochléo-olécranienne et d'un bracelet d'anesthésie sous-cutanée. La dissection du nerf cubital s'est faite sans que le malade éprouve la moindre sensation douloureuse.

(Voir *Anesthésie segmentaire*, page **243**). Les phlegmons du bras ou de l'avant-bras ne seront jamais incisés sous anesthésie locale Le blocage sus-claviculaire du plexus brachial est la seule anesthésie régionale recommandable.

MEMBRE INFÉRIEUR

VARICES

Si l'anesthésiste est habitué à la technique paravertébrale, l'anesthésie de tout le membre est ce qu'il y a de plus simple, lorsque les varices s'étendent d'un bout à l'autre du membre et forment de larges paquets variqueux ; sinon, il fera l'injection des nerfs qui intéressent toute la région occupée par les varices : le crural et l'obturateur, au pli de l'aine. Ces deux points d'infiltration seront reliés par une injection sous-cutanée et profonde, jusqu'à l'arcade crurale, afin d'interrompre le filet crural du génito-crural. On éprouvera ensuite la sensibilité cutanée tout le long du champ opératoire et là où l'anesthésie sera insuffisante, grâce aux filets nerveux venus des nerfs grand et petit sciatiques, chevauchant sur le territoire précédent, on complétera par une injection sous-cutanée, au niveau de la zone sensible.

Si l'anesthésie précédente ne peut être faite, ou si elle a mal réussi, il faudra faire, depuis l'aine jusqu'au pied, une infiltration sous-cutanée de chaque côté des paquets variqueux, en introduisant l'aiguille à travers autant de « boutons » qu'il en faudra pour lui permettre de relier deux « boutons » consécutifs.

OPÉRATIONS SUR LE GENOU ET LA JAMBE

Pour un *hygroma pré-rotulien*, faire 4 « boutons », comme l'indique la figure et les relier par une infiltration du tissu cellulaire sous-cutané. La tumeur est ainsi circonscrite par une zone anesthésique périphérique. L'infiltration profonde est tout à fait inutile, l'innervation étant superficielle.

Pour une *suture de la rotule*, la meilleure anesthésie est la paravertébrale, anesthésiant tout le membre inférieur (page 238). Mais la technique suivante est plus simple :

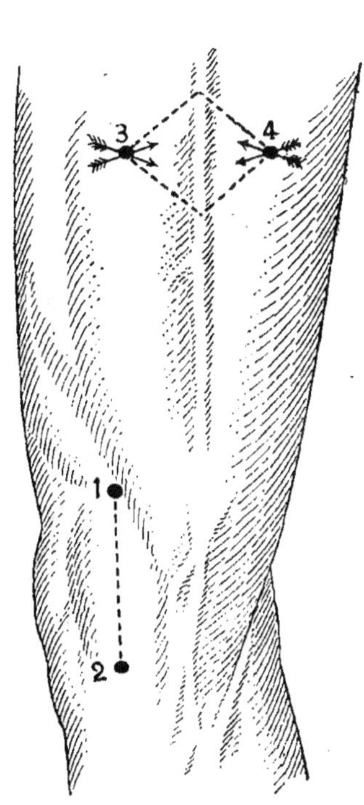

Fig. 323. — 1 et 2, infiltration d'une tranche de tissu pour arthrotomie du genou. — 3 et 4, anesthésie d'un segment veineux.

Faire 6 « boutons » dont deux sur la ligne médiane, l'un au-dessus et l'autre au-dessous de la rotule, à distance convenable ; les deux autres latéralement, l'un au-dessus et l'autre au-dessous de l'interligne articulaire. Piquer l'aiguille à travers chacun de ces « boutons », infiltrer profondément jusqu'à l'os, puis relier tous les « boutons » par une injection sous-cutanée. Tous les tissus périphériques antérieurs et latéraux de l'articulation seront ainsi baignés et insensibilisés. Pour anesthésier l'articulation elle-même, pousser l'aiguille sous la rotule, de chaque côté et injecter dans l'articulation 30 à 40 cc. de solution à 1/2 p. 100.

On emploiera en tout 150 à 200 cc. de la solution à 1/2 p. 100. La plus grande partie de la solution s'écoulant après l'incision, il n'y a aucun risque d'absorption massive de la solution anesthésique.

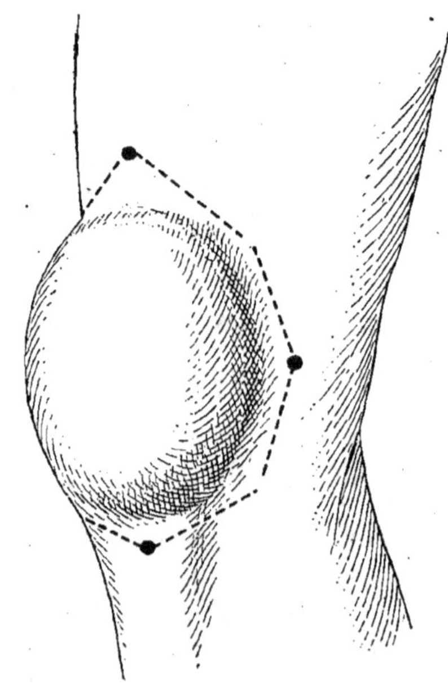

Fig. 324. — Extirpation d'un hygroma prérotulien.
Infiltrer sous la peau suivant le tracé.

Pour un *corps étranger du genou*, la technique précédente pourra servir, avec une légère modification. Après avoir palpé et repéré le corps étranger dans un coin de la synoviale, faire une infiltration soit rectiligne, soit losangique, profonde et superficielle, au niveau du corps étranger. Il sera quelquefois utile d'injecter 20 à 30 cc. de la solution, comme précédemment, dans l'articulation.

Pour la *résection du genou*, l'anesthésie de tout le membre est indiquée, soit par voie paravertébrale, soit par l'anesthésie du

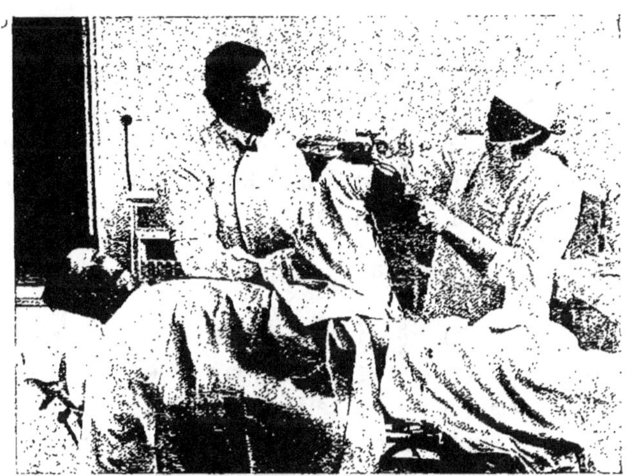

Fig. 325. — Amputation de jambe après infiltration des troncs du crural, du sciatique et du fémoro-cutané.

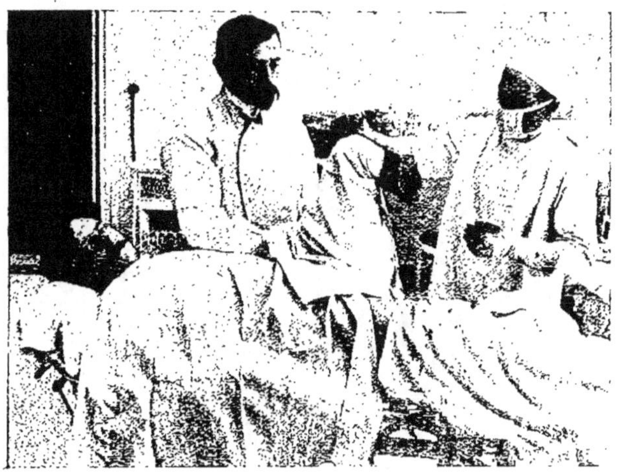

Fig. 326. — Amputation de jambe après infiltration des troncs du crural, du sciatique et du fémoro-cutané.

fémoro-cutané, du crural et de l'obturateur, au pli de l'aine et celle des sciatiques à la fesse.

Un procédé plus simple rendra de grands services :

1° Faire l'anesthésie des sciatiques à la région fessière, ou bien, celle des sciatiques poplités interne et externe, au creux poplité.

2° A quatre travers de doigt au-dessus du genou, faire autour du membre une infiltration sous-cutanée, parallèle à l'interligne articulaire. Sur la moitié antérieure de cette ligne d'infiltration, repérer quelques points, à travers lesquels, enfoncer l'aiguille jusqu'à l'os, en infiltrant d'une façon progressive tous les tissus de la surface à la profondeur.

OPÉRATIONS SUR LE PIED

Nous avons déjà indiqué dans le chapitre *Anesthésie segmentaire* (page 266) toutes les anesthésies partielles du pied. Il sera donc facile de désarticuler un orteil soit isolément, soit avec son métatarsien, d'opérer une plaie de la face dorsale du pied, de réséquer le tendon d'Achille, de faire une astragalectomie, d'opérer un hallux valgus, un pied bot, sans avoir recours à l'anesthésie générale. Pour la ténotomie d'Achille, faire un « bouton » de chaque côté du tendon, infiltrer la gaine tendineuse et terminer par un losange sous-cutané.

CHAPITRE VI

ACCIDENTS

Les accidents, en anesthésie régionale, sont de minime importance.

Certains dépendent du patient et de son entourage ; d'autres sont imputables à l'anesthésiste peu expérimenté ; quelques-uns sont provoqués par la substance analgésiante employée.

ROLE DU PATIENT

Excitation et état syncopal. — Certains sujets subissent l'influence d'un état psychique tel qu'ils réagissent d'une façon brutale à la moindre stimulation extérieure : rien que le fait de leur dire qu'ils seront opérés à telle date ou à telle heure suffit pour les énerver outre mesure ou pour les jeter dans un état qui frise la syncope. Pour ces malades, il faut recommander le calme absolu du milieu dans lequel ils se trouvent ; éloigner les parents, faire une injection de scopolamine-morphine une heure avant l'anesthésie, boucher les oreilles, bander les yeux aussitôt après l'injection, les porter à la salle d'opérations et les traiter avec le plus de douceur possible.

Etat de jeûne. — Ne pas laisser toujours le patient à jeun. Lui servir parfois deux heures avant l'anesthésie, un petit déjeuner composé d'une tasse de café au lait. Les vomissements sont exceptionnels au cours de l'anesthésie régionale, il n'y a donc pas à craindre un estomac plein. A l'état de jeûne, la moindre émotion détermine un malaise accompagné ou non de nausée, non imputable à l'anesthésie. La morphine détermine souvent chez ceux qui n'ont pas mangé depuis la veille un état nauséeux qui pourrait être confondu avec la syncope.

Position du patient. — La position assise favorise la syncope. Quand on pratiquera l'anesthésie paravertébrale dans cette position, il faudra être toujours sur ses gardes et coucher le patient à la moindre alerte. Dans la position couchée, plus confortable pour le patient et plus rassurante pour l'opérateur, nous n'avons que très exceptionnellement rencontré un état syncopal, la tête basse favorisant l'hyperémie du bulbe.

Douleurs. — L'anesthésie régionale exige le plus souvent un certain nombre de piqûres faites à travers des « boutons » préalablement infiltrés. Certains patients, peu touchés par la scopolamine-morphine, subissent assez mal ces piqûres et sont d'une sensibilité extrême à la sensation que détermine la pointe de l'aiguille dans les masses musculaires. La ponction des aponévroses et du périoste est assez douloureuse mais très supportable : quelques nerveux exagèrent beaucoup ces petites douleurs, ils geignent tout le temps et disent qu'ils vont se trouver mal. Il ne faudra pas s'en inquiéter, mais agir avec la plus grande douceur en abordant un tronc nerveux ou en prenant contact avec le squelette.

Shock. — Nous avons parfois, en pratiquant l'anesthésie paravertébrale, observé un état lipothymique que nous étions prêts à attribuer à la solution anesthésique. Une observation rigoureuse des faits nous a conduits à mettre sur le compte de l'irritation des gros troncs nerveux par la pointe de l'aiguille, ces troubles assez fréquents dans l'anesthésie paravertébrale. En effet, ils apparaissent non pas à la fin de l'anesthésie, c'est-à-dire après injection d'une certaine quantité d'anesthésique, mais tout à fait au début, à la troisième ou quatrième piqûre, surtout au moment des paresthésies si fréquemment obtenues au cours de l'anesthésie trans-sacrée.

Ces troubles caractérisés par une légère pâleur de la face, quelques sueurs, rarement des nausées, sont de courte durée et sans gravité. S'ils semblent vouloir persister, faire une injection de caféine ou de spartéine ; mais le plus souvent, on n'en tiendra aucun compte, on continuera l'anesthésie et quelques instants après tout rentrera dans l'ordre.

ROLE DE L'ANESTHÉSISTE

Altération de l'aiguille. — Si avant de commencer l'anesthésie on n'a pas soin d'examiner les aiguilles dont on va se servir au fur et à mesure de la technique, on risque de ne pas pouvoir en introduire une parce que la pointe est émoussée ou rouillée. Si elle a pénétré quand même, les renseignements fournis par la pointe sont erronés : on ne peut obtenir, par les sensations tactiles indispensables, des notions précises sur la position exacte de la pointe de l'aiguille dans les plans profonds.

Il arrive d'autres fois que l'aiguille, après avoir été introduite, ne fonctionne pas parce que la lumière est obstruée. L'enlever et en prendre une autre, c'est perdre du temps, abandonner un nerf qui avait été bien repéré et causer une douleur inutile au patient.

L'aiguille qui prend un contact osseux brutalement se recourbe en hameçon et arrache les tissus en se retirant (voir fig. 9).

Rupture de l'aiguille. — 1° Si l'aiguille porte des taches de rouille on fera bien de l'écarter, car elle pourrait se casser au niveau d'une des taches ; un fragment reste alors dans la profondeur et risque de ne pas pouvoir être enlevé facilement. Se méfier de la rupture de la pointe de l'aiguille dans le cuir chevelu.

2° Ne jamais enfoncer l'aiguille jusqu'au pavillon qui saute par une contraction brusque du patient. C'est surtout dans l'anesthésie trans-sacrée que cet accident se rencontre. L'aiguille reste fichée à travers le sacrum, dans un des trous sacrés.

3° L'aiguille qui n'est pas dirigée suivant son axe pendant les mouvements de va-et-vient, et qui change de direction avant que sa pointe ne soit rendue dans le tissu cellulaire sous-cutané, se courbe et risque de se rompre.

On n'hésitera pas dans tous les cas à intervenir immédiatement pour faire l'ablation du fragment.

Ponction de la plèvre. — C'est surtout dans l'anesthésie paravertébrale haute que cet accident est commun ; il ne survient généralement qu'avec une mauvaise technique. L'aiguille est introduite trop perpendiculairement à la surface du corps, après avoir pris contact avec le bord inférieur de la côte repérée L'épaisseur d'une côte est très faible, et mesure à peine un centimètre ; au delà, c'est la plèvre. Si l'aiguille est enfoncée de plus d'un centimètre après avoir perdu le contact du bord inférieur de la côte, il est à peu près certain qu'une injection poussée à ce moment tombera dans la plèvre ou dans le poumon.

On évitera cet accident, en attachant une grande importance à l'obliquité qu'exige chaque technique, en observant le patient et en l'interrogeant. Les symptômes de la ponction simple de la plèvre sont nuls ; ceux d'une injection poussée dans la plèvre sont une douleur spontanée au point d'injection et surtout la toux. Quand le poumon a été ponctionné, il y vient souvent du sang ; on recule alors l'aiguille de quelques millimètres sans plus s'inquiéter. Si rien n'a indiqué la ponction du poumon, l'injection intra-pulmonaire d'une faible quantité de solution anesthésique, fait apparaître la gorge du patient une saveur particulière que certains qualifient d'amertume. Il y a un léger malaise, quelques nausées et une accélération passagère du pouls. Au bout de quelques minutes, tout rentre dans l'ordre sans laisser, dans aucun cas, de troubles tardifs pleuro-pulmonaires pouvant être imputés à l'anesthésie.

Ponction d'un gros vaisseau. — Il est exceptionnel que l'anesthésiste ponctionne un gros vaisseau superficiel : l'artère, reconnaissable à ses battements, est facilement écartée par le doigt qui palpe ; il n'en sera pas de même d'une veine. Mais, au voisinage des gros vaisseaux, l'aiguille qui pique ne doit jamais être montée sur la seringue. S'il y vient du sang, artériel ou veineux, il n'y a qu'à retirer l'aiguille sans s'inquiéter du reste. Nous n'avons jusqu'ici jamais rencontré d'anévrysme dû à une piqûre d'aiguille au cours de l'anesthésie régionale, seuls les hématomes sont communs et n'attirent guère l'attention.

Si l'injection est poussée dans une artère autre que la carotide, il n'y a rien à craindre : la solution suit le courant sanguin et se rend aux ramuscules terminaux, aux capillaires, et produit l'anesthésie du territoire périphérique de cette artère.

Si l'injection est intra-veineuse, il y a des risques à courir, car la solution, se rendant directement au cœur, pourrait avoir une influence fâcheuse sur son rythme. De plus, une partie de la solution irait directement au bulbe déterminer des troubles cardiaques et respiratoires. L'injection intra-veineuse est 8 à 10 fois plus toxique que l'injection intra-artérielle ; mais il n'y a jamais plus que la sixième partie de la solution qui aille au cerveau.

Nous n'avons jamais eu à enregistrer un pareil accident ; mais nous pensons bien faire de le signaler comme possible.

Pour l'éviter : 1° ponctionner au voisinage des gros vaisseaux avec une aiguille non montée sur la seringue.

2° S'assurer qu'il n'y vient pas de sang avant de monter la seringue.

3° Imprimer à l'aiguille un léger mouvement de va-et-vient, suivant son axe, pendant qu'on pousse l'injection.

Ponction de la cavité abdominale. — Malgré toute la sensation tactile délicate que peut avoir un anesthésiste habile, il est parfois très difficile de se rendre compte si la pointe de l'aiguille est dans le tissu sous-péritonéal ou dans la cavité 'abdominale. L'épaisseur du pannicule adipeux, aussi bien que l'état de dénutrition, trompe souvent. La première sensation destinée à servir d'indice à l'anesthésiste. est la résistance particulière que rencontre l'aiguille, après avoir cheminé librement dans le tissu adipeux ; mais c'est surtout la douleur qu'éprouve le patient au moment où la pointe de l'aiguille franchit l'aponévrose d'enveloppe (fascia superficialis), qui sera son meilleur guide. C'est à **partir** de ce moment que seule l'expérience acquise permet d'introduire l'aiguille plus ou moins profondément.

Une ponction peu profonde de la cavité abdominale et l'injection d'anesthésique dans cette cavité. ont une importance médiocre.

1° La ponction se fait au niveau d'adhérences intestinales, pariétales, l'injection se perd dans l'intestin, mais l'aiguille en se retirant risque d'infecter la paroi.

2° L'aiguille pourrait rencontrer le mésentère et y créer un petit hématome ; c'est excessivement rare, mais sans gravité, puisque l'opération suit l'anesthésie de quelques instants et pourrait y porter remède.

Si de multiples ponctions sont faites dans un abdomen distendu par de la péritonite, on risquerait alors d'ensemencer la paroi, voire même de généraliser la péritonite si elle est enkystée. L'intestin flasque et libre d'adhérences fuit devant l'aiguille ; mais il faudra être prudent, savoir tâter de la pointe de l'aiguille à partir du moment où le patient en a accusé le passage à travers le fascia superficialis. En cas d'infection péritonéale, si l'on ne sait pas faire la paravertébrale, il vaut mieux infiltrer superficiellement, avoir une anesthésie passable, que risquer de généraliser une infection peut-être localisée.

Infection locale. — Ce n'est qu'un défaut de technique qui pourrait être cause d'une infection locale. L'anesthésie régionale se fait à distance du champ opératoire ; si l'anesthésie doit porter sur une région quelque peu douteuse au voisinage d'un foyer infecté, on donnera la préférence à la paravertébrale pour le tronc, à l'anesthésie du plexus brachial pour le membre supérieur et à l'anesthésie spinale, plus facile, pour le membre inférieur.

ROLE DE L'ANESTHÉSIE

Excitation. — On observe chez certains patients, surtout du sexe féminin, une période d'excitation caractérisée par de la dyspnée, de la loquacité, une légère accélération du pouls, des nausées et des palpitations. Elle débute au cours de l'anesthésie après injection d'une dose de solution à 1 p. 100 variant de 50 à 100 cc. et disparaît quelques minutes plus tard sans laisser de traces.

Shock post-anesthésique. — Très rare, cet accident peut dépendre[1] :

1° De l'anesthésiste, qui, par ignorance, a fait un abus d'une solution faible ou s'est servi d'une solution trop forte en quantité notable chez un intoxiqué chronique, un urinaire, un cachectique.

2° Du patient, extrêmement sensible à la substance injectée à des doses relativement faibles (cachectiques, hépatiques, calculeux jaunes et verts, vieillards).

3° D'une solution altérée. Nous avons déjà appelé l'attention sur les mécomptes possibles avec ces solutions (LES ANESTHÉSIQUES ET L'ADRÉNALINE, page 2). Toute solution de novocaïne adrénaline contenant un dépôt granuleux doit être considérée comme impropre à l'anesthésie. La solution d'adrénaline teintée en rose doit être rejetée, parce qu'inactive et pouvant de plus déterminer des troubles cardiaques et respiratoires.

Les principaux symptômes du shock post-anesthésique sont : la pâleur de la face (quelquefois cyanose), la faiblesse du pouls, les sueurs froides et une légère prostration. Ils disparaissent d'ordinaire au bout de 3 ou 4 heures, sous l'influence de la médication stimulante (caféine, spartéine, strychnine, huile camphrée). Mais il faudra toujours être méfiant lorsque cet état de shock débutera au cours de l'anesthésie. Cesser immédiatement l'anesthésie et remonter le patient par des injections de caféine, de spartéine, le faire « souffler fort », faire des inhalations d'oxygène au besoin. Cet accident est très rare, mais il est important de le noter.

La novocaïne pure, employée aux doses maxima de 1 gr. 75 en solution à 1/2 p. 100, 1 gr. 25 en solution à 1 p. 100 et 0 gr. 25 en solution à 2 p. 100 est inoffensive. *Il faudra toujours soupçonner l'impureté du produit ou la présence de cocaïne dans la solution, lorsqu'apparaîtront les symptômes toxiques que nous venons d'énumérer.*

SPHACÈLE

Il ne sera pas question de la cocaïne, puisque nous l'avons bannie de l'anesthésie régionale.

La novocaïne pourrait déterminer du sphacèle dans des tissus mal irrigués. Nous avons dit ce que nous en pensions (LES ANESTHÉSIQUES et L'ADRÉNALINE, page 2).

INDURATION

L'urocaïne détermine des noyaux d'induration qui peuvent s'infecter, aboutir à des abcès. On ne l'injectera pas trop près d'une zone infectée.

CONCLUSIONS

Quelles que soient les conditions dans lesquelles on se trouve, il n'y a pas en anesthésie régionale un accident susceptible de mettre la vie du patient en danger. En observant une technique rigoureuse, en opérant avec douceur la plupart de ces accidents sont évitables et quoi qu'il arrive, la méthode ne pourra jamais être incriminée.

LA RACHI-ANESTHÉSIE

LA RACHI-ANESTHÉSIE

L'anesthésie rachidienne, préconisée par l'américain CORNING (1885), fut introduite en France par TUFFIER (1889) et vulgarisée par CHAPUT, FORGUE, etc.

Ces auteurs l'utilisèrent pour les interventions sur la partie sous-ombilicale du corps.

Plus tard, JONNESCO et LE FILLIATRE obtinrent la rachi-anesthésie générale par des techniques différentes. Le premier employant les injections de stovaïne, sur les segments cervicaux ou dorsaux de l'axe vertébral ; le second, utilisant la cocaïne dont le pouvoir diffusant donne une anesthésie très haute, quoique l'injection soit faite dans l'espace lombo-sacré.

INTRUMENTATION

1° Une seringue de 2 cc. Il est nécessaire que cette seringue soit étanche et s'ajuste convenablement à l'aiguille pour qu'il n'y ait ni perte de solution, ni introduction d'air. Une seringue en verre, bien calibrée à l'intérieur, sur toute sa longueur et librement bien ajustée sur un piston métallique, est la condition absolue ; cette seringue doit être *parfaite* ou être rejetée.

2° une longue aiguille de 8 cm. plutôt fine que grosse, à biseau court, pour que la pointe ne s'émousse pas et contenant un mandrin dont l'extrémité boutonnée vient se coller sur le pavillon de l'aiguille, tandis que la pointe taillée en biseau vient affleurer le biseau de l'aiguille. Nous préférons l'aiguille de calibre moyen qui permet l'écoulement peu rapide du liquide céphalo-rachidien et détermine une décompression lente pour éviter la céphalée immédiate. Le rachi-trocart de LE FILLIATRE donne un écoulement rapide et abondant, et facilite le barbottage pour la rachi-anesthésie générale.

3° Un verre gradué de la contenance de 30 cc.

4° Une boîte d'anesthésique, une boîte d'ampoules de strychnine et une de sulfate de spartéine. De la teinture d'iode.

PRÉPARATION DU PATIENT

Trois heures avant l'anesthésie, faire une injection sous-cutanée ou intra-musculaire de caféine.

Une heure avant l'anesthésie, faire une injection de scopo-morphine (1) (scopolamine 1/4 de milligramme. morphine 1 centigramme).

ANESTHÉSIQUES

On choisira entre :

Cocaïne dont on ne dépassera pas 5 centigrammes.

Stovaïne, dose maxima 6 centigrammes. (B. DESPLAS emploie la stovaïne à la dose de 5 centigrammes injectée dans l'espace L³ et L⁴, pour les opérations ne remontant pas au-delà des régions abdominale et lombaire basse).

On pourra y ajouter une ampoule de un milligramme de strychnine.

Les « novocaïnes » sont le plus habituellement employées : Scurocaïne, Allocaïne, Syncaïne, Néocaïne, etc... On les emploie en solutions concentrées, que dilue, au cours du barbottage, le liquide céphalo-rachidien; ou bien en poudre ou cristaux, contenus dans une ampoule stérile, et qu'on dissout extemporanément dans un ou deux centimètres cubes du liquide céphalo-rachidien qui s'écoule de l'aiguille à ponction lombaire.

On fera varier les doses, suivant l'âge du sujet, sa résistance, son poids et la région à opérer. Ainsi, pour un enfant de 3 à 4 ans, employer au maximum 1 centigramme de néocaïne, pour une appendicite ou une ostéo-myélite du fémur, ou 1/2 centigramme de stovaïne.

Les enfants en bas âge tolèrent bien l'anesthésie rachidienne, mais on ne peut fixer à l'avance la dose à administrer, car la quantité d'anesthésique dépendra de la vigueur et de l'état général de l'enfant. Par contre, ils sont beaucoup plus sensibles à la strychnine, une plus forte dose pourrait déterminer des convulsions passagères, mais alarmantes (JONNESCO). Chez l'adulte, une dose de 2 milligrammes n'est pas excessive, puisque Le Filliâtre en injecte 3.

Chez le vieillard, le cachectique, le cancéreux, le tubercu-

---

(1) Les produits spéciaux siderol, sédol, etc., remplissent très bien le même but.

leux, on devra employer des doses d'anesthésique moindres et ne jamais atteindre les doses maxima, car leur état de faiblesse les rend sensibles à tous les anesthésiques et à toutes les formes d'anesthésie. On obtient habituellement chez eux une anesthésie profonde, avec une dose minime, même pour des opérations longues et laborieuses.

ASEPSIE

Pour faire une rachi, il faut autant d'asepsie que pour une laparotomie. Friction des mains à l'alcool, badigeonnage des ongles à la teinture d'iode, iode sur le dos du malade. La stérilisation du matériel se fait par ébullition dans l'*eau simple*. L'addition de carbonate de soude altère la substance analgésiante.

POSITION DU PATIENT

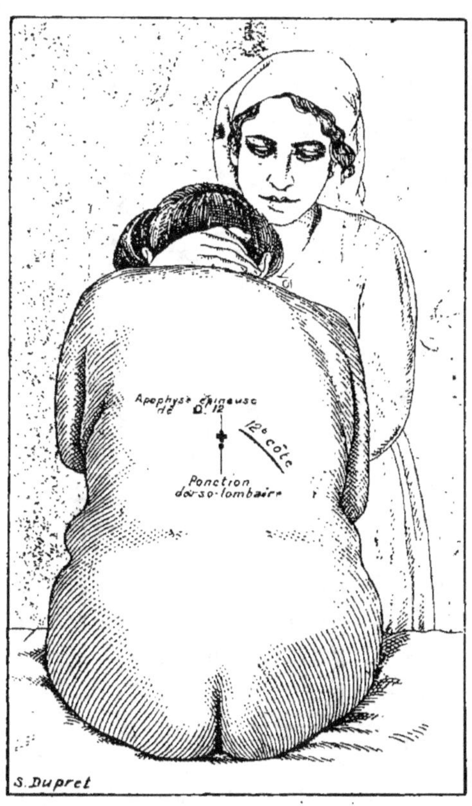

Fig. 327. — Rachi-anesthésie dorso-lombaire.

Le patient sera couché ou assis ; couché, il fléchira le plus possible les cuisses sur le tronc, et les jambes sur les cuisses, en rapprochant les genoux de la face, il fléchira la tête ; en un mot, il aura la position en « chien de fusil ». S'il est assis, il se penchera en avant, en arrondissant le dos, ses jambes pendront hors de la table, les pieds appuyés sur un tabouret ; il sera soutenu par une infirmière qui passera le bras droit autour du cou et aura

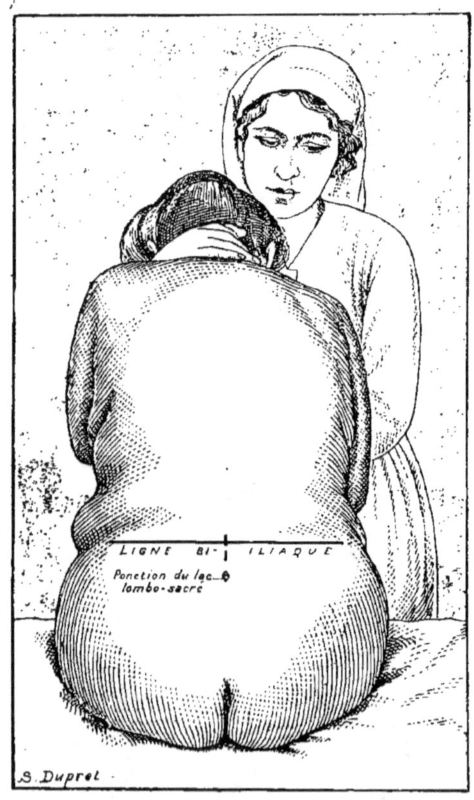

Fig. 328. — Rachi-anesthésie lombo-sacrée.

l'avant-bras gauche glissé entre le corps et les bras du patient ; cette prise assujettira celui-ci dans la bonne position et l'empêchera, en se redressant brusquement, de casser l'aiguille ou de se faire piquer la moelle.

SIÈGE DE LA PONCTION

Choisir l'espace inter-épineux dorso-lombaire ou lombo-sacré, autrement dit, piquer soit entre la 12ᵉ dorsale et la 1ʳᵉ lombaire, pour obtenir une anesthésie haute (abdominale et thoracique, jusqu'au mamelon) ; soit entre la 5ᵉ lombaire et le sacrum, pour l'anesthésie des membres et du bassin. Le FILLIATRE obtient une anesthésie générale de la tête aux pieds en piquant dans l'espace lombo-sacré. En gynécologie, on pourra ponctionner le premier ou le deuxième espace lombaire.

Pour reconnaître l'espace dorso-lombaire, palper la 12ᵉ côte ; la projeter sur la peau au moyen d'un trait fait au crayon dermographique.

Tracer la ligne médiane inter-épineuse ; la perpendiculaire mesurant 5 cm., jetée de la 12ᵉ côte sur la ligne médiane, marque l'apophyse épineuse de la 12ᵉ vertèbre dorsale. L'espace en dessous, est celui dans lequel on pique (LABAT).

L'espace lombo-sacré se trouve ainsi : repérer la 4ᵉ apophyse épineuse lombaire sur la ligne bis-iliaque ; repérer la 5ᵉ lombaire, à 3 centimètres en dessous, et piquer au-dessous de cette 5ᵉ lombaire.

TECHNIQUE GÉNÉRALE DE LA PONCTION

Elle est la même pour les deux positions du patient ; plus facile dans la position assise, parce que la ligne inter-épineuse est verticale ; elle demande plus d'habitude quand le malade est dans le décubitus latéral, parce que la colonne vertébrale prend une légère incurvation à concavité supérieure. Il est bon de placer un coussin entre le patient et la table, afin de rétablir la rectitude de la ligne inter-épineuse. La position en « chien de fusil » ouvre les espaces inter-épineux, comme le « gros dos » dans la position assise. Il suffit que le malade ne remue pas, une fois l'espace repéré. Si la ponction d'un espace est impossible, il ne faut pas insister ; retirer l'aiguille et ponctionner l'espace plus haut ou plus bas.

Avant de procéder à toute manœuvre, il faudra prévenir le malade de ce que l'on va faire, sinon il pourrait réagir brutalement à toute sensation inattendue. Il faut agir avec *douceur* : la simple palpation des points de repère produit souvent, chez les sujets nerveux, des réactions qui se traduisent par un redressement ou une incurvation latérale du rachis. Prévenir avant de palper, prévenir avant d'ioder et prévenir avant de piquer.

Manière de tenir l'aiguille. — Tenir l'aiguille soit comme un stylo, soit comme un poinçon. Dans ce dernier cas, le pavillon butant contre la paume de la main, le pouce et l'index tiennent l'aiguille assez près de son extrémité pour éviter de la fausser. Laisser le mandrin affleurant le biseau de l'aiguille, afin qu'un fragment de tissu n'en bouche pas la lumière, ce qui empêche de reconnaître l'espace sous-arachnoïdien et nécessite des manœuvres inutiles.

Ponction. — Fixer la peau de chaque côté de l'espace inter-épineux, afin qu'elle ne glisse pas sur les ligaments sous-jacents. Saisir l'aiguille, piquer d'un coup sec, ce qui permet à la pointe de franchir vite et bien la peau sensible et résistante.

Piquer à égale distance entre les deux apophyses épineuses, normalement au plan du dos, sur la ligne médiane. L'aiguille, après avoir traversé le ligament inter-épineux, rencontre le ligament jaune, passe par l'hiatus entre les deux vertèbres obturé par ce ligament ; au moment où la pointe traverse la dure-mère, une sensation spéciale de « peau de tambour crevée » est perçue par la main, parfois cela fait un bruit qu'on entend à distance.

Il faut laisser à l'aiguille le choix de sa direction. Une fois qu'elle est engagée dans le ligament inter-épineux, après avoir été piquée normalement à la peau, nul opérateur ne peut être son meilleur guide. Elle bute parfois contre l'os ; alors on la recule un peu, puis on la dirige soit en haut, soit en bas. Elle pénètre généralement ; mais dans quelques cas rares, *on ne passe pas. Ne pas insister*, mais se reporter à un espace sus ou sous-jacent. Quand la sensation de « peau de tambour crevée » aura été obtenue, retirer le mandrin ; le liquide s'écoule en jet ou goutte à goutte, suivant que l'aiguille employée sera grosse ou fine. La vitesse d'écoulement *n'est pas fonction de la tension* (H. CLAUDE).

Si une sensation tactile n'a donné aucune indication de la perforation dure-mérienne, après que l'aiguille aura été enfoncée de 4 ou 5 cm., retirer le mandrin, afin de s'assurer si la pointe n'est pas déjà dans la cavité sous-arachnoïdienne. Si le liquide ne vient pas, remettre le mandrin et avancer de 2 ou 3 mm. prudemment, jusqu'à percevoir la sensation caractéristique.

Le liquide s'écoule : il peut être clair, sanguinolent, ou sanguin.

Liquide clair. Il peut couler goutte à goutte, ou en jet. Dans le premier cas, soutirer 10 cc. Dans le second cas, enlever 15 à 20 cc. de liquide céphalo-rachidien ; il est prudent de ne pas aller si loin et de s'arrêter si le malade éprouve de la céphalée.

Liquide sanguinolent. Attendre quelques instants et il s'éclaircit.

Liquide sanguin, sang pur (rare). L'aiguille est dans une veine, la retirer et ponctionner un autre espace au-dessus ou au-dessous.

L'injection poussée avec un liquide sanguinolent ou sanguin donne une anesthésie nulle ou insuffisante. Pour JONNESCO, les globules rouges auraient une grande affinité pour l'anesthésique et privent les racines nerveuses de la substance qui leur était destinée.

Le liquide ne coule pas. Il arrive parfois d'avoir la sensation de pénétrer dans la cavité sous-arachnoïdienne et pourtant le liquide ne coule pas.

a) Faire tousser le patient. Le liquide sort, souvent.

b) Malgré la toux, il ne coule pas. Imprimer à l'aiguille un mouvement de rotation de 90 à 180°. Il suffit quelquefois de cette petite manœuvre pour libérer l'aiguille d'un peloton adipeux ou d'un fragment de tissu qui en aurait aveuglé la lumière ; avancer ou reculer l'aiguille d'un ou de deux millimètres.

c) Malgré ces manœuvres, le liquide ne coule pas ; c'est qu'au lieu de faire clapet sur le biseau de l'aiguille, un fragment de tissu s'est engagé dans la lumière et y forme bouchon. Introduire le mandrin.

d) Si le liquide ne vient pas encore, adapter la seringue et aspirer, c'est le dernier moyen utile, avant de piquer dans un espace sus ou sous-jacent.

INJECTION

Si la substance employée est en poudre, contenue dans une ampoule, laisser fuir les premières gouttes de L. C. R. qui s'écoulent après la ponction ; présenter l'ampoule au pavillon de l'aiguille et la remplir au 3/4. Aspirer et refouler, pour faciliter la dissolution de la poudre et charger la seringue en aspirant tout le contenu de l'ampoule.

Achever la spoliation et, dès que le liquide sera vidé, adapter la seringue chargée de la solution et aspirer trois ou quatre cc. de liquide, afin de diluer l'anesthésique. Pousser lentement là moitié de cette injection, puis aspirer et refouler plusieurs fois, en refoulant à chaque fois la moitié de ce que contient la seringue. Pousser, dans un dernier temps, tout le contenu de la seringue et retirer l'aiguille brusquement.

Parfois, après une première manœuvre, le piston ne peut plus aspirer ; l'aiguille semble bouchée, sans que sa position ait changé. Faire tousser le malade et la voie se rétablit. Cet incident peut survenir chez ceux dont le liquide s'écoule très lentement.

Souvent l'opérateur pense que l'aiguille est obstruée par un lobule graisseux qui fait clapet, permet le refoulement mais empêche l'aspiration, alors il disjoint la seringue du pavillon de l'aiguille et s'aperçoit que l'aiguille permet l'écoulement du liquide. Dans ce cas, il se contentera de pousser l'injection sans « brassage », et laissera le patient 1 ou 2 minutes assis, s'il doit être opéré sur les membres et le périnée. Le patient sera couché de suite, un coussin sous le siège et un autre sous la tête, pour incurver le rachis, convexité en bas, si l'on désire avoir une anesthésie abdominale.

Il ne faut pas s'attendre, sans « brassage », à obtenir une anesthésie parfaite ; elle est souvent insuffisante ou n'atteint que les membres inférieurs, le périnée, et une faible partie du bassin. Ces échecs sont rares et n'arrivent guère qu'à un anesthésiste inexpérimenté.

MARCHE DE L'ANESTHÉSIE

Le premier phénomène indiquant le début de l'anesthésie apparaît dans les jambes. Dites au patient : « Qu'éprouvez-vous ? » il répond : « mes jambes sont lourdes », ou « j'ai des fourmis dans les jambes » ; ce phénomène apparaît pendant le « brassage » et est un signe de succès certain et d'anesthésie profonde.

Le patient est couché aussitôt après l'injection, dans le décubitus dorsal, la tête un peu surélevée, si l'opération doit se poursuivre sur les membres et le petit bassin. Un coussin sous le sièg et un autre sous la tête si l'intervention porte sur la partie haute de l'abdomen (estomac, foie, etc.) pour incurver le tronc et pour que le milieu du rachis soit en position déclive.

Deux minutes après, demander au patient de soulever les jambes ; s'il ne le peut pas, l'anesthésie est complète. Quelquefois, il le fait imparfaitement, le membre lui paraît lourd, attendre quelques instants, commencer le temps opératoire après un intervalle de cinq minutes.

Quelle sera l'*attitude de l'entourage* à l'égard du malade ? Le patient a déjà un bandeau sur les yeux et du coton dans les oreilles. Ce coton atténue l'intensité des bruits environnants, mais ne suffit pas à le rendre sourd. Une personne quelconque placée à sa tête pourra tenir avec lui une conversation suivie sur un tout autre sujet que celui de l'opération ; elle lui conseillera, pendant cinq minutes, de faire de grandes respirations par le nez. Cette respiration forcée a pour but de maintenir en éveil la conscience et l'activité cérébrale par un appel de sang qui modifie l'état d'anémie résultant de la cocaïne. S'abstenir de faire du bruit autour du patient. Il ignore ainsi à quel moment commence et à quel autre finit l'opération. Avec la stovaïne et la novocaïne qui sont vaso-dilatatrices, il est mieux de laisser le malade tranquille, d'éviter de lui parler et d'observer le plus grand silence autour de lui ; l'empêcher de remuer la tête.

ACCIDENTS

Il faut distinguer les accidents immédiats et les accidents tardifs.

ACCIDENTS IMMÉDIATS

Ils débutent immédiatement après l'injection ou pendant l'injection même, rarement avant, pendant la ponction ; ces accidents sont de courte durée et non alarmants.

Etat syncopal. Vertiges. — Cet état est dû à la position assise ; le fait de coucher le patient le fait disparaître.

Chaleur. — Certains malades éprouvent une sensation de chaleur par tout le corps. Parfois même elle se manifeste par une rougeur intense et une température plus élevée de la face, au lieu de la pâleur habituelle. Cela s'observe surtout avec la novocaïne et dans la position de Trendelenburg ; placer des compresses froides sur le visage et sur le cou. Cet état est favorable, puisqu'il indique la congestion plus que l'anémie du cerveau ; elle est désagréable pour le patient et peut durer plus d'une demi-heure

Angoisse respiratoire. Asphyxie. — L'angoisse est un phéno mène fréquent, lorsque pour obtenir une anesthésie haute, on surélève le bassin. Le patient se plaint d'étouffer, il pousse des soupirs, des plaintes, mais le facies reste bon ; cette angoisse est due à la paralysie des muscles intercostaux, à une diminution de la respiration thoracique qui est compensée par la respiration abdominale ; le phrénique, en effet, n'est pas atteint.

En cas d'angoisse respiratoire, dire au patient de « *souffler* », respirer profondément et lentement par le nez ; le forcer à parler constamment pour l'obliger à respirer. Cette angoisse respira-toire peut aller, jusqu'à l'apnée, par atteinte des centres respira-toires, lorsque l'anesthésie s'est faite trop rapidement. Elle ne s'observe guère avec la technique que nous employons ; c'est-à dire quand le liquide céphalo-rachidien est d'abord aspiré, puis poussé *lentement, progressivement*, pour offrir ainsi à l'orga-nisme une dose très diluée de l'anesthésique. Cette apnée peut apparaître 5 à 10 minutes après l'injection, au début de l'opéra-tion et peut devenir alarmante ; essayer de faire parler, souffler le patient, faire des frictions sur le thorax, ne pas s'empresser de se livrer à des manœuvres respiratoires intempestives. Si elle persistait, après quelques secondes, faire la respiration artifi cielle, aussi longtemps que l'anesthésique ne sera pas éliminé. Il nous est arrivé une fois de ranimer un malade après deux heures de respiration artificielle et de traction rythmée de la langue.

Nausées. Vomissements. — Phénomènes fréquents ; ils dé-butent souvent aussitôt après l'injection ; quelquefois 5 à 20 mi-nutes après. Recommander au patient de respirer profondément et lentement par le nez. Si le sujet vomit, appliquer une com-presse froide sur la gorge, le faire respirer par la bouche pour l'empêcher de pousser.

Céphalée. — Phénomène fréquent. Elle débute souvent de suite après l'injection, quelquefois 5 ou 10 minutes après ; son intensité varie avec la spoliation du liquide céphalo-rachidien et la durée du « brassage ». Si le volume de liquide enlevé a été de

15 cc. en moyenne, chez les individus à tension normale, la céphalée est supportable et de courte durée ; il en sera de même si le « brassage » a été lent et prolongé. Elle dure parfois plusieurs heures, rarement plusieurs jours et nécessite alors une ponction lombaire évacuatrice.

Incontinence anale. — Le malade perd ses matières sur la table d'opérations. Accident dangereux en cas d'hystérectomie totale par voie abdominale, car les matières peuvent couler dans le vagin et dans le ventre. Il faudra recommander à l'infirmière de ne pas donner de lavement le matin de l'opération, et faire un tamponnement du vagin avant l'intervention.

ACCIDENTS TARDIFS

Céphalée. — La céphalée du début peut se prolonger. Sa durée est facteur de plusieurs conditions[1] :

a) *Technique imparfaite.* — La céphalée prolongée est un accident fréquent entre certaines mains, rares avec d'autres anesthésistes.

b) *Hypertension du liquide céphalo-rachidien.* — On ne peut pas mesurer, à moins du manomètre de H. CLAUDE, la tension exacte du liquide céphalo-rachidien. Le fait d'obtenir un écoulement en jet n'indique nullement une hypertension, que l'on utilise ou non une aiguille fine ou le rachi-trocart de LE FILLIATRE. Si donc, on se contente d'évaluer « à l'œil » cette tension, en la considérant faible, lorsque le liquide s'écoule goutte à goutte, n'évacuant que 10 cc. de liquide céphalo-rachidien avant d'injecter, il arrivera quelquefois d'être trompé. Dans ce cas, la céphalée persistera plusieurs heures, quelquefois plusieurs jours ; elle ne cédera qu'à une ponction lombaire évacuatrice. Si en se servant de l'appareil de CLAUDE, on a eu soin de ne pousser l'injection qu'après avoir ramené la tension légèrement au-dessous de la normale (1 à 18), on n'observera pas de céphalée persistante, ni de vertige (MEURIOT et PLATON, TZAICU).

c) *Hypotension du liquide céphalo-rachidien.* — En prolongeant l'évacuation du liquide céphalo-rachidien, la décompression, l'hypotension intra-crânienne détermine de la céphalée. Si alors, par une fausse évaluation approximative de la tension, on a fait une trop grande spoliation chez un patient hypotendu, on aura augmenté cette hypotension et la céphalée pourrait persister longtemps. Dans ce cas, si la ponction lombaire évacuatrice qu'on a faite, croyant à une hypertension causant la céphalée, reste infructueuse, on fera quelques instants après une injection de sérum physiologique (500 cc. à 1 litre). Employant l'appareil de Claude, l'hypotension du patient étant reconnue avant l'injection, on fera l'injection de sérum tout de suite. Les jours suivants, cette hypotension, caractérisée par la persistance de la céphalée, des vertiges et nausées provoqués par toute tentative de redressement de la tête ou de station assise, sera combattue efficacement par les injection sous-cutanées de sérum physiologique ou, mieux encore, l'injection intraveineuse de 10 à 20 cc. d'eau distillée.

Vomissements. — Rares après une bonne technique.

Rétention d'urine. — Elle peut durer plusieurs jours ; ne pas faire l'anesthésie avant d'avoir fait le cathétérisme vésical.

Fièvre. — La température monte souvent et tombe le lendemain ou le surlendemain. C'est un incident sans danger.

Troubles nerveux.

a) *Paralysie vésicale.* — Rare, mais elle existe et peut durer trois ou quatre semaines. Trois mois, chez un de nos opérés. Elle peut être complète ou incomplète.

b) *Névralgie sciatique.* — L'aiguille a été introduite trop en dehors de la ligne médiane et a blessé un des nerfs d'origine du sciatique.

c) *Lésion médullaire.* — La moelle descendant jusqu'au deuxième espace lombaire, rarement jusqu'au troisième, ce n'est qu'en pratiquant la ponction dorso-lombaire qu'on pourrait l'atteindre. Cet accident nous paraît sans importance. Sur 5.000 cas, Jonnesco n'a observé aucun accident nerveux[1]; cependant, nous croyons la piqûre de la moelle très fréquente au moment de l'opération. La moelle s'accorde parfaitement avec la piqûre et l'anesthésiant qui la suit, sans accident consécutif immédiat ou tardif. Le liquide céphalo-rachidien retiré par ponction le lendemain ou le surlendemain est normal, preuve d'une réaction passagère de courte durée.

Nous sommes convaincus que les accidents nerveux attribués à tort à d'anciens anesthésiés *ne sont jamais dus à l'anesthésie.* Si l'on se donnait la peine d'examiner le système nerveux des futurs opérés, on découvrirait souvent des affections de cet appareil en pleine évolution. Il serait injuste de mettre sur le compte de l'anesthésie rachidienne les accidents qui auraient pu survenir au cours des années suivantes et qui n'ont aucune relation avec l'anesthésie.

Mort. — Il est possible que la mort survienne avec l'anesthésie spinale. Nous croyons que le danger est égal à celui du chloroforme. La technique doit être exécutée suivant un rite déterminé, avec une perfection absolue, en ce qui concerne l'asepsie, le matériel et le produit. Les accidents éloignés fréquents avec la narcose sont, à notre avis, nuls, avec la rachi-anesthésie, quelle que soit la substance analgésiante employée.

TECHNIQUE DE G. LE FILLIATRE

Les principales caractéristiques de cette technique sont :
1° *L'anesthésie générale.*
2° *L'emploi exclusif de cocaïne.*
3° *La ponction basse lombo-sacrée.*
4° *Le « barbotage ».*

PRÉPARATION DU PATIENT

Une demi-heure avant la ponction, faire une injection hypodermique d'hypoesthésine :

Chlorhydrate de morphine	Un centigramme.
Sulfate neutre de spartéine	Cinq centigrammes.
Sulfate neutre de strychnine	Deux milligrammes.
Scopolamine	Un quart de milligramme.
Eau distillée	1 cc.

Pour une ampoule injectable.

Bander les yeux du patient et observer le silence autour de lui.

INSTRUMENTATION

1° Une aiguille-trocart dont le diamètre est de 1 millimètre 5 et la longueur 12 centimètres ; elle est munie d'un mandrin. Ce diamètre est indispensable afin de procéder utilement au « barbotage ».

2° Une seringue en verre. Luër, de 3 cc. ; le piston doit être

à glissement très doux afin d'être sensible à la pression du li
quide céphalo-rachidien.

3° Un tube gradué de 30 cc.

Ces instruments seront stérilisés par ébullition pendant 20
minutes dans de l'eau distillée.

POSITION DU PATIENT

Le patient doit être assis, les membres inférieurs allongés sur
la table d'opérations ; et s'il ne peut, à cause de ses lésions, se
courber suffisamment en avant, le mettre en travers de la table
de façon que la région sacro-lombaire arrive au bord de cette dernière. On pourra ainsi, ponctionner le rachis, évacuer le liquide
et faire le « barbotage », sans gêne.

PONCTION

Après avoir repéré l'espace lombo-sacré, ponctionner au-
dessous de l'apophyse épineuse de la cinquième vertèbre lombaire, sur la ligne médiane ; enfoncer l'aiguille jusqu'à résistance,
revenir légèrement en arrière et retirer le mandrin. Le liquide
s'écoule ; en recueillir dans le tube gradué la quantité nécessaire,
suivant l'anesthésie à obtenir ; adapter la seringue chargée de la
solution de cocaïne et commencer le « barbotage ».

« *Barbotage* ». — Pousser doucement le contenu de la seringue, laisser revenir le piston en arrière (faire tousser le patient
si le piston ne revient pas), repousser le piston et recommencer
cette manœuvre 3 ou 4 fois. Enlever l'aiguille, toucher à la teinture d'iode et coucher le patient. L'anesthésie sous-ombilicale est
presque instantanée ; celle du tronc, des membres supérieurs et
de la tête se fera attendre quelques instants.

QUANTITÉ DE LIQUIDES A ÉVACUER

*L'étendue de l'anesthésie est proportionnelle à la quantité de
liquide céphalo-rachidien retiré, quelle que soit la position du sujet.*

Avec le rachi-trocart, *pour une anesthésie remontant jus
qu'aux seins*, il faut évacuer 20 cc. si le liquide s'écoule goutte à
goutte et 25 cc. s'il vient en jet.

Pour l'anesthésie générale, évacuer 25 cc. dans le goutte à goutte, 30 cc. dans la sortie en jet.

SOLUTION DE CHLORHYDRATE DE COCAINE A INJECTER AU 1/50

La solution doit être faite au moment de s'en servir.

La cocaïne (0 gr. 08) est contenue dans un tube stérile fermé et de contenance de 4 cc. Il faudra que la cocaïne soit chimique-ment pure, ait été rigoureusement pesée et convenablement sté-rilisée. Une ampoule contient de l'eau *fraîchement* distillée et sté-rilisée. Après avoir flambé et brisé cette ampoule, en verser le contenu dans le tube de cocaïne jusqu'au trait 4 cc. Chauffer lé-gèrement pour faciliter la dissolution du produit et charger la seringue munie du trocart, de la quantité que l'on désire injecter.

Pour les membres inférieurs : 1 cc., 5.

Pour la région sous-ombilicale : 2 cc.

Pour la région sus-ombilicale : 2 cc. 5.

Si le sujet est fort, aller jusqu'à 3 cc.

De la quantité de cocaïne injectée, dépendra seulement la *durée de l'anesthésie* et non pas la hauteur de celle-ci.

RECOMMANDATIONS

1° Pendant l'intervention et surtout au début, un aide fera respirer le patient régulièrement, à 20 respirations par minute et lui passera sur le front, les joues et les lèvres, une compresse humectée d'eau fraîche, ce que les malades apprécient beaucoup.

2° Le patient pourra être placé en Trendelenburg et dans toutes les positions nécessaires à l'intervention.

3° Autant que possible, ne pas remuer la tête du sujet pen-dant l'opération et les deux heures qui suivent.

4° Lui donner des boissons (thé, café) deux heures après l'intervention. Six heures après, on peut l'alimenter.

5° Le *chlorhydrate de cocaïne* renfermé dans le tube doit être *chimiquement pur, pesé avec une exactitude rigoureuse et le mode de stérilisation employé ne doit lui avoir fait subir aucune modification.*

REMARQUES TRÈS IMPORTANTES

1° Ne pas suivre cette technique à la lettre, c'est s'exposer à un insuccès.

2° Ne pas employer scopolamine-morphine et strychnine, c'est rechercher l' « orage » du début plus impressionnant que dangereux.

3° On peut augmenter la puissance du barbotage en employant une seringue d'une contenance plus grande.

4° L'eau distillée pourra être remplacée par les premiers 4 cc. de liquide céphalo-rachidien évacué (P. Delmas).

Le patient conserve, avec une respiration normale, sa mobilité, ses réflexes, toute son intelligence et différencie le chaud du froid, sans accuser la moindre sensation de brûlure.

La durée de l'analgésie varie suivant la dose de cocaïne injectée, pour la tête et le cou, elle est d'une demi-heure à 1 heure ; pour le thorax et les membres supérieurs, de 1 heure à 1 h. 30'; pour la région sous-ombilicale de 1 h. 1/2 à 3 heures.

MÉTHODE DE JONNESCO

Cette méthode se caractérise par les détails suivants :

a) Emploi de la *stovaïne associée à la strychnine*. La solution de strychnine est introduite dans l'ampoule contenant la stovaïne cristallisée ; puis on chauffe légèrement pour faciliter la dis solution de la stovaïne et l'on injecte.

b) Emploi d'une *petite aiguille de 6 centimètres*, très mince, à biseau court ; on ne pique pas avec l'aiguille chargée de son mandrin, afin d'obtenir plus rapidement la notion que l'aiguille est arrivée à destination.

c) *Ponction à siège variable :* sa hauteur varie suivant la région à opérer. Elle se fera aux points suivants :

1° *Espace médio-cervical*, au milieu du cou, en arrière, à égale distance de la protubérance occipitale externe et de la vertèbre cervicale proéminente, l'aiguille passera ainsi entre la 3° et la 4° cervicales, ou entre la 4° et la 5°, suivant le sujet. L'injection à ce niveau, donne l'*anesthésie de la tête et du cou*.

2° *Espace cervico-dorsal*, immédiatement au-dessous de la vertèbre proéminente. La ponction ici donne l'*anesthésie du thorax et des membres supérieurs*.

3° *Espace dorso-lombaire*, entre les vertèbres dorsales et lombaires, sur une ligne horizontale passant par le bord inférieur des 12es côtes, dans l'espace inter-épineux qui se présente à l'opérateur. Elle donne *l'anesthésie de tout l'abdomen, des membres inférieurs et des testicules.*

4° *Espace lombo-sacré*, entre la colonne lombaire et la 1ʳᵉ sacrée ou dans un espace inter-épineux lombaire bas, par exemple entre la 4° et la 5°. Elle donne *l'anesthésie du bassin, du périnée et de l'anus.*

d) Emploi éventuel de deux ponctions, en des points différents, en même temps. Par exemple, pour les *opérations thoraciques* : ponctions *cervico-dorsale et dorso-lombaire.* Pour les *abdomino-pelviennes*, ponctions *lombo-sacrée et dorso-lombaire.* Pour les autres opérations, une ponction suffit.

Pour l'anesthésie médio-cervicale (Jonnesco), permettant les opérations de la tête et du cou, employer un centigramme de stovaïne et 1/2 milligramme de strychnine, en une ponction .

Pour l'anesthésie dorso-cervicale, permettant les opérations du membre supérieur, employer 2 centigrammes de stovaïne et 1 milligramme de strychnine, en une ponction.

Pour les opérations thoraciques (thoracotomie, amputation du sein) faire deux ponctions : une cervico-dorsale et l'autre dorso-lombaire, injecter 1/3 du produit en haut et 2/3 en bas, soit 1 centigramme, à 1,5 de stovaïne et 1 milligramme de strychnine dans l'injection supérieure et 3 à 4 centigrammes de stovaïne dans l'injection inférieure.

Pour les opérations de l'abdomen supérieur (estomac, foie, rein), les testicules et les membres inférieurs, une seule ponction dorso-lombaire (3 centigr. de stovaïne).

Pour les opérations pelviennes et périnéales, une seule ponction lombo-sacrée. La dose varie de 2 à 5 centigrammes de stovaïne et de 1 à 3 milligrammes de strychnine.

Pour les opérations abdomino-pelviennes (hystérectomie abdominale), deux ponctions : une dorso-lombaire et une lombo-sacrée. Diviser le produit en deux doses égales, soit 3 centigrammes pour chaque injection.

« L'injection doit être faite en laissant s'écouler le liquide » céphalo-rachidien, ce qui est strictement nécessaire pour don- » ner l'assurance que nous sommes dans le bon espace. Après » l'apparition du liquide, on bouche au doigt le pavillon de l'ai- » guille pour empêcher l'écoulement du liquide qui pourrait être » plutôt nuisible qu'utile ». On injecte d'un trait (Jonnesco), et pour reconnaître qu'on a bien injecté dans la cavité sous-arachnoïdienne, après l'injection, on aspire un peu ; s'il vient du liquide, l'anesthésie est sûre, si non, elle est ratée, on en refait une autre sans risques pour le malade, « sans crainte de voir se superposer le premier anesthésique au second. »

Ici comme ailleurs, la question d'âge et surtout d'état général du malade doit être prise en grande considération.

CRITIQUE DE L'ANESTHÉSIE RACHIDIENNE

L'anesthésie par voie rachidienne est une anesthésie régionale élargie ; c'est une anesthésie tronculaire plus ou moins généralisée. La solution anesthésique est portée sur les racines nerveuses avant leur fusion en un seul tronc mixte ; elle bloque ces troncs au niveau de la moelle.

Elle présente de grands avantages pratiques : elle est *facile*, *rapide*, *efficace* et pas coûteuse. Ses difficultés ne sont pas à comparer à celles de l'anesthésie régionale, telle que nous la pratiquons. Mais on ne peut exercer aucun contrôle sur l'étendue du segment médullaire, grâce à la diffusion de l'anesthésique et l'on est forcé de paralyser une partie du corps tout-à-fait hors de cause.

La méthode de JONNESCO limite l'anesthésie à un champ peu étendu, mais *nullement fixe et indiqué à l'avance*. L'anesthésie régionale réalise l'insensibilité d'une région presque déterminée à l'avance, mais exige des connaissances anatomiques approfondies et une éducation spéciale. Nous continuons à préférer l'anesthésie régionale que nous considérons (théoriquement peut-être) comme moins grave (elle n'expose pas à « l'orage bulbaire », toujours possible, de la rachi-anesthésie et n'a jamais causé de mort, à notre connaissance, les fautes de technique mises hors de cause (injection de solution dans une veine, bien entendu) et plus pratique pour toutes les opérations de la tête, du cou, du thorax et un grand nombre d'autres interventions sur les membres, le ventre et le périnée. Nous employons toutefois l'anesthésie spinale dans certaines opérations sérieuses et bien déterminées.

Pour obtenir l'anesthésie générale, faut-il employer la méthode de Jonnesco ou celle de Le Filliâtre ?

La méthode de JONNESCO paraît plus précise parce qu'elle

s'attaque à des segments rachidiens déterminés, dont les anesthésies partielles et successives se complètent pour produire l'anesthésie générale. C'est de l'anesthésie régionale, mais elle nécessite une technique plus délicate, sans cependant exiger de l'opérateur de grandes connaissances anatomiques et sans offrir les
difficultés de l'anesthésie régionale.

La méthode de LE FILLIATRE est certainement la plus simple ;
elle nous a donné, personnellement, de très bons résultats, et
nous la considérons comme susceptible d'une grande vulgarisa-
tion. L'avenir seul nous permettra d'établir la supériorité de
l'une ou de l'autre de ces deux méthodes qui, d'ores et déjà, méritent d'être apliquées beaucoup plus souvent qu'elles ne le sont.

Les avantages de la rachi-anesthésie méritent certainement
une mention spéciale.

a) *Suppression d'un aide.*

b) *Diminution de la morbidité* post-anesthésique ; aucune
action toxique sur le foie, les reins, les poumons, pas d'action
toxique sur le myocarde, mais action immédiate marquée sur les
centres nerveux cardio-vasculaires, action qui nous empêche
d'employer cette méthode pour les sujets shockés.

c) *Abolition du shock purement opératoire.* Les expériences
de CRILE dont nous avons fait mention ailleurs nous montrent
que le malade endormi éprouve, mais d'une façon inconsciente,
la douleur que provoquent les manœuvres chirurgicales. Il ne se
souvient pas d'avoir souffert, mais son cerveau *a été éprouvé* par
la dilacération des tissus, la section ou l'arrachement des filets
nerveux. Si l'opérateur injecte auparavant un anesthésique sur
les troncs nerveux, les altérations cérébrales ne se produisent
pas ; il n'y a pas de shock. L'infiltration locale produit la section
physiologique des nerfs et évite le shock. Ce blocage de l'influx
nerveux est réalisé par la rachi-anesthésie qui est une anesthésie
régionale élargie.

d) *Facilité plus grande de l'opération.* La rachi-anesthésie
produit la résolution musculaire complète, réduit les manœuvres,
le traumatisme et la durée de l'opération, en la rendant plus facile, donc plus bénigne. Ce fait se manifeste surtout dans les opérations abdominales. Il n'y a pas de comparaison entre une opération pour cancer du col utérin et surtout une occlusion intestinale faite sous anesthésie rachidienne et la même opération faite

sous narcose. Les intestins sont rétractés, « figés » ; la paroi abdominale est souple, le « silence abdominal » est parfait.

RÉSUMÉ

En résumé, *la rachi-anesthésie générale* est aussi grave que la narcose par chloroforme en tant que pronostic immédiat ; mais, étant donné les services qu'elle rend, nous n'hésitons pas à la recommander pour les grandes opérations, dans des cas déterminés. C'est ainsi qu'on pourra l'employer délibérément pour les occlusions intestinales, les cancers du col utérin, les cancers du rectum, (voie abdomino-périnéale, etc.).

L'opérateur choisira le procédé qui lui conviendra le mieux pour l'opération projetée ; celui de Le Filliatre est simple, facile, et plus durable. Nous employons pour anesthésier l'abdomen, la ponction dorso-lombaire, avec une dose moyenne de 8 à 10 centigrammes de novocaïne (contenu d'une ampoule) ; si l'opération doit se prolonger au-delà d'une heure, il sera bon de faire l'infiltration locale de la paroi avec une solution à 1/2 p. 100 de N. S.., afin de pouvoir refermer, *sans* douleur. Cette dernière anesthésie durant plus longtemps que la rachi.

TABLE DES MATIÈRES

DEUXIÈME PARTIE

LA RACHI-ANESTHÉSIE